北京中医药大学特色教材系列

按摩推拿学

供针灸推拿学、中医学、中医护理学等专业用

主编 于天源 ◀

中国中医药出版社

·北 京·

图书在版编目（CIP）数据

按摩推拿学/于天源主编 . —北京：中国中医药出版社，2015.1（2024.9重印）

北京中医药大学特色教材系列

ISBN 978 – 7 – 5132 – 2110 – 8

Ⅰ . ①按… Ⅱ . ①于… Ⅲ . ①按摩疗法（中医）– 中医药院校 – 教材 Ⅳ . ①R244.1

中国版本图书馆 CIP 数据核字（2014）第 252773 号

中国中医药出版社出版

北京经济技术开发区科创十三街 31 号院二区 8 号楼

邮政编码 100176

传真 010 64405721

三河市同力彩印有限公司印刷

各地新华书店经销

开本 850×1168 1/16 印张 22.5 字数 547 千字

2015 年 1 月第 1 版 2024 年 9 月第 8 次印刷

书号 ISBN 978 – 7 – 5132 – 2110 – 8

定价 69.00 元

网址 www.cptcm.com

如有印装质量问题请与本社出版部调换（010 64405510）

服务热线 010 64405510

购书热线 010 89535836

微信服务号 zgzyycbs

微商城网址 https://kdt.im/LIdUGr

官方微博 http://e.weibo.com/cptcm

天猫旗舰店网址 https://zgzyycbs.tmall.com

北京中医药大学特色教材
总编审委员会

北京中医药大学特色教材
《按摩推拿学》编委会

前　　言

实施科教兴国和人才强国战略，实现从人力资源大国向人力资源强国的转变、从高等教育大国向高等教育强国的转变，必须不断提高高等学校的教育教学质量。高水平教材是高质量教育的重要保证。贯彻《国家中长期教育改革和发展规划纲要》（2010－2020年），深化教育教学改革，实施教育质量工程，提高高等学校教育教学质量，必须不断加强高等学校的教材建设。

为深入贯彻落实《教育部财政部关于实施高等学校本科教学质量与教学改革工程的意见》和《教育部关于进一步深化本科教学改革全面提高教学质量的若干意见》及北京市相关文件精神，切实加强我校教材建设，依据《北京中医药大学本科教学"质量工程"实施纲要》，于2008年启动了北京中医药大学自编特色教材建设工程。自编特色教材以全面提高教学质量为目标，以打造高水平教材品牌为要求，充分挖掘学校优势特色专业资源，充分发挥重点学科的龙头引领作用，充分调动专家教授参与教材建设的积极性，通过立项、扶持、开发一批体系新、内容新、方法新、手段新的高水平自编教材，为提高学校教育教学质量，培养创新人才提供有力的支持和服务。

北京中医药大学自编特色教材从最初的立项到书稿的形成都遵循着质量第一、特色突出的原则。每一个申请项目都要经学校教学指导委员会初选，再由校内外专家组成评审委员会，对入围项目进行答辩和评审，教材书稿形成后又由校内外专家进行审读，严把质量关。

北京中医药大学自编特色教材是我校专家学者多年学术研究和教学经验的精品之作。教材作者在编写中，秉承"勤求古训，博采众方"之原则，以"厚德济生"之精神，认真探求经典的医理药方，系统总结临床的思维与技能，努力做到继承与创新相结合，系统与特色相结合。本套自编特色教材既适合在校学生学习使用，也适合专业课教师教学参考，同时也有利于中医药从业人员的知识更新。

北京中医药大学自编特色教材的出版，得到了中国中医药出版社的鼎力支持，在此表示衷心感谢！

北京中医药大学
2013年3月

编写说明

　　按摩推拿学是研究手法及运用手法防治疾病的一门学科。在手法的研究中，重点研究的是手法操作方法、动作要领、治疗作用等相关内容。在治疗中重点研究的是在中西医理论指导下，运用手法预防、治疗疾病的方法。按摩推拿学同时也研究推拿练功，其目的是使医生更好地运用手法、增强体质、提高疗效。

　　这门学科曾有过许多名称，古称按摩、按跷、乔摩、案抚、跷摩、推拿。根据《中华人民共和国国家标准·学科分类与代码》，本门学科已从1993年7月1日正式定名为"按摩推拿学"，其代码为"360·1051"。

　　本书分为上篇、中篇、下篇和附篇四部分。

　　上篇为基础篇：重点讲述按摩推拿学基础，包括起源、发展史、名称演变、治疗疾病的作用原理、治疗原则、影响疗效的因素、适应证和禁忌证、异常情况处理、按摩推拿辅助物品、病因病机，以及常用诊断方法和功能锻炼方法。

　　中篇为手法篇：在总论中详尽地描述了手法的基本要求、分类方法。这两部分内容有别于其他书籍。在讲述具体的手法时，详尽地描述了着力部位、发力部位、用力技巧；对于一些有特殊治疗作用的手法，还严格地规定了医生和患者的体位。书中结合作者多年教学、临床经验，描述了手法的作用层次，使学习者能够较容易地掌握每一手法的力量。

　　下篇为治疗篇：该篇汲取大量西医学中的解剖学、骨科学知识，参考大量文献，力求讲清难点，突出重点，前后连贯，注重临床技能培养，并在中西医理论指导下提出治疗方案。

　　附篇为练功篇：该篇着重介绍少林内功、易筋经的练习方法。

　　本书内容在多年教学、临床工作中反复应用、总结，经多次修改、提高，力求通过精练、规范的语言将按摩推拿学基础理论、基本知识、基本技能呈现给读者，充分体现科学性、先进性、启发性、实用性。

　　本教材在使用的10年间，获得广大读者们的好评，先后出版了第一版、第二版、第三版，前后印刷6次。

　　随着学科的发展，同时根据各方面的建议与意见，此次修订我们做了补充和完善：①基础部分进一步完善了基础理论。根据按摩推拿临床治疗的实际情况，增加了治疗原则、按摩推拿临床必备知识，如常用检查法、读片法、功能锻炼法。②手法部分调整了个别手法的分类，使其更加合理；丰富了手法理论，如扳法、颈部端提法，进一步规范了手法名称。③补充了儿科穴位。④治疗部分更加突出了手法的治疗原则，补充了部分内科病的推拿治疗。

愿我们的努力能为您的临床应用提供更多的帮助。感谢广大读者一如既往的支持。

由于编者水平有限，书中难免存在不尽如人意之处，希望读者提出宝贵意见，以便再版时修订提高。

《按摩推拿学》编委会
2014 年 3 月

凡　例

❖ **关键词**

1. 学科名称：根据《中华人民共和国国家标准·学科分类与代码》之规定本学科名称为"按摩推拿学"，因此本书将书名定为"按摩推拿学"。

2. 称谓：将施用手法者称为"医生"，将接受手法者称为"患者"。

3. 位置：患者取卧位时，头部所在的一侧称为"头侧"，足部所在的一侧为"足侧"。患者取侧卧位时，腹部一侧称为"腹侧"，背部一侧称为"背侧"。

4. 治疗巾：治疗时，铺于患者身上的布称为"治疗巾"。

5. 患侧：有症状的一侧称为患侧。

6. 健侧：无症状的一侧称为健侧。

❖ **体位**

1. 为保证患者在舒适的体位上接受治疗，本书将患者接受治疗时的体位分为：

（1）坐位：即患者坐于凳上。

（2）仰卧位：即患者面部向上，躺于床上。

（3）俯卧位：即患者面部向下，卧于床上。

（4）侧卧位：即以身体一侧为主，卧于床上。

（5）站立位：即患者站立。

根据具体情况调整患者的姿势。如在腹部做手法时，可在患者膝关节后侧放一棉垫，使膝关节微屈，腹部放松，便于操作。俯卧位治疗时可以在肩前内侧、踝关节前方，左右两侧各放一棉垫。

2. 为便于医生操作，本书将医生操作时的体位分为：

（1）站立位：根据治疗的需要，患者取坐位时，医生可站于患者前方、患侧前方、患侧、患侧后方、患者后方、健侧后方、健侧、健侧前方；患者取卧位时，医生可站于床侧、健侧、患侧、头侧、足侧等。

（2）坐位：根据治疗的需要，医生可坐于患者的前侧、前外侧、侧方、侧后方、头侧、足侧等。

目 录

上篇 基础篇

中篇　手法篇

下篇　治疗篇

附篇　练功篇

上篇 基础篇

第一章

按摩推拿学基础

按摩推拿学起源于远古时期，至今已有几千年的历史。在其形成与发展的过程中，手法不断增多，治疗范围不断扩大，对其研究日渐加深，理论日臻完善。按摩推拿学以其独特的治疗方法，神奇的疗效越来越被人们所重视。目前按摩推拿学已成为中医学的重要组成部分，在治病、防病、保健等方面起着重要作用。

第一节 按摩推拿的起源

按摩推拿的起源由于年代久远很难明确地考证，但以下几点是可以肯定的。

一、按摩推拿起源于日常生活

在远古时期，人们在日常生活中，自然会出现各种疾病或各种伤痛，这时自己或同伴就会用手在局部或病痛的周围进行抚摸以减轻伤痛。这便是按摩推拿的起源。

二、商代有关按摩推拿的文字记载

在殷墟甲骨文中多次出现"𣂁"；根据现代研究其中"亻"表示人；"𠂤"表示人的腹部有病；"𠀔"表示患者所卧的床；"攵"表示手。这些合起来就表示在当时人们腹部有病时就将患者置于床上，用手进行治疗。这一点充分说明按摩推拿至迟起源于商代（公元前17～公元前11世纪）后期，即3000多年以前。

三、按摩推拿发源地

《素问·异法方宜论》曰："中央者，其地平以湿，天地所以生万物也众，其民食杂而不劳，故其病多痿厥寒热，其治宜导引按跷。故导引按跷者，亦从中央出也。"这里所说的

"中央"，泛指黄河中游地区，这里物华天宝，人杰地灵，是炎黄子孙繁衍生息之沃土，人口集中，人民生活富裕。自古就有"国富多按摩"的说法，因此按摩推拿起源于中原、盛于中原是可以理解的。

因此可以说，人们用手治病在我国 3000 多年前就有了记载，并逐渐发展成为后来的按摩推拿学，它起源于日常生活，却高于日常生活。经过几千年的发展，按摩推拿学已成为中医学的重要组成部分，是治病、防病、保健的重要手段。

第二节　按摩推拿学发展简史

在商朝的甲骨文中已有关于用手治病的记载。这被认为是按摩推拿学最早的文字记载。

在秦汉以前按摩推拿学主要记载于《黄帝内经》。《黄帝内经》是我国较早的医学专著。其中对于按摩推拿有很多的记载，概括起来有以下几方面：①指出按摩推拿的发源地位于黄河中游地区；②介绍了用于诊治疾病的手法；③记载了圆针和锭针是专门用于按摩推拿的工具；④论述了什么样的人适合从事按摩推拿；⑤阐述了有关按摩推拿的适应证、作用机理和注意事项。

我国最早的按摩推拿专著是《黄帝岐伯按摩十卷》（现已佚），见于《汉书·艺文志·方技略》，成书于汉朝。这说明当时人们已经认识到按摩推拿的治疗作用和养生作用。

1972 年 11 月在甘肃武威发现的汉墓中有大量的医简，其中有关于膏摩的记载，这也是膏摩的最早记载，其使用的方剂为"治千金膏药方"；膏摩的方法为"薄以涂，三指摩之，摩之皆三千而后止"；使用这个方剂可用于治疗喉痹、血府患（血脉或胞宫痛）、咽干、头患（痛）风。这个配方不仅可用于膏摩，还可用于内服。

医圣张仲景在《金匮要略·脏腑经络先后病脉证第一》中说："若人能养慎，不令邪风干忤经络，适中经络，未流传脏腑，即医治之。四肢才觉重滞，即导引、吐纳、针灸、膏摩，勿令九窍闭塞。"这说明张仲景对于"膏摩"是十分重视的。

晋朝葛洪在《肘后方》中有关按摩推拿的内容主要有以下三方面：①以指代针重按人中穴，治疗昏迷的患者；②捏脊疗法作为医疗手段被正式记载，并广为使用；③首次记载了用颠簸疗法治疗卒腹痛。

隋朝有了医学教育机构（太医署），据《隋书·百官志》记载，在太医署中有按摩博士 2 人。

唐代有了最早的按摩推拿教学，并将按摩科分为按摩博士、按摩师、按摩工、按摩生不同等级。这一时期本门学科的发展有以下几个特点：①按摩推拿已广泛用于治疗骨伤科疾病；②按摩推拿已渗透到内外妇儿诸科；③按摩推拿广泛用于养生防病，自我按摩非常盛行并得到了很大发展；④膏摩日渐普及。

宋金元时期按摩推拿更加广泛地用于临床各科，如《宋史》记载了名医庞安时曾经用按摩配合针刺的方法治疗难产。在此基础上，总结出了许多经验。在解释治疗机理上也更加全面，如张从正在《儒门事亲》中论述了按摩推拿是汗法的一种。

明代在太医院的十三科中有按摩科。这一阶段按摩推拿的发展有以下三个方面的成就：

①形成了小儿推拿体系，即形成了小儿推拿特有的手法、穴位和诊治方法；②杨继洲的《针灸大成·卷十》中载有四明陈氏所著的《小儿按摩经》，这是现存最早的按摩推拿专著；③在明朝出现了推拿一词，该词首见于龚云林的《小儿推拿方脉活婴秘旨全书》。

清代在太医院中虽不再设立按摩科，但在民间按摩推拿有了很大发展。据不完全统计，这一时期有二十余本按摩推拿专著问世，总结和发展了按摩推拿的理论和临床。此时吴谦在《医宗金鉴》一书中将伤科手法进行总结与分类，称之为"伤科八法"，即摸、接、端、提、按、摩、推、拿。

新中国成立前，按摩推拿学在民间有了很大发展，形成了正骨推拿流派、点穴推拿流派、一指禅推拿流派、滚法推拿流派、内功推拿流派（平推法推拿流派）、脏腑经络按摩流派、儿科推拿流派、经穴推拿流派等。

新中国成立后，按摩推拿学有了长足的进步。20 世纪 50 年代有了正式的按摩推拿医院和学校；60 年代开始在临床上进行了食道癌等疾病的临床治疗；70 年代在推拿止痛的基础上开始有了推拿麻醉，与此同时全国各地对按摩推拿的手法、作用机理、临床等诸多方面进行了大量的科学研究。随着医疗实践和教学、科研的发展，按摩推拿又出现了许多分支，如运动按摩推拿、康复按摩推拿、保健按摩推拿、按摩推拿麻醉等，使得这门学科的发展日臻完善。

第三节　按摩推拿学名称的演变

按摩推拿学古代称按摩、按跷、乔摩、案抚、跷摩、推拿。其出处在：

按摩一词首见于《素问·血气形志》：形数惊恐，经络不通，病生于不仁，治之以按摩醪药。

按跷一词首见于《素问·异法方宜论》："中央者，其地平以湿，天地所以生万物也众，其民杂食而不劳，故其病多痿厥寒热，其治宜导引按跷。"

乔摩一词首见于《灵枢·病传》："黄帝曰：余受九针于夫子，而私览于诸方，或有导引、行气、乔摩、灸、熨、刺、焫、饮药之一者，可独守耶，将尽行之乎？岐伯曰：诸方者，众人之方也，也非一人之所尽行也。"

案抚一词首见于《史记·扁鹊仓公列传》："上古之时医有俞跗，治病不以汤液醴酒，镵石，挢引，案抚，毒熨……"

跷摩一词首见于刘向的《说医》，其中记载了扁鹊让他的学生"子容祷药，子明吹耳，阳仪反神，子游跷摩"。

推拿一词首见于龚云林的《小儿推拿方脉活婴秘旨全书》，该书也称《小儿推拿秘旨》。

根据《中华人民共和国国家标准·学科分类与代码》，本门学科已从 1993 年 7 月 1 日正式定名为"按摩推拿学"，其代码为"360·1051"。

第四节　按摩推拿治疗疾病的作用原理

一、治疗疾病的基本原理

1. 纠正解剖位置异常　当出现解剖位置异常时，可出现一些病理状态。不同部位的解剖异常可表现出不同的症状。通过手法调整解剖位置，以达治疗目的。例如：调整寰枢椎的解剖关系，治疗寰枢关节半脱位。

2. 改变系统内能　通过手法改变系统的内能，以达治疗目的。例如：点按内关穴，可以改善心肌供血，调节心率和心律。

3. 调节信息　通过手法，给患者一个良性刺激，以达治疗目的。例如：在患者头部做轻柔的手法或从重到轻的手法、较慢或从快到慢的手法可使患者入睡。相反在患者头部做较重的手法或从轻到重的手法、较快或从慢到快的手法可以使患者精神振奋。

以上三点相互独立，又相互关联，即在纠正解剖位置异常的同时，既可以改善系统的内能，又可起到调节信息的作用。

二、治疗伤筋的作用原理

1. 舒筋通络　舒筋通络即舒展经筋，疏通经络，达到使患者肌肉放松的目的。手法能使机体放松的原因：①提高局部温度；②提高痛阈；③使痉挛的肌纤维被拉长；④改善局部血液循环，使局部营养得到改善，进而使损伤组织得以康复；⑤通过改善局部血液循环，消除局部肿胀，进而使损伤组织得以康复；⑥通过手法，分解粘连，进而使损伤组织得以康复。

2. 理筋整复　理筋整复即调理筋骨、整复错位，也就是纠正紊乱的解剖关系。临床中通常需要调整骨与骨的关系、骨与筋的关系、筋与筋的关系。

3. 滑利关节　通过疏通狭窄、分解粘连使瘀血消散、肿胀消除，从而达到促进肢体运动、恢复正常生理功能的作用。

以上三点既相互独立又相互关联。如在舒筋通络的基础上才有可能安全地实现理筋整复，理筋整复后才可起到滑利关节的作用；在理筋整复后才有可能彻底实现舒筋通络的作用。

第五节　按摩推拿治疗原则

治疗原则是中医治疗疾病的法则。按摩推拿治疗原则是根据中西医理论，通过伤科辨证、经络辨证、脏腑辨证以及治疗特点等内容，确定的治疗原则。根据临床治疗和应用的实际情况，按摩推拿治疗原则有别于中医内科、针灸科的治疗原则。

如"强则松之"是将肌肉痉挛辨证为"强"，进而确定"松"的治疗原则，而选用一指禅推法、揉法等则为具体治法。再如"收则散之"是根据临床治疗特点，在治疗结束即"收"时，应用"散"的治疗原则，此时常选用搓法、指尖击法等手法作为治法。

一、强则松之

强指筋强，即肌肉痉挛；松指松筋、放松、松解、舒筋。损伤可以导致筋强，即肌肉痉挛；因此在治疗时应以松筋、放松、松解、舒筋为治疗原则，选用具有松筋、放松、松解、舒筋作用的手法，如一指禅推法、揉法，达到缓解肌肉痉挛的目的。

二、瘀则祛之

瘀指瘀血；祛指祛瘀、祛除。瘀血是损伤常见的症状；因此在治疗时应以祛瘀为治疗原则，选用具有活血、祛瘀、止痛作用的手法，如推法达到瘀血祛、新血生、止疼痛的目的。伤科瘀血与内科中的瘀血一样，可分为有形、无形。凡痛有定处、拒按，或有瘀斑，或舌质紫暗均列为瘀血。

三、塞则通之

塞指经络闭塞不通；通指通经、疏通。损伤等原因可导致经络受损，壅塞不通，不通则痛；因此在治疗时应以疏通经络为治疗原则，选用具有疏通经络作用的手法，如点法，达到通经止痛的目的。

由于推拿辨证的相关理论尚不完整，为便于理解，本书暂做如下约定：

将痛点的病机归为瘀血，其依据为瘀血为痛，特点是痛有定处、固定不移、疼痛拒按，治疗原则定为祛瘀，有活血、祛瘀、止痛的含义，代表性的手法为"点揉痛点"。将其他疼痛（非单一痛点）、麻木归为经络闭塞不通，其依据为"不通则痛"，治疗原则定为通经，代表手法为"点穴通经""点穴止痛"。

四、肿则消之

肿指肿胀；消指消散、消肿。肿胀是损伤常见的症状；因此在治疗时应以消肿为治疗原则，选用具有消肿作用的手法，如推法，达到消除肿胀的目的。

五、寒则温之

寒指一切受寒、受凉或虚证表现为寒者；温指温通、温热。多种伤科疾病与受寒受凉，或阳气不足有关，同时寒邪可加重损伤；因此在治疗时应以温通、温热为治疗原则，选用具有温通、温热作用的手法，如擦法，达到温散寒邪、补虚助阳的目的。

六、失则调之

失指脏腑失和、气血失调、阴阳失衡、经络失常；调指调和、调节。无论是外伤（伤筋、伤骨），还是内伤所致阴阳、气血、经络失常，均可导致脏腑功能失调；因此在治疗时应以调和阴阳、调节脏腑、调和气血为治疗原则，选用具有调和、调节作用的手法，如摩腹、分推腹阴阳、十指分推胸胁，达到调和脏腑、调和阴阳、调和气血、调节经络的目的，使其发挥正常功能。在内妇儿科治疗中还需根据辨证，参考内科治疗原则、腧穴理论进行细化。

七、凝则动之

凝指筋凝、筋结；动指助动，即帮助肢体、关节运动。筋凝相当于西医学的功能受限如肩凝，筋结如"腘如结"，在治疗时应以助动为治疗原则，选用具有助动作用的手法，如摇法、屈伸法，达到松解筋凝、缓解筋结、恢复功能的目的。

八、聚则展之

聚指筋聚、挛急；展指舒展、伸展。中医所说筋聚、挛急与西医学中的椎间隙变窄，以及粘连、神经受压引起的肢体功能受限同义。在治疗时应以展筋为治疗原则，选用具有展筋作用的手法，如拔伸法，达到消除筋聚、增加椎间隙的目的。肌肉牵拉法，可拉长肌纤维，伸展经筋，增加关节活动度，放松肌肉。神经牵拉法，可解除神经根受压，治疗神经受压引起的功能受限。

九、乱则复之

乱指筋乱、骨乱；复指整复、复位。损伤可致筋出槽，骨错缝，与西医学所说的解剖关系紊乱同义。在治疗时应以调理筋骨，整复错位为治疗原则，选用具有整复作用的手法，如扳法，达到调理筋骨，整复错位的目的。

十、收则散之

收指治疗结束；散指宣散、消散。在治疗结束时应以宣散气血为原则，选用具有宣散气血作用的手法，如搓法、指尖击法，达到宣散气血，防止气聚于上或气聚于治疗局部的目的。

第六节　影响按摩推拿疗效的因素

一、手法的性质

按摩推拿治疗疾病的疗效首先取决于手法的性质，即手法的作用。以伤筋治疗作用原理为例，当肌肉痉挛时，应采用具有舒筋通络作用的手法；当解剖关系紊乱时，应采用具有理筋整复作用的手法；当肢体功能受限时，应采用具有活血祛瘀、消除肿胀作用的手法。以治疗原则为例，当有肿胀时应施用具有消肿作用的手法；当有寒时应施用具有温通作用的手法；当经络不通时应施用具有疏通经络作用的手法；当有筋聚、挛急时应施用具有展筋作用的手法。若选用手法的性质与病因病机无对应关系，则影响疗效。

二、手法的刺激量

按摩推拿治疗疾病的疗效也取决于手法的刺激量，即手法的力量、作用时间、两次治疗的间隔时间及疗程等。刺激量在于适度，并非越大越好，也非越小越好。

三、治疗部位的特异性

按摩推拿治疗疾病的疗效还取决于治疗部位的特异性。若某部位能够治疗某种病，则这个部位对这个病有特异性。若某病必须用某一部位来治疗，则这个部位对于该病的特异性较高。部位的选择是按摩推拿取效的关键。治疗中应根据病因、病机，辨证选择治疗部位。

以上三点在治疗中是相互关联的，只有三点全部施用正确，才能有疗效，才能达到最好的疗效，才能最快地出现治疗效果。此外，为了提高疗效，临床时还应注意以下事项：

1. 医生言谈举止得体，着装干净整齐，指甲宜短，身无异味。治疗前应向患者简要介绍治疗过程，以争取患者的配合。治疗后应做出恰当医嘱，达到医患配合、提高疗效的目的。对于复诊患者，应仔细询问前面治疗的效果和遵医嘱情况。

2. 诊室应卫生、安静。

3. 治疗区域应相对独立，以保护患者隐私。

4. 治疗时妥善安排好患者体位，保证患者在放松的情况下接受治疗。

5. 治疗部位应充分暴露，以便诊查、治疗。

6. 治疗部位不要有饰品等，如项链、戒指、耳饰、头饰、手表、腰带、眼镜等，以防损伤患者皮肤或影响治疗。

第七节　按摩推拿的适应证和禁忌证

一、适应证

1. 慢性软组织劳损，如腰部软组织劳损。

2. 骨与关节退行性疾病，如颈椎病、退行性膝关节骨性关节炎。

3. 急性软组织损伤，早期用于止痛、关节复位，恢复期用于消肿、促使功能恢复。

4. 多种骨折脱位后关节功能障碍的恢复。

5. 多种内外科病证，如头痛、失眠、胆囊炎、糖尿病、乳腺炎等。

6. 多种妇科病证，如痛经。

7. 多种儿科病证，如疳积、遗尿、发热、泄泻、小儿肌性斜颈等。

二、禁忌证

以下情况应慎用或禁用按摩推拿治疗：

1. 诊断不明的患者，特别是怀疑有骨折、脱位、脊髓损伤和骨病的患者。
2. 有出血倾向的患者。
3. 醉酒、精神失常等与医生不合作的患者。
4. 有严重心肺等疾患的患者。
5. 治疗部位皮肤有异常的患者，如局部有过敏、痈、疥、瘢等。
6. 有皮肤传染病、呼吸道传染病的患者。
7. 在软组织损伤早期肿胀较重的部位。
8. 孕妇、经期妇女的腰骶部和小腹部。

第八节　按摩推拿异常情况及处理

由于患者体质、病情，或手法应用等方面的原因，治疗中可能出现一些异常情况，甚至出现医疗事故，应引起高度重视并及时处理。

一、晕厥

由于手法过重、患者体质弱、患者精神紧张，可导致患者在治疗中出现头晕，甚至晕厥的现象。多见于椎动脉型颈椎病、肩周炎的治疗中。

在治疗中应根据患者的体质、病情，选择适当的力量。若出现头晕、晕厥现象，应暂停手法治疗，使患者平卧，头低足高，以保证头部的血液循环；给患者喝一些糖水、牛奶等；对于体质较弱的患者，可以采用卧位推拿治疗；治疗前应向患者介绍治疗的主要方法，并嘱患者放松；应用较重手法或较长时间持续刺激时，应预估患者是否可以承受。

二、瘀血、血肿

由于手法过重，或患者有出血倾向，可导致治疗部位瘀血、血肿。多见于手法过重，血小板减少，有凝血障碍的患者。

在治疗时应根据患者的体质、皮肤的状况、是否有凝血障碍，选择手法的力量。若出现瘀血、血肿，应即刻停止局部治疗，对症处理。

三、软组织损伤

由于手法过重，尤其是大幅度运动关节时，可导致韧带、关节囊、肌肉等软组织牵拉伤或撕裂伤。

在治疗时应正确评估患者可承受的刺激量、关节运动的范围、肌肉的健康状况。基于以上分析，选择适当的刺激量和运动关节的幅度。若发生软组织损伤，应即刻停止治疗，对症处理。

四、骨折脱位

由于手法过重、患者骨质疏松、骨病等原因，可导致骨折、脱位的发生。多见于手法过重、过猛、超范围运动关节、关节僵硬、骨质疏松、有骨质破坏的患者。

在治疗时应根据患者的体质、病程、治疗部位、临床影像及相关检查，做到正确诊断，分辨适应证与禁忌证，准确施术，选择手法适当的刺激量。若出现骨折、脱位，应立刻停止推拿，对症处理。

五、脊髓损伤

由于手法，特别是扳法幅度过大，可造成脊髓受到刺激，轻者产生疼痛、晕厥，重者可导致脊髓损伤，出现二便障碍、鞍区麻痹、下肢肌肉萎缩、截瘫等。

在治疗时应准确把握手法的适应证，避免强烈旋转、大幅度扳动。一旦出现脊髓损伤，应密切观察，积极对症治疗，必要时采用手术治疗。

第九节　按摩推拿辅助物品

一、按摩推拿介质

按摩推拿介质是指在治疗中涂于患者体表，起润滑、保护皮肤作用，同时具有一定药物作用的物质。

介质通常为膏剂、油剂、粉剂。目前常用的有按摩乳、红花油、精油、滑石粉、水；过去也曾用葱姜汁、麻油、蛋清、药酒。

介质主要用于与皮肤有摩擦的手法，或为提高温通经络、活血祛瘀作用的手法。一般需要使用介质的手法有：摩法、擦法、推法、捋法、抹法、推桥弓。例如，为提高擦法的温通作用，可在施术部位涂按摩乳，如此既可以方便手法操作，提高温热效果，又可保护患者的皮肤。再如，在损伤后瘀血的部位，可涂红花油后再做手法，如此手法与药物的活血作用相得益彰。

应用按摩推拿介质时应注意以下几点：

1. 仔细阅读所选用介质的说明书。

2. 涂介质的部位应充分暴露。

3. 用量适当。

4. 皮肤有过敏、破损、皮肤病等异常情况时，应禁用介质。

5. 在使用介质时或使用后，应注意观察患者皮肤情况，如有过敏现象，应即刻停用此种介质，对症治疗，并暂时停止局部手法治疗，待皮肤恢复正常后再做治疗。

二、按摩推拿辅助工具

按摩推拿主要是用手或肢体的某些部位接触患者，通过力起到治疗作用。在长期的医疗实践中，为了提高疗效，同时保护医生手及手指，前人发明了许多按摩推拿辅助工具。以下介绍木针、桑枝棒、按摩板、角式按摩棒等。

1. 木针　木针最早是以木质材料制成手枪式的按摩工具，也称点穴枪（图1-1），约长10cm、宽7cm。木针的前端应圆润，主要作用于穴位、肌肉丰厚处，用于辅助点穴、拨筋。现除木制外，尚有石制点穴枪（图1-2）和有机玻璃制成的点穴枪。

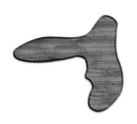

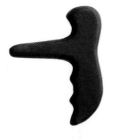

图1-1　木针　　　　　　　　　　　图1-2　石制点穴枪

2. 桑枝棒　桑枝棒是在桑枝外包裹棉花，再在外面罩以棉布，形状分瓶形（图1-3）、圆柱形、拍子形，长约40cm。桑枝棒主要作用于背部、下肢后侧，用于松筋。现可用缠绕的钢丝代替桑枝。

3. 按摩板　按摩板是以木质制成的按摩板，前端呈锯齿形（图1-4），高约8cm、宽约6cm、厚约3cm，其前端的每个锯齿都光滑、圆润。按摩板主要用于按压背俞穴、夹脊穴。

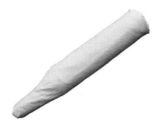

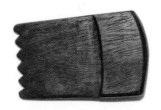

图1-3　桑枝棒　　　　　　　　　　图1-4　按摩板

4. 角式按摩棒　角式按摩棒最早是用动物角制成的按摩棒（图1-5）。角式按摩棒长10～15cm，呈细长、弯曲状，分为角根、角体、角尖三部分。医生握住角式按摩棒，以角尖部分作用于穴位、肌肉丰厚处，用于辅助点穴、拨筋。现多用牛角、塑料制成。

5. 刮板　刮板最早是用铜钱、穿山甲的甲片或贝壳制成（图1-6），也称为刮痧板。刮板可以推法、刮法作用于患者体表，用于清热、止痛。现在多用牛角制成。

6. 轮式按摩器　轮式按摩器多为玉制、石制（图1-7）。它可替代推法作用于面部、背部，用于通经、美容、保健。

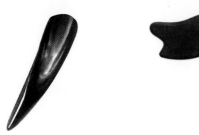

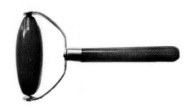

图1-5　角式按摩棒　　　　　图1-6　刮板　　　　　图1-7　轮式按摩器

第二章

病 因 病 机

损伤的病因是指引起人体损伤的原因，或称为损伤的致病因素。损伤的病因可分为内因和外因。

第一节　外　因

外因是指外界作用于人体造成损伤的各种原因，例如：外力损伤、外感六淫、邪毒感染等。

一、外力损伤

外力作用于人体，可损伤皮肉筋骨。如跌仆、坠堕、撞击、闪挫、扭捩、压轧、负重、刀刃、劳损等。根据外力性质的不同，可分为直接暴力、间接暴力、肌肉强烈收缩和持续劳损四种。

1. 直接暴力　指暴力作用的部位与损伤部位一致，如碰撞、挫伤、打击伤、压砸伤等。

2. 间接暴力　指暴力作用的部位与损伤部位不一致，包括传达暴力、扭转暴力。

（1）传达暴力　是指外力作用于人体后沿身体的轴线传达，导致肢体的损伤。常见的损伤为抻伤、拉伤。如搬运重物导致的腰肌拉伤。

（2）扭转暴力　是指外力作用于人体，使身体发生旋转导致的损伤，如踝关节扭伤导致韧带损伤。

3. 肌肉强烈收缩　是指肌肉强烈收缩导致的损伤。在骨伤中可导致撕脱性骨折，如踝关节扭伤导致的第五跖骨基底部骨折；在筋伤中可导致肌肉韧带损伤，如股四头肌强烈收缩导致的髌韧带损伤。

4. 持续劳损　久行、久立、采用一种姿势长时间工作，肢体某部位之筋骨受到持久、反复多次的牵拉、摩擦等可导致损伤。在骨伤中可导致疲劳性骨折，如第 2、3 跖骨颈疲劳骨折；在筋伤中可导致肌肉、韧带、筋膜劳损，如腰部软组织劳损。

二、外感六淫及邪毒感染

外感六淫诸邪或邪毒感染均可致筋骨、关节发生疾患。例如风寒湿邪侵袭可引起软组织及骨与关节的疼痛、活动不利。各种损伤可因风寒湿邪乘虚侵袭，经络阻塞，气机不畅，引起肌肉挛缩或松弛无力，致关节活动不利、肢体功能障碍。

第二节　内　因

内因是指由于人体内部的致病因素。损伤的发生无论是急慢性损伤，还是内伤和外伤，虽主要由外因所致，但也都有其不同的内在因素和特定的发病规律。

伤科疾病与年龄、体质、局部解剖结构等内在因素关系十分密切。

大部分外界致病因素只有在机体虚弱的情况下，才能伤害人体，这不仅体现在外感六淫病证和内伤七情病证的发病，而且对损伤的发病也不例外，因此应重视内因在发病学上的重要作用。但是，当外来暴力比较大，超越了人体防御力量或耐受力时，外力伤害就成为主要和决定的因素。

1. 先天发育缺陷　许多畸形是由发育引起。有的畸形在出生时即有，如先天性马蹄内翻足；有的出现于较大的青少年，如先天脊柱侧凸。某些骨肿瘤，如多发性外生骨疣，与遗传因素有关。

2. 年龄　年龄不同，所患疾病也不一样，如青少年容易出现骨骺损伤、扭伤，中年人易患劳损疾病，老年人易患骨关节退行性疾病，再如50岁左右易患"五十肩"。

3. 体质　体质的强弱与损伤的发生有密切的关系。年轻力壮，肾精充实，气血旺盛，筋骨坚强者则不易发生损伤；年老体衰，肝肾亏损，气血虚弱，骨质疏松者则易发生损伤。

4. 营养状况　因营养障碍可引起佝偻病、骨软化症及骨质疏松等代谢性骨病。

5. 解剖结构　损伤与其局部解剖结构有一定的关系。如第3腰椎横突较长，同时又处于腰椎生理曲度最大处，受力较大，容易损伤，出现第3腰椎横突综合征。再如踝关节内侧副韧带强、外踝长，当踝关节扭伤时易出现外侧副韧带损伤。

6. 职业工种　损伤的发生与职业有一定的关系，如农民等体力劳动者易发生腰部软组织劳损、腰椎间盘突出症，会计、IT从业人员等长时间伏案工作者易发生颈部软组织劳损、颈椎病等。

损伤致病的原因较为复杂，往往是内外因素综合作用的结果。相同的外因，但由于内因的不同导致损伤的种类、性质与程度各有不同。损伤疾患的发生，外因虽然是重要的，但亦不要忽视机体内因。因此，必须正确理解外因与内因的这一辩证关系，才能正确认识损伤疾患的发生和发展，采取相应的防治措施，使损伤的发病率得以降低，并能得到正确的治疗。

第三章

常用诊断方法

第一节　一般检查法

一、望诊

1. 望神与色　望神与色可以了解患者的整体状况，神的存亡关系着生死之根本，望神可以判断损伤的轻重、病情的缓急和损伤过程中的转化情况。

2. 望形态　通过姿势、色泽和局部形态判断损伤的有无及轻重。

3. 望舌　望舌质及苔色，虽然不能直接判断损伤的部位及性质，但通过望舌可以判断人体气血的盛衰、津液的盈亏、病情的进退、病邪的性质、病位的深浅以及伤后机体的变化。

4. 望畸形　常见的畸形有短缩、变长、旋转、成角、凸起及凹陷等。在伤科中，脊柱侧凸可能为腰椎间盘突出症，扛肩现象可能为肩周炎，携带角变大为肘外翻畸形，"O 型腿"为膝内翻。在神经损伤中，垂腕为桡神经损伤的特点，足下垂是腓总神经损伤的特点。肢体明显的畸形表明骨折或关节脱位的存在。特定的畸形有特定的诊断意义，如"方肩"是肩关节前脱位的特有畸形，"餐叉"样畸形是桡骨远端伸直型骨折的特有畸形，"靴状肘"是肘关节后脱位及肱骨髁上骨折伸直型的特有畸形，"粘膝征"是髋关节后脱位的特有畸形。陈旧性骨折及脱位因肌肉不运动可出现肌肉萎缩。因此望畸形对于外伤的辨证是十分重要的。

5. 望肿胀、瘀斑　人体损伤，伤及气血，气滞血凝，瘀积不散，滞于体表则为肿胀、瘀斑。观察肿胀的程度、色泽的变化可以推断损伤的轻重。根据肿胀程度及瘀斑的色泽，来判断损伤的性质。如肿胀严重，瘀斑青紫明显者可为骨折或较重的筋伤；稍有瘀斑或无青紫者常为轻伤。损伤早期有明显的局部肿胀可能有裂纹骨折或撕脱性骨折存在；肿胀严重、皮肤青紫者为新鲜损伤；大面积肿胀，肤色青紫或伴有黑色者多为严重挤压伤；肿胀较轻，皮肤青紫带黄绿色者为陈旧损伤；肤色紫黑者，应考虑组织坏死。从瘀斑颜色来分，通常损伤早期呈红色为伤及皮肉，青色为伤及脉络，紫或紫中透黑为伤及骨，远端苍白为缺血的表现，损伤后期呈现黄色为瘀血消散好转的表现。

6. 望创口　对于开放性损伤，须注意创口的大小、深浅，边缘是否整齐，创面污染程度，创口的色泽（鲜红、紫暗或是苍白），创面分泌物多少，有无出血及出血量的多少。对于已感染的伤口，应注意流脓是否畅通，脓液的气味及稀稠等情况。若有肉芽组织存在，其颜色红润说明脓毒已尽；颜色苍白晦暗则为脓毒未尽；若伤口周边紫黑、臭味特殊，有气溢出者应该考虑气性坏疽。

7. 望肢体功能　要对患者肢体的负重功能及运动功能进行检查。上肢重点检查运动功能，下肢运动、负重功能均要检查。

若运动功能受限应注意主动运动、被动运动两方面的检查，并且结合量诊、摸诊查明运动受限的方向及程度。检查时应注意使用患侧与健侧对比的方法测定肢体的功能。

二、量诊

对伤肢进行测量时应用卷尺及量角器等来测量肢体的长短、粗细以及关节运动角度大小等，并与健侧作对比观察。量诊时应注意区别新伤、陈旧伤、先天畸形；测量的体位要对称；定点要准确。

1. 测量肢体长短　患肢长于健侧常为脱位、骨折纵向分离移位、骨折后过度牵引等。患肢短于健侧多见于有重叠移位的骨折、关节脱位引起。测量肢体长短的方法是：

（1）上肢长度　从肩峰至桡骨茎突尖（或中指尖）。

（2）上臂长度　肩峰至肱骨外上髁。

（3）前臂长度　肱骨外上髁至桡骨茎突。

（4）下肢长度　髂前上嵴至内踝下缘，考虑有骨盆骨折或髋部病变时从脐至内踝下缘。

（5）大腿长度　髂前上嵴至膝关节内缘。

（6）小腿长度　膝关节内缘至内踝。

2. 测量肢体周径　患肢粗于健侧且有畸形而测量时较健侧显著增粗者多属骨折或关节脱位的重证；如无畸形而量之较健侧粗者多为伤筋肿胀等。患肢细于健侧多为陈旧损伤导致的肌肉萎缩。

测量肢体周径的方法：测量肢体周径时应测两肢体相应的同一水平部位并做对比；测量肿胀时取最肿处；测量肌萎缩时取肌腹部位。

常用测量部位及方法如下：

（1）肩关节　自肩峰至腋窝测量肩关节周径。

（2）上臂　在肱二头肌的中部测量上臂周径。

（3）肘关节　自鹰嘴经肱骨内外上髁至肘皱襞，测量肘关节周径。

（4）前臂　前臂最大周径在其上 1/3，或在肱骨内上髁下约 6cm 处测量前臂周径。

（5）腕关节　经桡骨茎突及尺骨茎突的尖端测量腕关节周径。

（6）大腿　测量髌上 10cm 处大腿周径。

（7）膝关节　可分别测量髌骨上缘、中间、下缘的周径。

（8）小腿　小腿周径在上 1/3 处，可在膝关节正中下 10cm 处测量。

（9）踝关节　自跟骨结节上方经内外踝至踝关节前方。

3. 力线测量

（1）上肢力线　肱骨头中心、桡骨头和尺骨头三点所连成的直线。

（2）下肢力线　髂前上棘、髌骨中点和第1、2趾间趾蹼三点所连成的直线。

（3）脊柱力线（后面观）　从枕骨结节向下所引出的垂线。所有棘突均应在此线上，且此线通过肛门沟。

（4）人体力线　垂直线从耳后经胸椎稍前方、腰椎稍后方，经骨盆、髋关节中心、膝关节中线稍偏前、踝关节稍偏后方至足底。

4. 关节的中立位　关节中立位即关节的0°位，是计量关节运动范围的基点。各关节的中立位如下：

（1）颈部　颈部直立（眉间、鼻尖、胸骨中点三点成一直线），面向前，下颌内收。

（2）腰部　腰部直立，两侧髂嵴最高点的连线平行于地面。

（3）肩关节　肩关节自然下垂，屈肘90°，前臂指向前方。

（4）肘关节　肘关节伸直，掌心向前。

（5）前臂　屈肘90°，肘关节贴于胸壁侧方，拇指向上，其余手指向前伸直。

（6）腕关节　腕关节伸直，手指与前臂成一直线，手掌向下。

（7）掌指关节　掌指关节伸直。

（8）拇指指间关节　拇指伸直与第2指相并。

（9）第2~5指指间关节　手指完全伸直，以中指为中心，测量第2~5指的外展。

（10）髋关节　腰部正直，两侧髂前上棘在同一水平线上，髋关节伸直，髌骨向上。

（11）膝关节　下肢伸直，踝关节处于0°位，髌骨和足趾向上。

（12）踝关节　足纵轴与小腿成90°，足跟无内外翻，前足无内收外展。

（13）足　足尖向前，趾与足底平面成一直线。

5. 测量关节运动范围　可用关节量角器测量，或用目测法进行关节运动范围的测量，测量结果以角度记录。测量时应与健侧或与正常人进行对比，如小于健侧，多属关节运动功能障碍。

角度测量时可先将量角器的轴对准关节中心，量角器的两臂紧贴肢体并对准肢体的轴线，然后记录量角器所示的角度。用目测法测量时用等分的方法估计近似值。

记录的方法分为中立位0°法、邻肢夹角法。为了避免记录混乱，一般采用"中立位0°法"作记录。对不易精确测量角度的部位，可用测量长度的方法以记录各骨的相对移动范围。如颈椎前屈可测下颏至胸骨柄的距离、腰椎前屈时测中指尖与地面的距离等。

（1）中立位0°法　以关节的中立位为0°位，然后使肢体运动至最大限度后，计量肢体与0°位之间的夹角。例如肘关节完全伸直时定为0°，完全屈曲时可成140°。采用中立位0°法时，人体主要关节活动度如下：

①颈部　前屈35°~45°，后伸35°~45°，左右侧屈各45°，左右旋转各60°~80°。

②腰部　前屈90°，后伸30°，左右侧屈各30°，左右旋转各30°。

③肩关节　前屈90°，后伸45°，外展90°，内收40°，内旋80°，外旋30°，上举90°。

④肘关节　屈曲140°，过伸10°。

⑤前臂　旋前、旋后各80°~90°。

⑥腕关节　背伸35°~60°，掌屈50°~60°，桡偏25°~30°，尺偏30°~40°。

⑦腕掌关节　屈曲 50°～60°，伸腕 35°～60°，尺偏 30°～40°，桡偏 25°～30°。

⑧掌指关节　屈曲 60°～90°，伸直为 0°。

⑨近侧指间关节　屈曲 90°，伸直为 0°。

⑩远侧指间关节　屈曲 60°～90°，伸直为 0°。

⑪髋关节　仰卧位屈膝屈髋 145°，俯卧位后伸 40°，外展 30°～45°，内收 20°～30°，屈膝 90°位髋内旋 40°～50°，屈膝 90°位髋外旋 40°～50°。

⑫膝关节　屈曲 145°，伸直 0°～10°，膝关节屈曲内旋约 10°，膝关节屈曲外旋 20°。

⑬踝关节　背伸 20°～30°，跖屈 40°～50°，内翻 30°，外翻 30°～35°。

⑭跖趾关节　背伸 45°左右，跖屈 30°～40°。

（2）邻肢夹角法　是以两个相邻肢段所构成的夹角计算。如肘关节伸直时为 180°，屈曲时为 40°，肘关节运动的范围为 140°。

三、问诊

问诊除了应收集姓名、性别、年龄、职业等一般情况，以往病史及中医诊断学中"十问"的内容外，必须重点询问以下几个方面：

1. 主诉　应问清患者主要症状的特点、范围，性质、发病时间及病因。主要症状包括：疼痛、肿胀、麻木、运动功能障碍、畸形（包括错位、挛缩、肿物）。

2. 发病时间　问明损伤日期及发病时间以判断新伤或陈旧伤。

3. 发病过程　发病过程包括以下几个方面：

（1）伤势　问损伤的部位，受伤的过程曾否晕厥，晕厥的时间以及醒后有无再昏迷，急救措施等。

①原因　损伤的原因包括跌仆、闪挫、堕坠等，以及暴力的性质、方向和强度、情绪等。

如伤时正与人争论，情绪激昂或愤怒，则在遭受打击后不仅有外伤，还应考虑七情内伤。

②体位　损伤时患者当时所处的体位。如伤时正在弯腰劳动则损伤易发生在腰部；伤时是在高空作业，忽然由高坠地，足跟着地，则损伤可能发生在足跟、脊柱或头部等。

③伤处　问伤处的各种症状，包括创口情况、出血多少以及运动对伤处所产生的影响等。

（2）伤情　即了解损伤的部位及局部的症状：

①疼痛　详细询问并结合其他诊法，问清疼痛的发生部位、时间、范围、性质、特点等。

②部位　详细询问疼痛及相关症状涉及的部位。

③时间　疼痛是持续性还是间歇性。

④范围　疼痛的范围是在扩大、缩小或是局限固定不移，单一部位还是多发，是固定还是游走，有无放射痛，放射到何处。

⑤性质　剧痛、胀痛、酸痛、刺痛、麻木。

⑥特点　疼痛是加重或是减轻，加重或减轻与什么因素有关。

⑦疼痛分级　可分为5度：

Ⅰ度：不痛。

Ⅱ度：轻度疼痛，能忍受，不影响生活。

Ⅲ度：中度疼痛，运动、用力时疼痛，短时休息后可以减轻或消失，引起患者注意并影响生活。

Ⅳ度：重度疼痛，疼痛严重，影响生活，休息后仍疼痛，有自发痛，常需服用止痛药。

Ⅴ度：剧烈疼痛，任何情况下都有疼痛，需要服止痛药。

（3）肢体功能　损伤后如有功能障碍，应问是损伤后立即发生的，还是过了一段时间以后才发生的。一般骨折、脱位后运动功能多立即丧失；软组织损伤大多是过一段时间后，运动功能受限随着肿胀而逐步加重。

（4）创口　了解创口形成的时间、受伤的环境、出血情况、处理经过以及是否使用破伤风抗毒血清等。

（5）畸形　询问畸形发生的时间和演变过程。外伤后立即出现肢体畸形，还是经过几年后出现；若无外伤，可考虑先天性、发育性或其他骨病。

（6）肿胀　询问肿胀出现的时间、部位、程度、范围。损伤性疾患多是先痛后肿；感染性疾患常是先肿后痛，可有局部发热；如有肿胀包块，应了解其是否不断增大，其增长的速度如何等。

4. 过去史　问与目前症状有关的过去病史，应详细询问结核史、外伤史、血液病、肿瘤病史等。

5. 家庭　问家庭成员或经常接触的人有无慢性传染性疾病，如结核等疾病。

6. 个人生活史　个人生活史方面应着重职业、家务劳动和个人嗜好等。

四、闻诊

闻诊除注意听患者的语言、呼吸、咳嗽、呕吐音及伤口、二便或其他排出物气味等一般内容外，伤科闻诊时还应注意以下几点：

1. 骨擦音　骨折断端互相摩擦的声音或摩擦感，称骨擦音（感）。骨擦音是非嵌插骨折的主要体征之一。骨擦音不仅可以帮助辨明是否存在骨折，而且还可进一步分析骨折属于何种性质。骨擦音经治疗后消失，表示断端已接续。但应注意的是医生不宜主动去寻找骨擦音，以免增加患者的痛苦和损伤。

2. 关节入臼声　关节脱位在整复成功时，常能听到"格登"一声，此声称为入臼声。当复位时听到此响声即表明复位。

3. 伤筋声　在检查伤筋时，部分患者损伤局部可有特殊的摩擦音或弹响声，最常见的有以下几种：

（1）关节摩擦音　关节摩擦音为关节运动时发自关节内或关节周围的摩擦音。检查的方法是：医生一手放在患者关节部位，另一手移动关节远端的肢体。可检查出关节摩擦音，或感到有摩擦感。柔和的摩擦音多为一些慢性或亚急性关节炎等，粗糙的摩擦音多为骨性关节炎等。如在关节运动之某一角度，关节内经常出现一个尖细的声音，表示关节内有移位的软骨或游离体。

（2）腱鞘炎及肌腱周围炎的摩擦音　屈伸运动时腱鞘处的摩擦音为腱鞘炎，如屈指肌腱狭窄性腱鞘炎患者在做屈伸手指时可听到弹响声，是该肌腱通过肥厚之腱鞘时所产生，所以习惯上又把这种狭窄性腱鞘炎称为弹响指。在检查肌腱周围炎时，常可听得类似揉捻头发时发出的一种声音，即"捻发音"。多在炎性渗出液的肌腱周围听到。好发于前臂的伸肌群、大腿的股四头肌和小腿的跟腱部。

（3）关节弹响声　在膝关节半月板损伤或关节内有游离体时，在做膝关节屈伸旋转运动时可出现弹响声。

（4）听啼哭声　检查小儿患者时，注意啼哭声的变化，以辨别损伤之部位。因小儿不能准确说明损伤部位的情况，家属有时也不能提供可靠病史，所以检查患儿时，若摸到患肢某一部位，小儿啼哭或哭声加剧，则往往提示该处是损伤的部位。

（5）听创伤皮下气肿音　创伤后若发现大片皮下组织有不相称的弥漫性肿起时，应检查有无皮下气肿。当皮下组织中有气体存在时，会有一种特殊的捻发音或捻发感，检查时把手指分开呈扇形，轻轻揉按患部就能感到。肋骨骨折后，若断端刺破肺脏，空气渗入皮下组织可形成皮下气肿。开放骨折合并气性坏疽时形成一定量的气体后，可出现皮下气肿。在手术创口周围，或缝合裂口时，如有空气残留在切口中，亦可发生皮下气肿。

五、切诊

伤科的切诊包括脉诊和摸诊两个重要内容。其中脉诊主要是掌握内部气血、虚实、寒热等变化，也就是通过脉诊掌握患者整个机体的状况；摸诊主要是鉴别损伤的轻重深浅，在伤科临床方面应用极为广泛。以下重点讲述摸诊。

医生通过手对损伤局部的认真触摸，可了解损伤的性质，有无骨折、脱位，以及骨折、脱位的移位方向等。在没有X线设备的情况下，依靠长期临床实践积累的经验，运用摸诊，也能对许多损伤性疾病获得比较正确的诊断。

伤科临床运用摸诊非常重视对比，并注意各种诊断方法的综合应用。医生在摸诊时，应善于将患侧与健侧作对比，只有这样才能正确地分析切诊所获得的资料。

1. 主要内容

（1）摸压痛　根据压痛的部位、范围、程度来鉴别损伤的性质种类。压痛分为直接压痛、间接压痛和环状压痛。直接压痛可能是局部有骨折或伤筋；间接压痛（如纵轴叩击痛）常提示骨折的存在；长骨干完全骨折时，在骨折部多有环状压痛；骨折斜断时，压痛范围较横断广泛。

（2）摸畸形　触摸肢体形态变化，可以判断骨折和脱位的性质、位置、移位（重叠、分离、成角、旋转、侧方畸形）。

（3）摸肤温　从局部皮肤冷热的程度，可以判断是热证还是寒证，并且了解患肢血运情况。热肿一般表示新伤或局部瘀热和感染；冷肿表示寒性疾患；伤肢远端冰凉、麻木、动脉搏动减弱或消失，则表示血运障碍。摸肤温时用手背测试最为适宜。

（4）摸异常运动　在非关节处出现了类似关节的运动，或在不能运动的方向出现了运动，多见于骨折和韧带断裂。但检查骨折患者时，不要主动寻找异常运动，以免增加患者的痛苦，加重局部的损伤。

（5）摸弹性固定　脱位的关节常保持在特殊的畸形位置，在摸诊时肢体有弹性感，这是关节脱位特征之一。

（6）摸肿块　应触摸肿块的解剖层次（骨骼、肌腱、肌肉）、性质（骨性、囊性）、大小、形态、硬度、边界是否清楚、移动度等。

2. 常用手法

（1）触摸法　以拇指或拇指、食指、中指置于伤处，稍加按压，细细触摸。从损伤的两侧或周围开始，逐渐移向伤处。用力大小视部位而定。触摸时仔细体会指下感觉，即"手摸心会"。通过对伤处的触摸，判断损伤局部的情况。这一手法往往在检查时最先使用，在此基础上再根据情况选用其他的摸法。

（2）挤压法　用手从各个方向（上下、左右、前后）挤压患处，根据力的传导作用来诊断骨折是否存在。如：检查肋骨骨折时，用掌按胸骨及相应的脊柱骨，进行前后挤压；检查骨盆骨折时，用两手挤压两侧髂骨翼。这种摸诊的方法可以鉴别是骨折还是挫伤。

（3）叩击法　用拳叩击或掌托一定的部位，通过对肢体远端的纵向叩击，产生冲击力，检查有无骨折的一种方法。检查股骨、胫骨、腓骨骨折，采用叩击足跟的方法；检查脊椎损伤时可采用叩击头顶的方法；检查肱骨是否有骨折时常用掌托肘后；检查尺桡骨干是否有骨折时常用手握腕和肘，相对用力挤压。检查四肢骨折是否愈合，亦常采用纵向叩击法或纵向挤压的方法。

（4）旋转法　用手握住伤肢远端，轻轻的旋转，观察伤处有无疼痛、运动障碍及特殊的响声。旋转法常与屈伸关节的手法配合使用。应与患者主动旋转运动进行对比。

（5）屈伸法　用手握住伤处邻近的关节做屈伸动作，根据屈伸的度数作为测量关节运动功能的依据。应与患者主动屈伸运动进行对比。

（6）摇晃法　一手握住伤处，另一手握伤肢远端，做轻轻的摇摆晃动，结合问诊和望诊，根据患部疼痛的性质、异常运动、摩擦音，判断损伤的程度。

应用四诊进行辨证时也经常用"对比"的方法来帮助诊断。如望诊与量法主要是从患侧与健侧的形态、长短、粗细、运动功能等方面进行对比；闻诊与摸诊也是通过比较来发现问题。此外，治疗前后的对比，如对骨折、脱位整复位前后的对比、功能恢复过程的对比，只有这样，才能正确分析通过摸诊所获得资料的临床意义。

第二节　专业检查法

按摩推拿临床常用检查法对于疾病的诊断、鉴别诊断具有重要意义。应熟练掌握这些检查的操作方法、阳性表现和临床意义。

一、颈部专业检查法

1. Eaton's 征 又称臂丛牵拉试验。患者上臂伸直。医生站于患者侧后方，以一手抵住患侧头部，一手握患肢腕部，反方向牵拉（图3-1）。如患肢有疼痛或麻木感即为Eaton's 征阳性，提示颈部神经根受压。

2. Spurling's 征 是椎间孔挤压试验的操作方法之一。患者取坐位，头部侧屈后伸，靠于医生的胸部。医生站于患者后方，双手用力向下按压患者头顶（图3-2）。如引起颈部疼痛并向上肢放射即为Spurling's 征阳性，提示神经根受压。

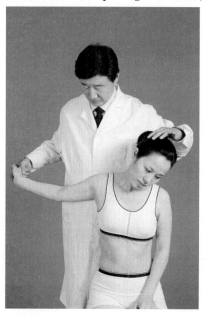
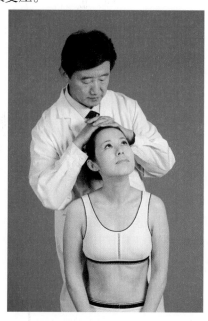

图3-1 Eaton's 征   图3-2 Spurling's 征

3. Jackson's 征 是椎间孔挤压试验的另一种操作方法。患者取坐位，医生站在患者后方，双手置于患者头顶部，使患者头后伸并靠在医生胸部，用力向下按压（图3-3）。如引起颈部疼痛并向上肢放射即为Jackson's 征阳性，提示神经根受压。

4. 椎间孔分离试验 医生站于患者的后方，拇指在后，其余四指在前托住下颌，两手向上托住患者的头部，两前臂的尺侧压住患者的肩部（图3-4），如颈部、患肢疼痛或麻木感减轻或消失者为阳性，提示臂丛神经受压。

5. 椎动脉扭转试验 患者取坐位。医生站在患者后方，使患者头屈伸并向侧方旋转（图3-5）。若出现眩晕、复视、恶心等症即为椎动脉扭转试验阳性，提示椎动脉受压。

6. Adson's 征 又称艾迪森征。患者取坐位。医生站于患侧后方，以一手触摸患侧桡动脉，然后嘱其吸气、挺胸、闭气，仰头，再将头转向对侧（图3-6）。如桡动脉搏动减弱或消失即为Adson's 征阳性，提示胸廓出口综合征。

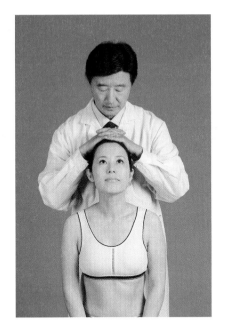

图 3 - 3　Jackson's 征

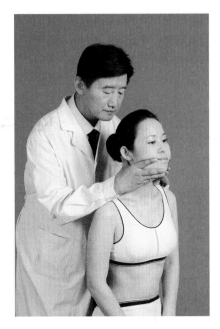

图 3 - 4　椎间孔分离试验

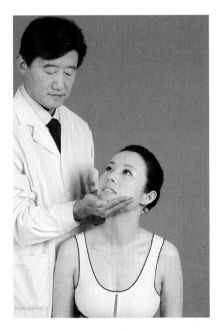

图 3 - 5　椎动脉扭转试验

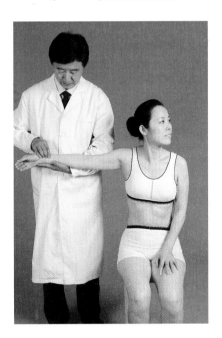

图 3 - 6　Adosn's 征

　　7. 挺胸试验　患者站立，两臂后伸，挺胸。医生站在患侧后方，触摸患者桡动脉（图 3 - 7）。如桡动脉减弱或消失，上肢有麻木感或疼痛即为挺胸试验阳性，提示锁骨下动脉及臂丛神经在第一肋骨与锁骨间隙受压（肋锁综合征）。

　　8. 超外展试验　患者取坐位。医生站于侧后方，一手触摸患侧桡动脉，嘱患者上肢从侧方外展、上举（图3-8）。如桡动脉搏动减弱或消失即为超外展试验阳性，提示锁骨上动脉被喙突及胸小肌压迫（超外展综合征）。

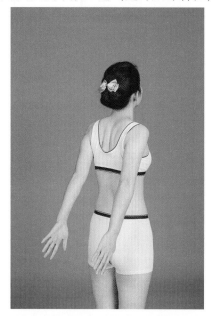

图3-7 挺胸试验

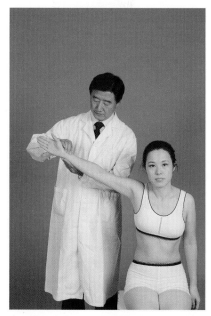

图3-8 超外展试验

二、背部专业检查法

1. 胸廓挤压试验 用于诊断肋骨骨折和胸肋关节脱位。先进行前后挤压，医生一手扶住后背部，另一手从前面推压胸骨部，使之产生前后挤压力（图3-9），如肋骨处有明显疼痛感或出现骨擦音，即为胸廓挤压试验阳性，提示肋骨骨折。

2. 脊柱叩痛试验 患者取坐位，医生左手掌面放在患者头顶，右手半握拳，以小鱼际肌部叩击左手（图3-10）。如出现疼痛即为脊柱叩痛试验阳性，提示疼痛部位可能存在骨折。或以叩诊锤或手指直接叩击各个脊椎棘突。

三、腰骶部专业检查法

1. 直腿抬高试验 患者仰卧，下肢伸直。医生站于侧方，嘱患者膝关节伸直，并向上抬起患侧下肢；计量下肢与床面的夹角（图3-11）。正常时应达60°而无腰痛腿痛，若未达到60°而出现腰痛腿痛即为直腿抬高试验阳性，此时应做Laseque's征检查，以除外腰部神经根受压。

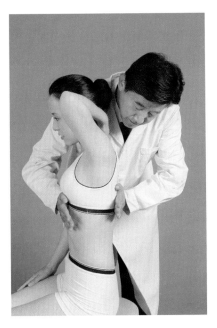

图 3 - 9　胸廓挤压试验

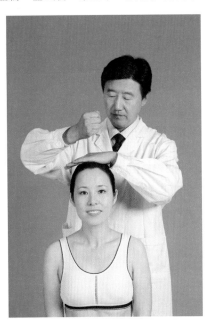

图 3 - 10　脊柱叩痛试验

2. Laseque's 征　又称拉赛克征。用来诊断$L_4 \sim L_5$、$L_5 \sim S_1$椎间盘突出。患者仰卧，下肢伸直。医生站于侧方，嘱患者膝关节伸直，并向上抬起患侧下肢；计量下肢与床面的夹角。正常时应达60°而无腰痛腿痛，若未达到60°而出现腰痛伴有下肢放射痛，且直腿抬高受限者，将患肢下降5°~10°至疼痛消失，再背伸患侧踝关节（图3 - 12）。若患者再次出现腰痛腿痛即为 Laseque's 征阳性，提示神经根受压。

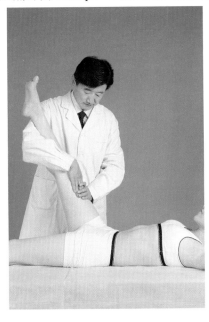

图 3 - 11　直腿抬高试验

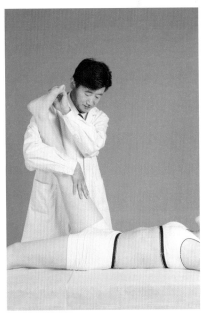

图 3 - 12　Laseque's 征

3. Yeoman's 征 是股神经牵拉试验的一种。用于诊断 $L_3 \sim L_4$ 椎间盘突出。患者俯卧位，下肢伸直。医生站于侧方，一手压住患者腰骶部，另一手握住患侧踝部或拖住膝部，使患侧下肢向后过度伸展（图3-13）。如沿股神经支配区域出现放射性疼痛即为 Yeoman's 征阳性，提示股神经受压，

4. Fajerztain's 征 又称健侧直腿抬高试验。若健侧直腿抬高 $50° \sim 70°$ 时，患侧下肢发生疼痛即为 Fajerztain's 征阳性。提示腰部神经根受压，有较大的突出物位于神经根内侧或神经根下，是重要的手术指征之一。

5. Soto - Hall's 征 又称屈颈试验。患者仰卧。医生站于侧方，一手按于患者胸前，另一手置于患者枕后，两手协调用力使患者屈颈（图3-14）。如出现腰痛腿痛即为 Soto - Hall's 征阳性，提示腰部神经根受压。

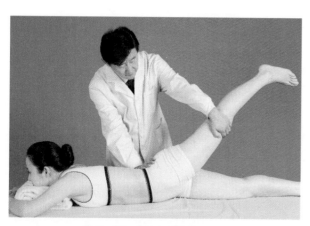

图3-13　Yeoman's 征

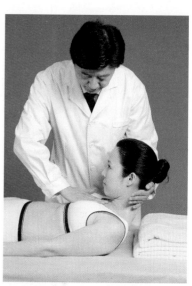

图3-14　Soto - Hall's 征

6. Lindner's 征 又称林德征。患者坐于床上，两腿伸直。医生站于侧方，使患者屈颈（图3-15）。若出现腰痛腿痛即为 Lindner's 征阳性，提示神经根受压。

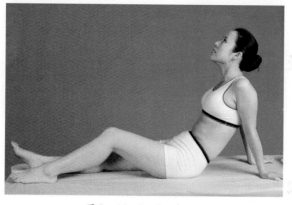

图3-15　Lindner's 征

7. 腘神经压迫试验　患者取坐位，患侧髋关节及膝关节屈曲90°。医生站于侧方，嘱患者逐渐伸直膝关节，至开始有腰痛腿痛时止，再略屈膝关节至疼痛消失，医生以手指按压腘神经（图3-16）。如再次出现腰痛腿痛即为腘神经压迫试验阳性，提示神经根受压。

8. 挺腹试验　患者仰卧，双臂交叉放于胸部；以头部和双足跟为着力点，将腹部及骨盆用力向上挺起（图3-17）。若患者感觉腰痛及下肢放射痛即为挺腹试验阳性，提示腰部神经根受压。

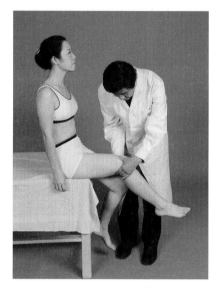

图3-16　腘神经压迫试验

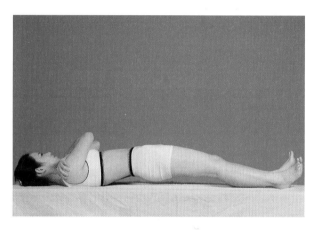

图3-17　挺腹试验

9. 挺腹加强试验　若疼痛及放射痛不明显可做其加强试验，即在上述动作基础上，深吸气后屏住呼吸片刻。若出现疼痛即为挺腹加强试验阳性，提示腰部神经根受压。

10. Naffziger's 征　又称颈静脉压迫试验。患者仰卧。医生用手压迫两侧颈静脉约1分钟（图3-18）。如出现腰痛及下肢放射痛即为 Naffziger's 征阳性。压迫颈静脉并让患者咳嗽，则可加强上述试验。提示腰部神经根受压。

11. 拾物试验　主要用于判断小儿脊柱前屈功能有无障碍。当小儿不配合检查时，常用此方法检查。置一物于地面，嘱患儿拾起，注意观察患儿的取物动作和姿势。正常时，应直立弯腰伸手拾起。如患儿则屈髋、屈膝，腰部板直，一手扶住膝部下蹲，用另一手拾起该物，即为拾物试验阳性，提示脊柱有病变。

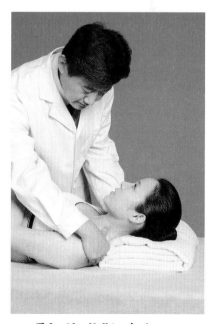

图3-18　Naffziger's 征

12. 俯卧背伸试验　患儿俯卧，两下肢伸直并拢。医生提起其双足，使腰部过伸（图3-19）。正常脊柱呈弧形后伸状态。如大腿和骨盆与腹壁同时离开床面，脊柱呈强直状态即为俯卧背伸试验阳性，提示婴幼儿脊柱有保护性僵硬或脊柱病变。

13. 骨盆回旋试验　又称腰骶关节试验。极度屈髋屈膝，使臀部离床，腰部被动前屈（图3-20）。如出现下腰部、腰骶关节处疼痛即为腰骶关节试验阳性，提示腰部软组织劳损、腰骶关节病变。

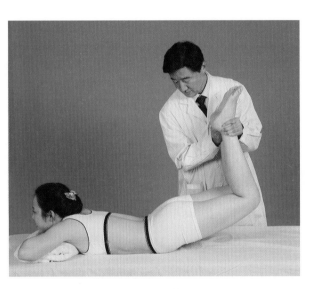

图3-19　俯卧背伸试验

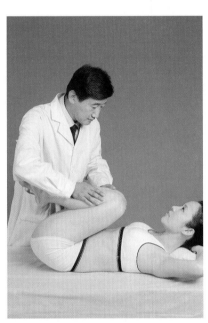

图3-20　骨盆回旋试验

14. Ely's征　又称跟臀试验、俯卧屈膝试验。患者俯卧。医生站于侧方，使患侧膝关节屈曲，足跟靠近臀部（图3-21）。如果股神经与股前侧肌群受到牵拉而出现股前方放射痛即为Ely's征阳性。屈膝的力量亦可通过股前肌群作用于骨盆，使骨盆在横轴上受到旋转；若腰骶关节、骶髂关节处疼痛，提示病变位于腰骶关节、骶髂关节。股四头肌挛缩、腰大肌脓肿、腰椎强直时出现相应部位症状，应结合临床症状做出相应的诊断。

四、骶尾部专业检查法

1. 梨状肌紧张试验　患者取仰卧位。医生站于患侧，一手扶患侧膝，一手扶患侧踝，先将患侧极度屈髋屈膝，再极度内收内旋髋关节（图3-22A）。如有臀痛及下肢放射痛，再迅速外展外旋髋关节，疼痛随即缓解时即为梨状肌紧张试验阳性。也可让患者取俯卧位，屈曲患侧膝关节。医生一手固定骨盆，另一手握持患侧小腿远端，推小腿向外，使髋关节内旋（图3-22B）。如有臀痛及下肢放射痛亦为梨状肌紧张试验阳性，提示梨状肌综合征。

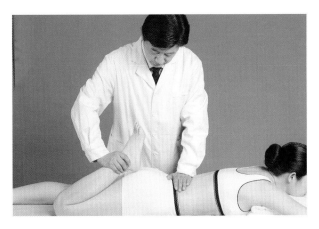

图 3 – 21　Ely's 征

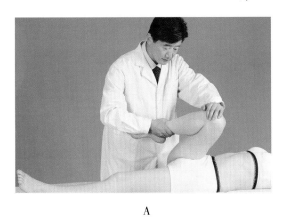

A

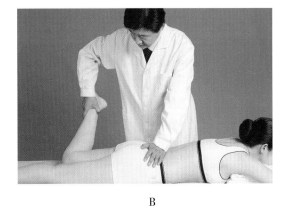

B

图 3 – 22　梨状肌紧张试验

2. 骨盆挤压试验　患者取仰卧位。医生两手分别放于髂骨翼两侧，两手同时向中线挤压（图 3 – 23）。如有疼痛即为骨盆挤压试验阳性，提示骨盆骨折、骶髂关节病变。

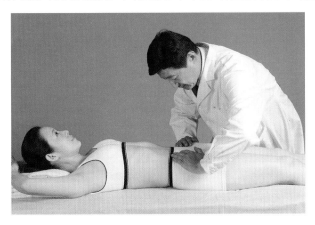

图 3 – 23　骨盆挤压试验

3. 骨盆分离试验 患者取仰卧位。医生双手放于髂骨部，向外下按压（图 3 - 24）。如有疼痛即为骨盆分离试验阳性，提示骨盆骨折、骶髂关节病变。

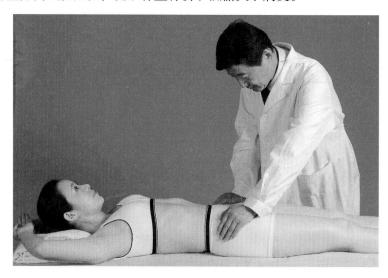

图 3 - 24 骨盆分离试验

4. 斜扳试验 患者取仰卧位，健侧腿伸直，患侧腿屈髋、屈膝各 90°。医生一手扶住患侧膝部，一手按住患侧肩部，然后用力使大腿内收，向下按在膝部（图 3 - 25）。如骶髂关节疼痛即为斜扳试验阳性，提示骶髂关节病变。

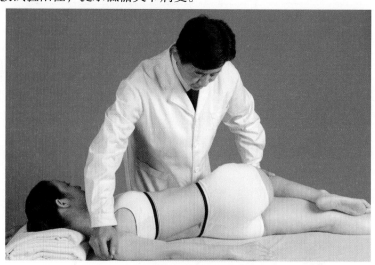

图 3 - 25 斜扳试验

5. "4"字试验 患者取仰卧位。医生站于侧方，将患侧小腿外侧置于健侧膝关节上方；一手置于健侧髂前，另一手置于患侧膝部；两手向下按压（图 3 - 26）。如髋关节或骶髂关节疼痛则为阳性，提示病变部位在髋关节或骶髂关节。

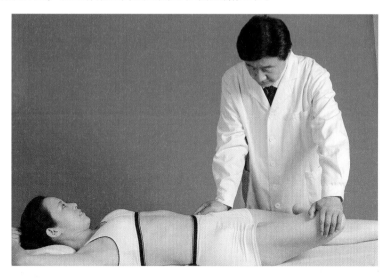

图 3-26 "4"字试验

6. 床边试验 患者平卧，患侧臀部置于床边，健侧腿尽量屈膝、屈髋（图 3-27A）。医生站在患侧，用手按住膝部，使大腿靠近腹壁，另一手将患腿移至床边外，用力向下按压使之过度后伸，使骨盆沿着横轴旋转（图 3-27B）。如骶髂关节处疼痛即为床边试验阳性，提示骶髂关节病变。

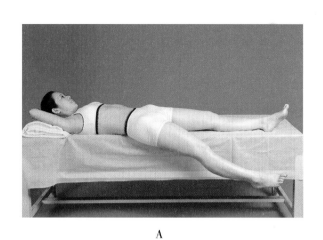
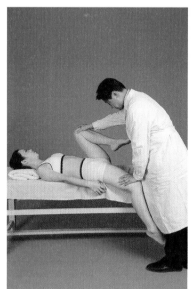

A
B

图 3-27 床边试验

7. 单髋后伸试验 患者取俯卧位，两下肢并拢伸直，医生一手按住骶骨中央部，另一手托住患侧大腿下部，用力向上抬起患肢，使之过度后伸（图 3 - 28），如骶髂关节疼痛则为阳性。用于检查骶髂关节病变。

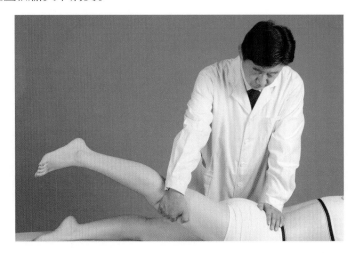

图 3 - 28　单髋后伸试验

五、肩部专业检查法

1. Yergason's 征　又称叶加森征。患者屈肘 90°，前臂外旋。医生握住前臂下段，嘱患者抗阻力屈肘（图 3 - 29）。如出现肩前痛即为 Yergason's 征阳性，提示肱二头肌长头腱鞘炎。

2. 外展扛肩现象　患者肩关节主动或被动外展时，患侧肩亦随之抬起，形成"扛肩"，故称"外展扛肩现象"（图 3 - 30），提示肩关节粘连。

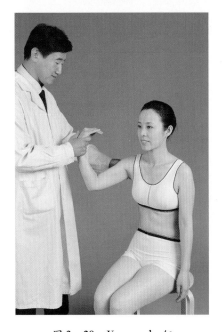

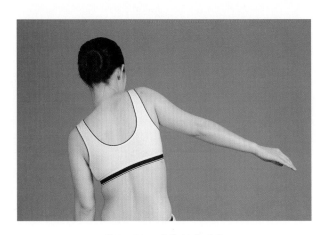

图 3 - 29　Yergason's 征　　　　　　　　　图 3 - 30　外展扛肩现象

3. Duga's 征　患者屈肘，正常时手能摸到对侧肩部，肘部能贴近胸壁中线为正常。如患者不能完成上述动作（图3-31），或仅能完成两动作之一即为Duga's征阳性，提示有肩关节脱位的可能。

4. 落臂试验　患者站立，先将患肢被动外展90°，然后令其缓慢地向下放，如果不能慢慢放下，出现突然直落到体侧则为阳性，说明有肩袖破裂存在。

5. 直尺试验　正常人肩峰位于肱骨外上髁与肱骨大结节连线内侧。医生用直尺边缘贴于患者上臂外侧，一端贴肱骨外上髁，另一端能与肩峰接触则为直尺试验阳性（图3-32），提示肩关节脱位。

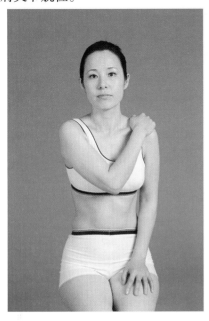
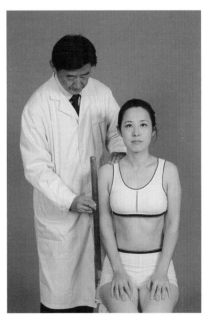

图3-31　Duga's征　　　　　　　　　　　　　图3-32　直尺试验

6. 肩关节外展试验　患者取立位或坐位，患侧上肢伸直下垂，然后缓慢外展上举，观察有无疼痛与活动受限。若在某一角度出现疼痛或疼痛加剧即为肩关节外展试验阳性。开始外展时即有疼痛，见于锁骨骨折、肩关节脱位、肱骨骨折、肩胛骨骨折或肩周炎等。外展越接近90°位越痛，可能为肩关节粘连。外展过程中有疼痛，但到上举时痛反轻或不痛，可能为肩峰下滑囊炎、三角肌下滑囊炎或三角肌损伤。在肩关节外展60°～120°时，肩峰与肱骨头之间的距离最小。如疼痛出现在肩关节外展60°～120°时，不足或超过这个角度时无疼痛，此现象称为疼痛弧（图3-33），提示冈上肌肌腱炎。肩锁关节病变的疼痛弧在肩关节外展150°～180°范围内。被动外展超过90°以上时，肩峰处有疼痛，可能有肩峰骨折。

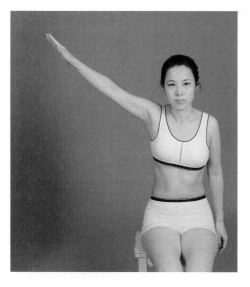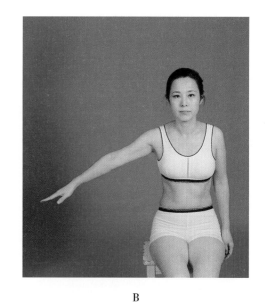

A   B

图 3 - 33 疼痛弧

7. 冈上肌腱断裂试验 嘱患者肩外展，当外展在 0°～30°时可以看到患侧三角肌用力收缩，但不能外展上肢，越用力越耸肩。若医生将患肢被动外展越过 60°，则患者又能主动外展上肢即为冈上肌腱断裂试验阳性，提示冈上肌腱断裂或撕裂。

8. 前屈内旋试验 将患肩前屈 90°，屈肘 90°，用力使肩内旋（图 3 - 34），出现肩痛即为前屈内旋试验阳性，提示肩袖损伤。

9. 前屈上举试验 嘱患侧屈肘 90°，医生以手扶患侧前臂，使肩关节前屈、上举（图 3 - 35），此时肩袖的大结节附着点撞击肩峰的前缘。如肩痛即为前屈上举试验阳性，提示肩峰下滑囊炎、冈上肌腱炎。

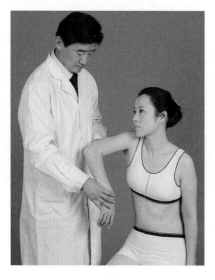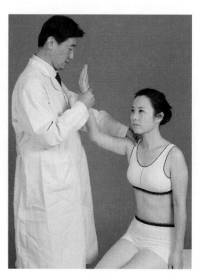

图 3 - 34 前屈内旋试验   图 3 - 35 前屈上举试验

六、肘部专业检查法

1. Mill's 征　又称密耳征。医生一手托患肘，另一手握住患侧腕部，使其屈腕、屈肘；然后极度旋前并伸直肘关节（图 3 - 36）。如在此过程中，肱骨外上髁处疼痛即为 Mill's 征阳性，提示肱骨外上髁炎。

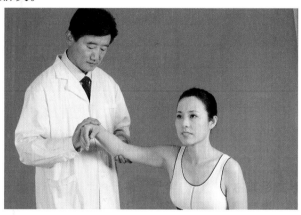

图 3 - 36　Mill's 征

2. Cozen's 征　又称前臂伸肌紧张试验。患者伸肘、伸腕、握拳，医生一手固定其肘部，一手压其手背，嘱患者主动伸腕，医生与患者做对抗（图 3 - 37）。如肱骨外上髁处疼痛即为 Cozen's 征阳性，提示肱骨外上髁炎。

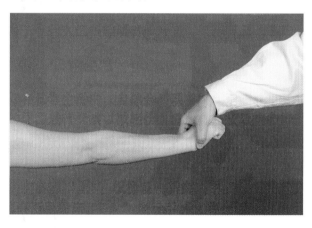

图 3 - 37　Cozen's 征

3. 屈腕抗阻力试验　医生一手握住患者手，另一手托住患者前臂或肘，嘱患者主动屈腕，医生与患者做对抗（图 3 - 38）。如肱骨内上髁处疼痛即为屈腕抗阻力试验阳性，提示肱骨内上髁炎。

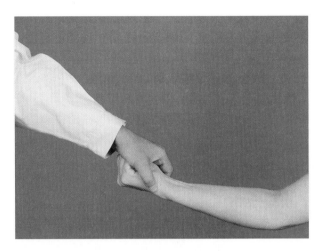

图 3 – 38　屈腕抗阻力试验

4. 前臂收展试验　检查时患者与医生对面坐，上肢向前伸直，医生一手握住肘部，推肘关节向外；另一手握腕部，使前臂内收（图 3 – 39）。如有前臂可出现内收运动，提示外侧副韧带断裂。若握腕部的手使前臂外展，而握肘部之手拉肘关节向内，出现前臂有外展运动，则为内侧副韧带损伤。如只有疼痛而无收展异常活动，提示韧带损伤。

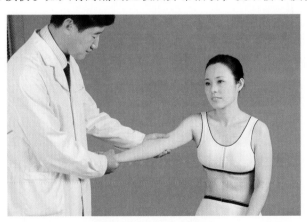

图 3 – 39　前臂收展试验

七、前臂及腕部专业检查法

1. 前臂捻发音检查　嘱患者反复屈伸腕关节。如在前臂桡背侧中下 1/3 交界处扪及摩擦感或有捻发音（图 3 – 40），提示桡侧腕伸肌腱周围炎。

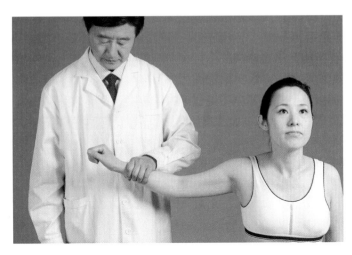

图 3-40　前臂捻发音检查

2. 三角软骨盘挤压试验　医生一手握住患肢前臂下段，另一手握住患者手部，使患者屈腕并且腕关节尺偏，纵向挤压下尺桡关节（图 3-41）。如下尺桡关节疼痛即为三角软骨盘挤压试验阳性，提示三角软骨盘损伤。

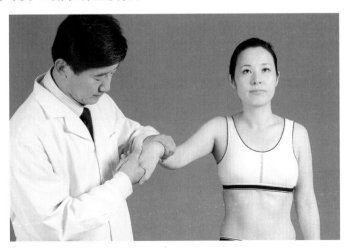

图 3-41　三角软骨盘挤压试验

3. Finkelstein's 征　又称芬克斯坦征。医生使患者拇指在里四指在外，嘱患者握拳、腕关节尺偏（图 3-42）。如桡骨茎突部疼痛即为 Finkelstein's 征阳性，提示桡骨茎突部狭窄性腱鞘炎。

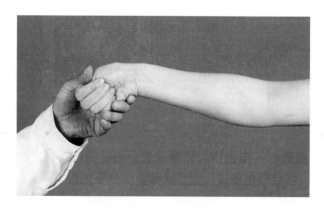

图 3 - 42 Finkelstein's 征

4. Tinel's 征 又称丁尼尔征。医生以叩诊锤叩击腕关节掌侧正中（图 3 - 43）。如出现桡侧三个半手指麻木或疼痛即为 Tinel's 征阳性，提示正中神经受压。

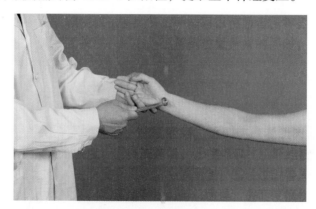

图 3 - 43 Tinel's 征

5. 屈腕试验 患者自然屈腕 1 分钟（图 3 - 44）。如出现桡侧三个半手指麻木或疼痛即为屈腕试验阳性，提示正中神经受压。

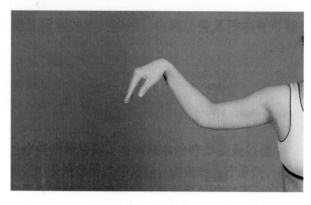

图 3 - 44 屈腕试验

八、手部专业检查法

1. 指浅屈肌试验　医生将患者的手指固定于伸直位，然后嘱患者屈曲需检查手指的近端指间关节（图3-45）。若不能屈曲，表明该肌腱有断裂或该肌肉的神经支配发生障碍。

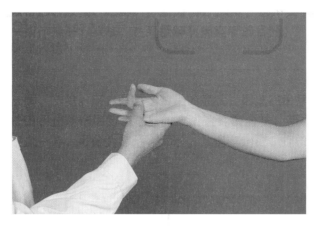

图3-45　指浅屈肌试验

2. 指深屈肌试验　检查时将患者掌指关节和近端指间关节固定在伸直位，然后让患者屈曲远端指间关节（图3-46）。若不能屈曲，表明该肌腱可能有断裂或该肌肉的神经支配发生障碍。

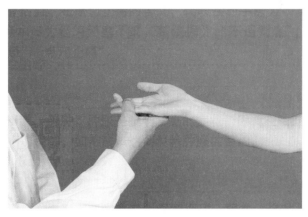

图3-46　指深屈肌试验

九、髋部专业检查法

1. Trendelenburg's征　又称川德伦伯征、髋关节承重机能试验。患者背向医生站立，先将患腿屈膝抬起，用健侧单腿站立，然后再患侧单腿站立，注意观察站立时骨盆的升降变化（图 3 - 47）。正常时单腿站立后对侧骨盆上升。如对侧骨盆下降即为 Trendelenburg's 征阳性，提示小儿麻痹后遗症、小儿先天性髋关节脱位、成人陈旧性髋脱位、股骨颈骨折后遗症髋内翻畸形、股骨头坏死等，也用于检查有无臀中肌麻痹和髋关节的稳定程度。

2. Thomas's 征 又称托马斯、髋关节屈曲挛缩试验。患者取仰卧位，腰部放平，先将健侧腿伸直，然后再将患腿伸直，注意观察，达到一定角度时，腰部是否离开床面向上挺起（图 3 - 48）。如腰部挺起即为 Thomas's 征阳性。当患肢完全伸直后，再将健肢屈髋、屈膝，使大腿贴近腹壁，腰部也下降贴近床面，此时患肢自动离开床面，向上抬起亦为 Thomas's 征阳性，提示髋关节有屈曲挛缩，常用于检查髋关节结核、髋关节炎或强直、类风湿性关节炎、髂腰肌炎等。

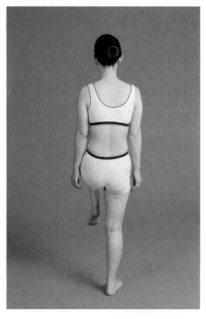

图 3 - 47　Trendelenburg's 征

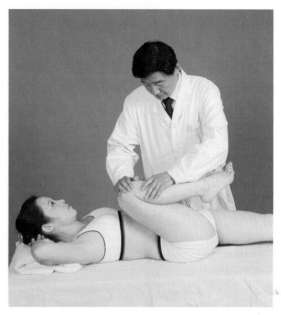

图 3 - 48　Thomas's 征

3. Allis's 征 又称艾利斯、下肢短缩试验，用于检查下肢有无短缩。检查时患者取仰卧位，两腿并拢，屈髋、屈膝，两足并齐，这时观察两膝高度。如患膝低于健侧即为 Allis's 征阳性（图 3 - 49），说明有肢体短缩。临床常见于股骨颈骨折、髋关节后脱位。

4. 望远镜试验 又称套叠征。检查时患儿仰卧位，两下肢放平伸直，医生一手固定骨盆，另一手握住膝部将大腿抬高 30°，并上下推拉大腿（图 3 - 50），如出现松动感或抽动感即为望远镜试验阳性，提示婴幼儿先天性髋关节脱位。可双侧对照检查。

5. 髋关节过伸试验 又称腰大肌挛缩试验。患者取俯卧位，患膝屈曲 90°，医生一手握踝部将下肢提起，使患髋过伸（图 3 - 51）。如髋关节不动而骨盆随之抬起即为髋关节过伸试验阳性，提示髋关节不能过伸，说明腰大肌脓肿、髋关节早期结核、髋关节强直。

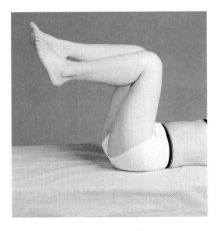

图 3-49　Allis's 征

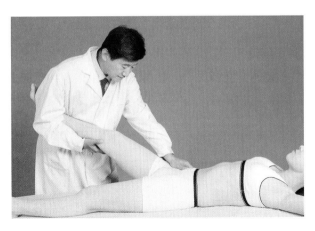

图 3-50　望远镜试验

6. 髂胫束挛缩试验　患者侧卧位，健肢在下，医生站于患者背后，一手固定骨盆，另一手握住患肢踝部，使患侧膝屈曲 90°，患髋先屈曲、外展，再后伸（图 3-52），最后放松握踝的手，让患肢自然落下，正常时落在健肢的后方，若落在健肢的前方或保持上举外展的姿势即为髂胫束挛缩试验阳性，提示髂胫束挛缩或阔筋膜张肌挛缩。

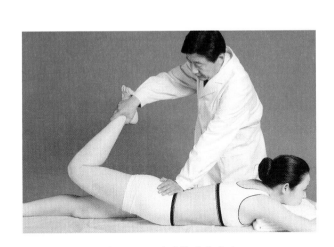

图 3-51　髋关节过伸试验

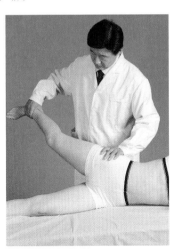

图 3-52　髂胫束挛缩试验

7. 蛙式试验　患儿仰卧，使双膝双髋屈曲 90°。医生使患儿双髋做外展外旋呈蛙式位。双侧肢体平落在床面为正常，如一侧或双侧肢体不能平落于床面即为蛙式试验阳性，提示髋关节外展外旋受限，根据临床可考虑为先天性髋关节脱位。

十、膝部专业检查法

1. 侧方应力试验　患者仰卧屈膝 0°~30°，医生一手置膝关节外侧向内推，另一手握踝关节上方向外拉，做两侧膝关节外展应力试验（图3-53）。医生一手置于膝关节内侧向外拉，另一手握踝上方，做小腿内收内翻应力试验（图3-54），并两侧对比。如有疼痛、异常活动即为侧方应力试验阳性。如内侧疼痛提示内侧副韧带损伤；外侧疼痛提示外侧副韧带、半月板损伤。如有侧方异常活动，提示韧带断裂或骨折。膝关节完全伸直时，主要用于检查内侧和外侧副韧带；当膝关节微屈时，主要用于检查膝关节后外侧和后内侧韧带。

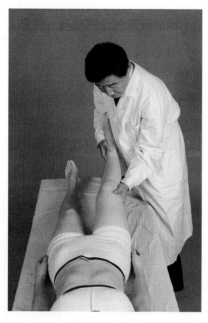

图3-53　外展应力试验

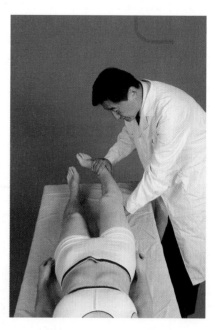

图3-54　内翻应力试验

2. Lachman's 征　又称拉赫曼征。患者仰卧，屈膝15°左右，患肢放松。医生一手置于膝关节上方，固定不动；另一手置于膝关节后方，用力向前提拉（图3-55）。如从中立位前移超过对侧膝关节时为阳性，提示前交叉韧带损伤。

3. 前抽屉试验　患者仰卧，患膝屈曲90°。一助手坐于床边，双手握住患侧大腿下段以固定。医生坐在床边，并以臀部压住患者足部以固定，双手握住患者小腿上端，从后向前牵拉（图3-56）。若胫骨结节向前移动超过正常侧5mm即为阳性（正常时可前移1～2mm），提示前交叉韧带损伤。改良的前抽屉试验的做法为患者仰卧，屈髋45°，屈膝90°，医生坐患者被查肢体的足部，以确保它处于中立位、内旋30°和外旋30°，并使腘绳肌放松（以手摸其肌腱可知），再行前抽屉检查。急性期不易查出阳性。

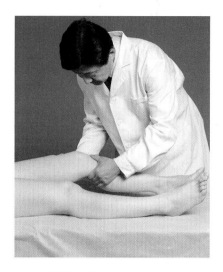

图 3-55　Lachman's 征

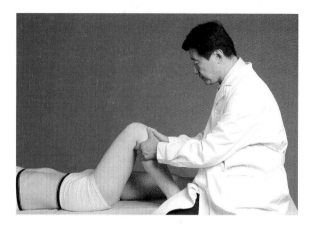

图 3-56　前抽屉试验

4. Godfrey's 征　又称高德福林征。患者仰卧。医生站于侧方，握持患侧小腿，使患者屈髋屈膝 90°，然后用手向下方用力按压患者胫骨结节处（图 3-57）。如发现胫骨上端向后移动即为阳性，提示后交叉韧带断裂。

5. 后抽屉试验　患者仰卧，屈膝 90°，小腿分别置于内旋、中立和外旋三个位置检查。医生坐其足以确保胫骨在所需要的旋转位置上，双手握小腿上端并用力向后推（图 3-58）。如后移超过 1cm 为后抽屉试验阳性，提示后交

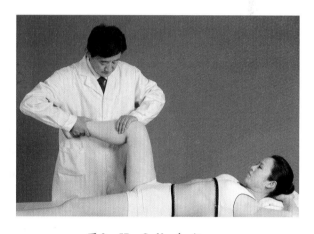

图 3-57　Godfrey's 征

叉韧带断裂。急性期此试验不易查出阳性。亦可嘱患者坐于床边，屈膝约 90°，靠小腿重力牵引使膝关节放松、胫骨下沉。医生两手放在膝关节前内侧和前外侧，用大鱼际向后推压胫骨近端。如感到胫骨平台向后移动即为后抽屉试验阳性，提示后交叉韧带断裂。

6. 反向 Lachman's 征　又称反向拉赫曼征。患者俯卧位，膝微屈曲、放松。医生一手放于大腿下段的后侧，另一手置于胫骨近端前方，两手相对用力（图 3-59）。若胫骨上端向后移动即为阳性，提示后交叉韧带断裂。

7. Mc. Murray's 征　又称麦氏征。患者仰卧，极度屈髋屈膝。医生站于侧方，使患者小腿内旋外展→伸直（图 3-60A）、外旋内收→伸直（图 3-60B）、外旋外展→伸直（图 3-60C）、内收内旋→伸直（图 3-60D）。如在上述过程中膝关节疼痛并有弹响即为 Mc. Murray's 征阳性，提示半月板损伤。内侧疼痛弹响为内侧半月板损伤，外侧疼痛弹响为外侧半月板损伤。

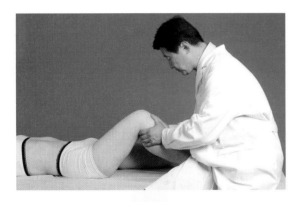

图 3 - 58　后抽屉试验

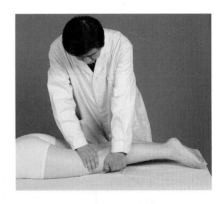

图 3 - 59　反向 Lachman's 征

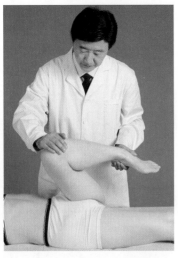

A

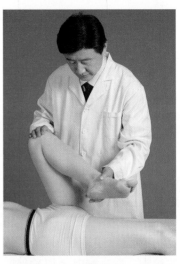

B

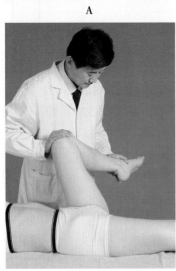

C

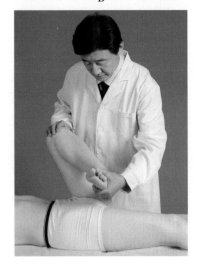

D

图 3 - 60　Mc. Murray's 征

8. Apley's 征　又称研磨试验。患者俯卧，先使患肢屈膝90°，医生双手按压患者足跟，向内侧或向外侧旋转小腿并挤压膝部，同时变换屈伸的角度（图3-61）。如在旋转过程中，膝关节疼痛并有弹响时即为 Apley's 征阳性，提示半月板侧损伤。依疼痛发生时膝关节的角度来判定半月板损伤的部位，屈曲最大限度时疼痛，应考虑为半月板的后角损伤，屈膝接近90°时为半月板的体部损伤，靠近伸直位时为半月板的前角损伤。

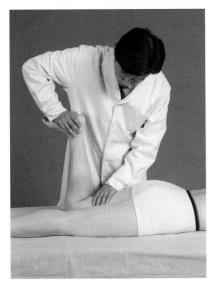

图3-61　Apley's 征

9. 提拉试验　患者俯卧，使患膝屈曲90°，医生一手按住大腿下端，另一手握住患肢踝部提起小腿，使膝离开床面，做外展、外旋（图3-62A）或内收、内旋活动（图3-62B）。如出现膝外侧或内侧疼痛即为研磨提拉试验阳性，提示有内侧或外侧副韧带损伤。

10. 交锁征　患者取坐位或仰卧位。医生嘱患者做患肢膝关节屈伸活动数次，若关节突然出现疼痛，不能屈伸为阳性，提示膝关节被损伤的半月板交锁，但慢慢旋膝以后，可解开交锁，又可恢复主动屈伸。

11. Jones's 征　又称膝关节过伸试验。患者仰卧。医生一手固定股骨远端，一手抬起足跟（图3-63）。如膝眼处疼痛即为 Jones's 征阳性，根据临床检查所得，可考虑半月板前角损伤、髌下脂肪垫损伤、膝横韧带损伤。

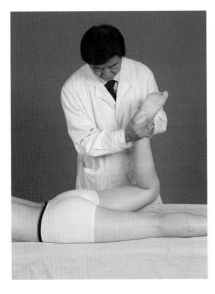

A

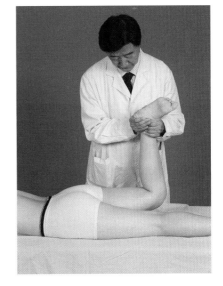

B

图3-62　提拉试验

12. 重力试验　若检查右膝内侧半月板，嘱患者左侧卧位，将右侧下肢抬离床面，屈伸右膝（图3-64A）。如在某一角度出现膝内侧疼痛即为重力试验阳性，提示右膝内侧半月板损伤。若检查右膝外侧半月板，嘱患者右侧卧位，将右侧下肢抬起，屈伸右膝（图3-64B）。如在某一角度出现膝外侧疼痛即为重力试验阳性，提示右膝外侧半月板损伤。

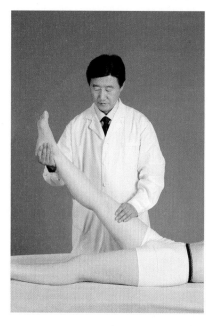

图3-63　Jones's征

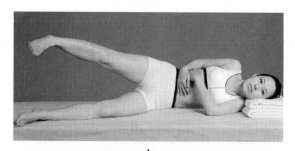

A

B

图3-64　重力试验

13. 屈膝试验　患者俯卧。医生使患侧膝关节极度屈曲（图3-65）。如膝关节后方出现疼痛即为屈膝试验阳性，提示半月板后角损伤、膝关节滑膜炎。

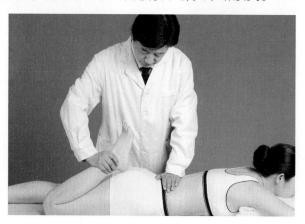

图3-65　屈膝试验

14. 髌骨研磨试验　患者仰卧，膝关节伸直。医生用掌按压髌骨，施加一定的压力并环旋揉动，使得髌骨与股骨髁发生摩擦（图3-66）。如髌骨关节疼痛即为髌骨研磨试验阳性，提示髌骨软化症。

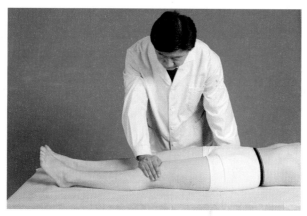

图3-66 髌骨研磨试验

15. 单腿半蹲试验 患者以患侧下肢负重下蹲（图3-67）。如髌股关节疼痛即为单腿半蹲试验阳性，提示髌骨软化症。

16. 浮髌试验 患者平卧，两腿伸直。医生站在健侧，以一手虎口置于患侧膝关节上方，向深层并向下按压；用另一手的拇指或食中指按压髌骨（图3-68）。如髌骨有漂浮感时即为浮髌试验阳性，提示膝关节内有积液。

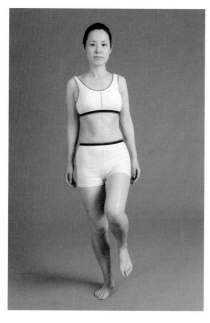

图3-67 单腿半蹲试验

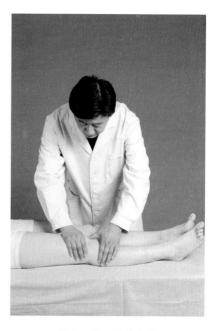

图3-68 浮髌试验

17. Zohlen's 征　又称髌骨抽动试验。患者仰卧伸膝。医生用拇食两指从上向下压住髌骨上缘，嘱患者主动收缩股四头肌，使髌骨在股骨上滑动摩擦（图3-69）。如产生髌股关节疼痛为阳性，提示髌骨软化症、髌股关节退行性改变。若阴性可排除髌股关节疾病。正常人也可能有疼痛。

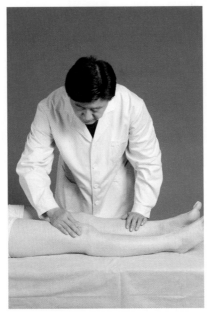

图3-69　Zohlen's征

十一、足部专业检查法

1. 捏小腿三头肌试验　患者取俯卧位，足垂于床缘下。医生捏提患者小腿三头肌肌腹（图3-70）。正常时踝关节会出现跖屈，如无足跖屈动作则为捏小腿三头肌试验阳性，提示跟腱断裂。

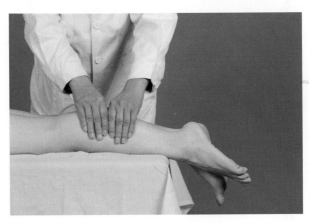

图3-70　捏小腿三头肌试验

2. 前足横向挤压试验 医生对患者前足自两侧横向加压（图 3 – 71）。如产生疼痛，提示跖骨骨折，跖间肌损伤。如有放射性痛，同时足趾麻木，提示 Morton 病（位于两跖骨头之间的趾底总神经被卡压所引起的临床症状和体征）。

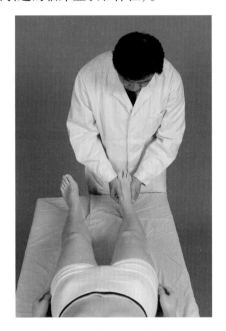

图 3 – 71 前足横向挤压试验

第三节 X 光片读片要点

一、颈椎 X 光片读片要点

1. 颈椎正位片读片要点（图 3 – 72A）

（1）颈椎的数量。

（2）颈椎是否正直。

（3）颈椎的钩椎关节。

（4）棘突情况。

（5）颈椎的位置，是否有沿纵轴、矢状轴上的旋转。

（6）第 7 颈椎横突。

（7）是否有颈肋。

（8）增生情况。

（9）是否有骨质疏松。

（10）是否有骨质破坏。

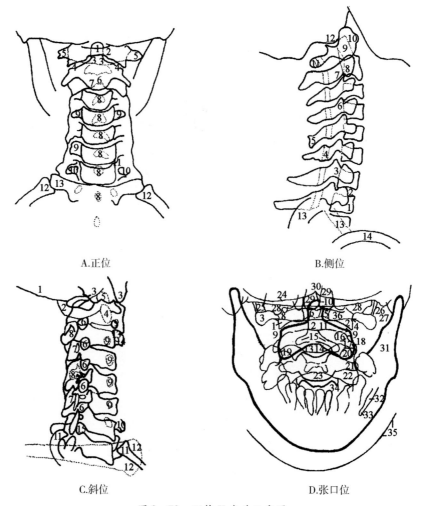

图 3-72　颈椎 X 光片示意图

A. 正位　1. 枢椎齿突　2. 寰椎前弓　3. 寰椎后弓　4. 寰枢关节　5. 寰椎横突　6. 枢椎棘突　7. 枢椎椎板
　　　　　8. 第 3 颈椎至第 1 胸椎　9. 横突　10. 第 7 颈椎椎弓　11. 钩椎关节　12. 第 1 肋　13. 第 1 胸椎横突

B. 侧位　1. 第 1 胸椎椎体　2. 椎间隙　3. 第 7 颈椎椎弓　4. 第 6 颈椎椎板　5. 第 5 颈椎棘突　6. 第 4 颈椎上关节突
　　　　　7. 第 2 颈椎下关节突　8. 第 2 颈椎横突　9. 第 2 颈椎齿突　10. 第 1 颈椎前结节　11. 第 1 颈椎后结节
　　　　　12. 寰枢关节　13. 第 1 肋　14. 锁骨

C. 斜位　1. 枕骨　2. 寰椎后弓　3. 乳突尖　4. 第 2 颈椎横突　5. 第 2 颈椎齿突　6. 椎间孔　7. 椎板　8. 棘突
　　　　　9. 横突　10. 第 7 颈椎横突前结节　11. 第 1 肋　12. 锁骨胸骨端　13. 横突　14. 第 3 颈椎横突孔
　　　　　15. 第 8 颈神经椎间孔

D. 张口位　1. 寰椎侧块　2. 寰椎下关节凹　3. 寰椎横突　4. 寰椎横突孔　5. 寰椎前弓下缘　6. 寰椎后弓上缘
　　　　　7. 寰椎后结节　8. 寰椎后弓下缘　9. 寰枢外侧关节　10. 枢椎齿突　11. 枢椎外侧关节面
　　　　　12. 枢椎椎弓上缘　13. 枢椎椎弓下缘　14. 枢椎椎体下缘　15. 枢椎棘突　16. 枢椎椎弓根
　　　　　17. 枢椎横突　18. 枢椎横突孔　19. 枢椎下关节突　20. 第 3 颈椎上关节突　21. 第 3 颈椎横突
　　　　　22. 第 3 颈椎下关节突　23. 第 3 颈椎椎体下缘　24. 后颅窝底　25. 外颅底　26. 颞骨茎突　27. 乳突
　　　　　28. 上颌骨牙齿缘　29. 上颌切牙　30. 双上切牙中间之空间　31. 下颌支　32. 下颌管　33. 颏孔
　　　　　34. 第 4 颈椎椎体上缘　35. 下颌骨软组织缘　36. 寰椎

2. 颈椎侧位片读片要点（图 3 - 72B）

（1）颈椎数量、是否有融椎。

（2）弧弦距：椎体后缘（弧）与枢椎齿状后缘到第 7 颈椎椎体后下缘连线（弦）的距离。正常时应为 7~17mm。第 4 颈椎应为生理前屈的最高点。

（3）颈椎曲度是否连续，是否有滑脱。

（4）是否有沿额状轴上的旋转。

（5）椎间隙：其高度应为邻近椎体高度的 1/4~1/2。

（6）椎管的前后径。

（7）椎间关节的角度：第 2~7 颈椎的椎间关节面呈前上后下，为 40°~45°。

（8）前纵韧带、后纵韧带是否有钙化。

（9）项韧带是否有钙化。

（10）椎体前后缘、椎间关节增生情况。

（11）是否有骨质疏松。

（12）棘突、椎体是否有骨折。

（13）椎体、椎间盘是否有破坏。

（14）寰枕线与齿轴线的夹角：齿轴线（齿状突的轴线）与寰枕线的夹角为 70°~80°。①线为寰椎前结节下缘与枕骨大孔后缘外板的连线，①线与齿状突后缘的交点至寰椎前结节下缘的距离应为①线全长的 1/3，超过 1/3 为异常。

（15）寰齿关节间距离：寰椎前弓后缘最下一点距与之相对的齿状突前缘的点之间的距离为 0.7~3mm，多数人在 1~2mm 之间。成人超过 3mm，儿童超过 4mm 为异常。

3. 颈椎斜位片读片要点（图 3 - 72C）

（1）椎间孔的形状，钩椎关节、椎间关节增生的情况。左后斜位片上检查的为右椎间孔。

（2）椎间孔的大小：椎间孔纵径平均高度为 9.4mm，横径为 5.9mm。第 2~5 颈椎之间的椎间孔稍小；第 5~6 颈椎最小，第 1~2 及第 6~7 颈椎椎间孔较大。

（3）两侧椎间孔是否对称。

4. 颈椎张口位读片要点（图 3 - 72D）

（1）寰轴线与齿轴线的关系：寰轴线与齿轴线重合。

（2）齿轴线与寰底线的关系：齿轴线垂直平分寰底线。

（3）寰椎侧块与齿状突之间的距离是否一致。

（4）寰椎、枢椎与枕骨之间的关系。

（5）齿状突是否有骨折。

5. 颈椎过屈、过伸位读片要点（图 3 - 73） 颈椎椎体后缘是否连续。

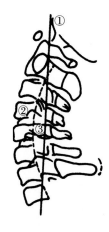

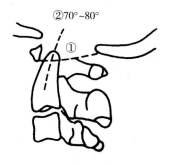

A. 颈椎生理曲线

①为齿状突后上缘至第7颈椎后下缘的连线；
②为各椎体后缘的连线；③为②至
①线的垂直距离，正常时为（12±5）mm

B. 寰枕线与齿轴线的交角

①为寰枕线，即枕骨大孔后缘外板与寰
椎前结节下缘的连线；②为齿状突轴线，
正常时两线交角应为70°~80°之间

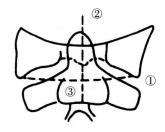

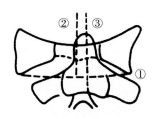

C. 寰轴线、寰枕线与齿轴线的关系（正常）

①为寰枕线；②为寰轴线；③为齿轴线，
正常时②与③重合，③垂直平分①

. 寰轴线、寰底线与齿轴线的关系（齿突向左移位）

①为寰枕线；②为寰轴线；③为齿轴线

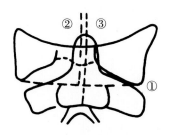

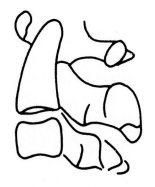

E. 寰轴线、寰枕线与齿轴线的关系

（齿突向左向后移位）

为寰枕线；②为寰轴线；③为齿轴线

F. 寰齿关节间隙

寰椎前结节后侧最下缘至相对应齿状突前缘的距离。
正常时为0.7~3.0mm

图 3-73 颈椎曲线

二、胸椎 X 光片读片要点

1. 胸椎正位片

（1）胸椎数量

①胸椎是否正直　侧弯时标记出弯曲上下端椎骨；分别做上端椎体上缘终板及下端椎体下缘终板的平行线；再向相对方向做两终板线的垂线；测量垂线的交角（Cobb 法）。

②胸椎是否有旋转　以凸侧椎弓根为标准，将脊椎旋转程度分四级。在正位像上，将椎体纵分为 6 等份，自凸侧至凹侧为 1 至 6 段。0 级为无旋转，椎弓根呈卵圆形或圆形，两侧对称，并位于第 1 段。Ⅰ级：凸侧椎弓根两侧缘稍变平，轻度内移，但仍在第 1 段；凹侧椎弓向外移位，外缘影像渐消失。Ⅱ级：凸侧椎弓根影像移至第 2 段，凹侧椎弓根基本消失。Ⅲ级：凸侧椎弓根影像移至椎体中线或在第 3 段。Ⅳ级：凸侧椎弓根越过中线至第 4 段，位于椎体的凹侧（Nash. C. L 法）。

（2）与肋骨的关系　是否有骨折、骨质破坏。

2. 胸椎侧位片

（1）看是否有骨折、骨质破坏。

（2）胸椎曲度：胸椎后曲的测量方法为：经胸 1 椎体上缘和胸 12 椎体下缘终板分别做终板平行线，再向相对方向做终板平行线的垂线，两垂线上方交角为胸椎后曲角度。30 ~ 39 岁平均为 28°（10° ~ 48°），40 ~ 49 岁平均 30° ~ 33°（21° ~ 50°），角度随年龄逐渐增大，老年妇女后曲角度较明显。骨质疏松、青年性驼背、先天性畸形、肌肉麻痹等后曲角度增大。胸椎后曲消失（直背综合征）可能影响心脏功能。

三、腰椎 X 光片读片要点

1. 腰椎正位片读片要点（图 3 - 74）

（1）腰椎的数量。

（2）腰椎是否正直。

（3）髂嵴连线是否通过腰 4 ~ 5 间隙。

（4）棘突的位置。

（5）横突情况。

（6）是否有隐性脊柱裂。

（7）腰椎椎间关节的关节面两侧是否对称。

（8）腰五横突与髂骨的关系。

（9）椎弓根的影像是否清晰。

（10）是否有骨质的破坏。

（11）腰大肌的影像。

（12）腰椎畸形。

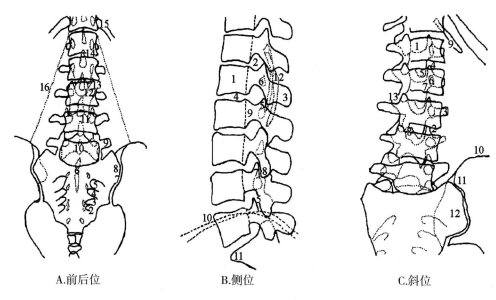

A.前后位   B.侧位   C.斜位

图 3－74　腰椎 X 片示意图

A. 前后位　1. 第 1 尾骨　2. 第 4 骶前孔　3. 第 3 骶前孔　4. 第 2 骶前孔　5. 第 1 骶前孔　6. 骶正中嵴
　　　　　7. 骶髂关节　8. 骶骨翼　9. 第 5 腰椎横突　10. 第 5 腰椎棘突　11. 第 3 腰椎下关节突
　　　　　12. 第 3 腰椎椎弓根　13. 第 3 腰椎上关节突　14. 椎间隙　15. 第 12 肋　16. 腰大肌缘

B. 侧位　1. 腰椎椎体　2. 椎间孔　3. 棘突　4. 椎间隙　5. 关节突关节　6. 横突　7. 第 4 腰椎上关节突
　　　　8. 第 3 腰椎下关节突　9. 椎弓根　10. 髂嵴　11. 骶岬　12. 第 12 肋

C. 斜位　1. 第 1 腰椎椎体　2. 椎间隙　3. 横突　4. 上关节突　5. 下关节突　6. 椎弓根　7. 峡部　8. 椎板
　　　　9. 第 12 肋　10. 髂嵴　11. 骶髂关节重叠影　12. 骶骨翼　13. 棘突

2. 腰椎侧位片读片要点（图 3 - 74B）

（1）腰椎的数量。

（2）腰椎曲度是否连续。

（3）弧弦距：椎体后缘（弧）至第 12 胸椎椎体后下缘与第 1 骶椎后上缘的连线（弦）之间的距离正常时应为 18 ~ 25mm。另：通过第 12 胸椎后下缘的身体纵轴线，应位于第 1 骶椎后上方 25mm 以内。

（4）腰椎椎间隙：腰 4 ~ 5 椎间隙最宽，其前部可达 15mm，但腰 5 骶 1 间隙一般不到 5mm。

（5）腰椎指数：第 3 腰椎中心高度和前缘高度，它们的比值平均为 81%，低于 81% 表示骨质疏松。

（6）腰椎增生情况。

（7）腰椎重力线：腰 3 椎体对角线的交点为椎体中心。自中心做垂线（平行身体纵轴），应通过骶 1 前缘或不超过 10mm。此值增大表示腰椎不稳。

（8）腰骶角：第 1 骶骨上缘平面与水平线所成之角。正常应小于 34°（Ferguson's 法）。腰 5 与骶 1 两椎体轴线之间的交角正常为 143°。角度增大表示腰椎不稳。

（9）岬角：腰5骶1椎体前缘连线的交角，正常为129°。

（10）椎间盘、椎体是否有破坏。

（11）椎体是否有压缩骨折。

（12）棘突之间的距离：棘突间距离应在3cm以上。

（13）是否有许莫氏（Schmorl's）结节。

3. 腰椎斜位片（图3－74C）　腰椎峡部（上下关节突之间）是否连续。腰椎右后斜位查右峡部。

四、骶尾部X光片读片要点

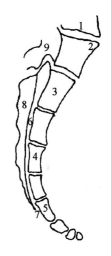

1. 骶尾部正位片

（1）骶骨、尾骨是否有骨折。

（2）骶孔数量。

（3）骶髂关节影像。

（4）腰骶关节的关系。

（5）有无移行椎。

2. 骶尾部侧位片（图3－75）

（1）骶尾关节：前面平滑，后部不整齐。

（2）骶尾弧线：骶骨与尾骨前缘的连线正常时应为一连续弧形线。女性生理性后凸角度较大。

（3）骶骨、尾骨是否有骨折、骨折脱位。

图3－75　骶尾部X线侧
位片示意图
1. 第5腰椎椎体　2. 骶岬
3. 第2骶椎　4. 第4骶椎
5. 尾骨　6. 骶管
7. 骶管裂孔　8. 骶正中嵴
9. 第1骶椎棘突

五、胸部X光片读片要点

肋骨是否有骨折、骨折的部位。

六、肩部X光片读片要点

1. 肩部正位片

（1）是否有骨折、骨质破坏。

（2）盂肱关节、肩锁关节位对位情况。

（3）肱骨头与关节盂影像重叠成梭形。

（4）肩关节间隙：正位片关节盂前缘与肱骨头边缘间的距离，上中下三部分的平均值为4~6mm。骨关节病间隙减小，肩关节后脱位时间隙增宽。

（5）肩锁关节间隙：平均3mm（2~5mm）。怀疑肩锁关节间隙增宽，应拍两侧持重立位像。若关节间隙增宽，但无对位不良则为关节内损伤。

（6）肩峰与肱骨头间距离平均为9mm（7~11mm）。

（7）肱骨头干角：自大结节顶向内至肱骨干内侧缘带形骨皮质为线形的一点做连线，此线与肱骨干纵轴线的下方夹角为肱骨头干角，平均为61°（50°~70°）。

2. 穿胸位片 重点观察肱骨外科颈骨折后有无向前、向后成角。

3. 肩关节轴位片 重点观察关节盂、肱骨头、解剖颈、大小结节、喙突、肩锁关节。

七、肘部 X 光片读片要点

1. 肘部正位片

（1）有无骨折、骨质破坏。

（2）肱尺关节、肱桡关节、上尺桡关节对位情况。

（3）携带角：肱骨干轴线与尺骨干轴线在下方的夹角，正常时为 10°～15°。

2. 肘部侧位片

（1）有无骨折、骨质破坏。

（2）肱尺关节、肱桡关节关节的对位情况。

（3）肱骨髁前倾角：肱骨干轴线与肱骨髁轴线在下方的夹角，正常时为 30°～50°。

3. 尺神经沟位片 为肘关节极度屈曲、前臂尽力外展，投照中心为尺神经沟（肱骨下端内侧缘），用于观察尺神经沟的情况。

八、前臂 X 光片读片要点

1. 前臂正位片

（1）桡尺骨有无骨折、骨质破坏。

（2）上尺桡关节、下尺桡关节、肱桡关节的关系。

2. 前臂侧位片

（1）桡尺骨有无骨折、骨质破坏。

（2）上尺桡关节、下尺桡关节、肱桡关节的关系。

九、腕部 X 光片读片要点

1. 腕部正位片

（1）有无骨折、骨质破坏。

（2）下尺桡关节间隙、下尺桡关节有无脱位。

（3）月骨影像：正位片呈不规则四边形，脱位时成三角形，头状骨位置上移。

（4）尺倾角：桡骨轴线的垂直线与桡骨关节面切线的夹角，平均为 23°（20°～25°）。

（5）腕骨角：舟骨和月骨近侧缘的切线与三角骨和月骨外缘切线之间的夹角，平均值为 131.5°，性腺功能不全时此角减小。

2. 腕部侧位片

（1）有无骨折、骨质破坏。

（2）月骨有无脱位。

（3）下尺桡关节有无脱位。

（4）掌倾角：桡腕关节面与水平线的夹角，正常为 10°～15°。

3. 腕关节尺偏位片　腕骨远端略抬高，腕关节平放并尽量尺偏。与腕关节正侧位一起，用于舟骨骨折的诊断。

4. 腕管位片　掌心置于片盒中心，前臂垂直片盒，X 线倾斜 40°通过腕管。用于观察腕管及腕骨。

十、手部 X 光片读片要点

1. 通常拍摄掌骨、指骨的正斜位片，用于观察有无骨折、骨质破坏、脱位。

2. 腕骨高度：在正位片上，第 3 掌骨纵轴向近侧延长与桡骨下关节面相交，此交点与第 3 掌骨基底之间的距离为腕骨高度，其与第 3 掌骨长度之径为 0.54。用于分析腕骨创伤移位、复位。

3. 掌骨征：在正位片上，经第 4、5 掌骨小头关节面向桡侧做切线，此线的延长线应超越或接触第 3 掌骨头。如此线穿过第 3 掌骨头为掌骨征阳性，常是性腺发育不全 Turner 症候群的表现。但有变异，应结合临床其他检查进行诊断。

十一、髋部 X 光片读片要点

1. 髋关节正位片

（1）股骨颈、股骨上端、髋骨有无骨折。

（2）髋关节有无脱位。

（3）股骨头形状、有无坏死。

（4）沈通（Shenton）线：闭孔上缘与股骨颈内缘的连线，正常时为光滑弓形曲线；不连续为异常。

（5）颈干角：股骨颈轴线与股骨干轴线的夹角，正常时为 125°（120°~130°）。儿童颈干角较成人的大，男性颈干角较女性的大。

2. 髋关节侧位片

（1）股骨颈、髋骨有无骨折。

（2）髋关节有无脱位。

（3）股骨头形状、有无坏死。

（4）股骨前倾角：股骨颈轴线与股骨上段轴线的夹角，正常范围为 15°~20°。

十二、膝部 X 光片读片要点

1. 正位片（图 3-76A）

（1）股骨、胫骨、腓骨皮质是否完整连续，用以判断是否有骨折。

（2）股骨、胫骨、腓骨皮质是否有骨质破坏。

（3）膝关节内外侧间隙是否等宽，即股骨内外侧髁关节面切线（即股骨髁轴线）和胫骨相应关节面的切线（即胫骨轴线）是否相互平行。

（4）膝关节间隙应为 4~8mm。

（5）股骨内外侧髁、胫骨内外侧髁是否有骨质增生。

（6）胫骨髁间棘是否有增生。

（7）膝关节内是否有游离体。

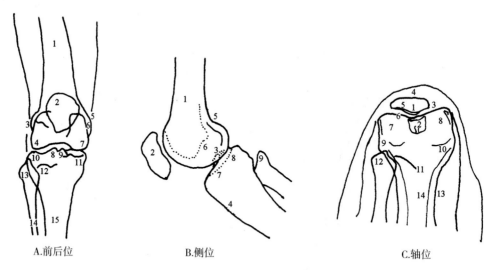

A.前后位　　　　　　　　　B.侧位　　　　　　　　　C.轴位

图 3-76　膝关节 X 片示意图

A 前后位：1. 股骨　2. 髌骨　3. 股骨外上髁　4. 股骨内侧髁　5. 内收肌结节　6. 股骨内上髁　7. 股骨内侧髁
　　　　8. 外侧髁间隆起　9. 内侧髁间隆起　10. 胫骨外侧髁　11. 胫骨内侧髁　12. 胫骨近侧骺线
　　　　13. 腓骨头　14. 腓骨　15. 胫骨

B 侧位：1. 股骨　2. 髌骨　3. 髁间隆起　4. 胫骨粗隆　5. 股骨内侧髁　6. 股骨髁间节迹　7. 胫骨髁间前窝
　　　　8. 胫骨髁间后窝　9. 腓骨头

C 轴位：1. 髌股关节面　2. 股骨髌面滑车凹　3. 股骨内侧髁髌面　4. 髌骨前缘　5. 髌骨关节面外侧小面
　　　　6. 股骨外侧髁髌面　7. 股骨外侧髁　8. 股骨内侧髁　9. 股骨外上髁　10. 股骨内上髁　11. 胫骨粗隆影
　　　　12. 腓骨头　13. 股骨干　14. 胫骨干重叠影

（8）股骨角：股骨纵轴线与胫骨髁轴线在外侧的夹角，正常时为 75°～85°，使得膝关节生理性轻度外翻。

（9）胫骨角：胫骨髁轴线与胫骨纵轴线在外侧的夹角，正常时为 85°～100°。

（10）站立位膝关节前后位像，髌骨位于股骨髁间沟的中线，髌骨下极恰在骨髁轴线上方，最多不超过 20mm，超过 20mm 为高位髌骨。

2. 侧位片（图 3-76B）

（1）髌骨上下极增生情况。

（2）髌骨是否有骨折，骨折后是否有分离。

（3）髌骨是否有分裂变异，包括额裂、背裂。

（4）胫骨结节发育情况。

（5）腓肠小骨（腓肠肌外侧头肌腱内的籽骨）位于膝关节后方。

（6）是否有游离体。

（7）股骨髁干角：股骨干轴线与股骨髁轴线后侧夹角，正常时为 90°～110°。

（8）膝关节反屈测量：胫骨轴线与胫骨髁轴线后侧夹角小于 90°。

3. 轴位片 （图 3 - 76C）

（1）髌骨与股骨髁间窝的关系。

（2）髌股关节面是否光滑。

（3）股骨髁间沟角：膝关节屈曲45°，自股骨髁间沟最低点向股骨内外髁最高点各引一直线，两线的夹角为股骨髁间沟角，正常时约为138°，角度增大为髌骨外侧半脱位或脱位的潜在原因。

（4）髌骨最大横径（A）至髌骨最低点（B）的比值（A/B），正常时为3.6~4.2，比值偏小为髌骨不稳定因素。

（5）髌骨内侧关节面呈凹面并比外侧关节面稍小或相等时髌骨最稳定。内侧面为凸面或小于外侧关节面的一半，或没有髌骨中央嵴的容易发生外侧半脱位。

4. 斜位片

（1）髌骨是否有骨折、脱位。

（2）髌骨是否有分裂变异，包括尖裂、缘裂。

十三、踝部 X 光片读片要点

1. 踝关节正位片

（1）有无内踝、内踝尖、外踝、外踝尖、距骨的骨折及移位。

（2）有无距骨侧方脱位：胫骨干中轴线通过距骨中点。

（3）有无骨质破坏。

（4）距关节之胫骨关节面与距骨关节面相互平行，且平行于地面，垂直于胫骨干轴线。

（5）胫骨角：内踝关节面切线与胫距关节面内侧夹角，平均为53°。

（6）腓骨角：外踝关节面切线与胫距关节面外侧夹角，平均为52°，与胫骨角基本相等。

2. 踝关节侧位片

（1）有无内踝、内踝尖、外踝、外踝尖、后踝、前踝、距骨、跟骨的骨折及移位。

（2）有无距骨前后方脱位。

（3）有无骨质破坏。

（4）跟骨结节关节角：跟骨结节上缘至跟骨后距关节面的连线与跟骨前后关节面切线相交的后方夹角，正常时 27°~40°。骨折、平足、跟骨发育不良时角度会减小、消失或成负角时影响足弓后臂，小腿肌力将减弱。

（5）跟骨后缘及下缘两切线交角平均62°（44°~69°）。若跟骨后上缘隆起，此角将增大。超过75°会产生疼痛，可手术切除。因跟骨结节与鞋之间的磨损、运动还可引起跟腱滑囊炎，又叫 Haglund 病。

3. 踝关节斜位片　踝关节内旋60°斜位片，显示下胫腓关节间隙，正常时小于3mm，超过则表示可能有韧带损伤。

十四、足部 X 光片读片要点

1. 跟骨轴位片

（1）跟骨有无骨折。

（2）跟骨轴位角：做跟骨内缘和外缘突出点切线，两切线在后方交角，正常值为 17°。若骨折使跟骨变宽时此角度会加大，若跟结节向外错位则角度减小。在整复骨折时应注重恢复此角。

2. 跟骨侧位片

（1）注意观察有无跟骨骨刺。

（2）有无跟骨骨折。

3. 足正位片

（1）观察有无跗骨、跖骨、趾骨骨折。

（2）观察跖跗关节、跖趾关节、趾间关节、跗骨间关节、跖骨间关节有无脱位。

（3）第 1 跖趾关节的关系。

（4）有无骨质破坏。

（5）有无第 2、3 跖骨疲劳骨折。

（6）足内外翻畸形：距骨纵轴线通过第 1 跖骨轴线。若两轴线在正位片上的夹角大于 20°，即为前足内收畸形。跟骨长轴延长线经第 4 跖骨中轴。两项测量是观察内翻足、外翻足畸形及矫正效果的指标。

（7）有无附舟骨。

4. 足侧位片（站立水平侧位片）

（1）跟骨、距骨、舟骨有无骨折。

（2）有无骨质破坏。

（3）内足弓角：距骨头最低点与跟骨最低点连线和距骨头最低点与第 1 跖骨头最低点连线下方交角，平均 122°（111.34°～130.4°）。

（4）外足弓角：跟骰关节最低点与跟骨最低点连线和与第 5 跖骨头最低点连线所形成的下方交角，平均 140°（130°～150°）。

（5）后足弓角：跟骨最低点与跟骰关节最低点连线和与第 5 跖骨头连线所形成的向前方交角，约为 25°。

（6）前足弓角：第 1 跖骨头最低点与距骨头最低点连线，和与跟骨结节最低点连线的向后方的交角，约为 13°。

5. 足斜位片　重点观察跖骨、趾骨有无骨折。

第四章

常用功能锻炼方法

一、颈部功能锻炼

1. 摇颈练习　坐位或站立位练习。头部向上顶伸，然后颈部按前屈→左侧屈→后伸→右侧屈→前屈的方向做环旋运动，再做反方向练习（图 4 - 1）。可每旋转 1 圈换 1 次方向，也可旋转数圈再换方向，练习 1 ~ 3 分钟，用于颈部运动功能受限。练习时两眼睁开，随颈部旋转注视各个方向；摇颈速度要慢。练习时可在疼痛的角度稍停片刻。

2. 缩肩练习　坐位或站立位练习。挺胸抬头，两肩用力向后上方收缩，保持 10 秒，放松休息 10 秒，如此重复 10 次（图 4 - 2）。用于颈肩部肌肉的放松。

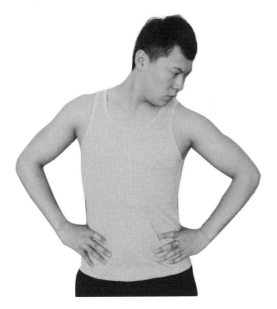

图 4 - 1　摇颈练习

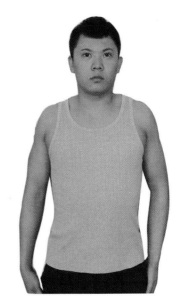

图 4 - 2　缩肩练习

3. 对抗练习　坐位或站立位练习。双手交叉置于后枕部，头向后仰的同时，两手向前用力，与头部后仰相对抗，保持 5 秒，休息 5 秒；然后双手交叉置于前额部，颈部前屈，两手向后用力，与头部前屈相对抗，保持 5 秒，休息 5 秒；如此重复 10 次（图 4 - 3）。用于提高颈肩部肌肉力量，放松颈肩部前后侧肌肉。

4. 侧屈练习 坐位或站立位练习。一手置于头的颞侧，颈部侧屈的同时，手稍用力，与头部侧屈力对抗平衡，保持 5 秒，休息 5 秒；然后换另一侧练习，如此重复 10 次（图 4-4）。用于放松颈肩部侧方肌肉，提高颈肩部侧方肌肉的力量。

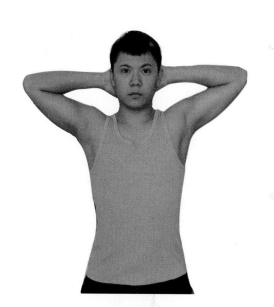

图 4-3 对抗练习

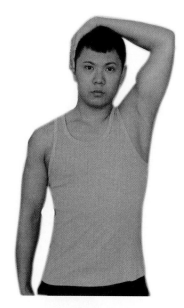

图 4-4 侧屈练习

二、背腰部功能锻炼

1. 飞燕点水 俯卧位练习。俯卧于床上，两手置于身后，两下肢伸直，头和下肢同时背伸，以腹部支撑床面，背伸片刻，休息片刻，如此反复练习，时间为 10~20 分钟（图4-5）。练习初期可适当缩短时间。用于恢复腰部生理曲度，提高颈、背、腰部肌肉的力量。

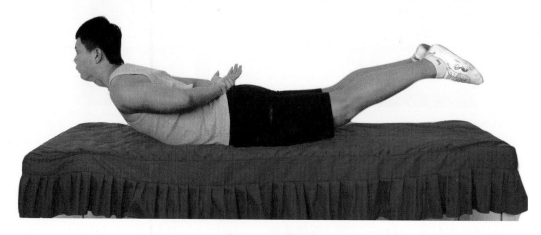

图 4-5 飞燕点水

2. 弯腰旋转 站立位，双腿分开，两臂左右平举；然后身体前屈，腰部右旋，左手触碰右足，右臂自然上举；然后腰部左旋，用右手触碰左足，左臂自然上举，然后身体直立；如此反复练习数次（图4-6）。练习时两腿和两臂尽量保持伸直。如此练习10~20次。用于恢复腰部前屈及旋转功能。

三、肩部功能锻炼

1. 摇肩练习 两下肢伸直，前后开立（健侧的腿在前，患侧的腿在后），健侧的手叉于腰间；前后（向前、向后）方向、左右（从内向外，从外向内）方向摇动患侧肩关节（图4-7）。各方向依次摇动，每个方向10-20圈。前后方向摇动可恢复肩关节前屈、上举、后伸、外旋功能。左右方向摇肩可恢复肩关节内收上举、外展功能。

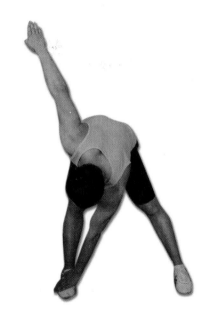

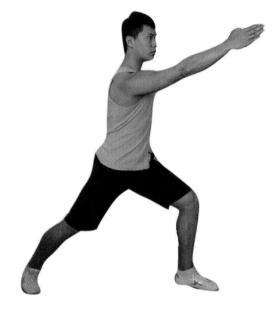

图4-6　弯腰旋转　　　　　　　　图4-7　摇肩练习

2. 摸高练习 首先面对墙壁站立，手沿墙壁缓慢向上举起，手指尽量触摸高处，然后缓慢放下（图4-8）。用于恢复肩关节前屈和上举功能。然后侧对墙壁站立（患侧靠近墙），手沿墙壁缓慢向上举起，手指尽量触摸高处，然后缓慢放下。用于外展功能的恢复。

3. 内收练习 患侧上肢部屈曲贴于胸壁，患侧手置于健侧肩前。健侧手置于患侧肘关节后侧，逐渐用力，将患侧上臂沿胸壁向健侧牵拉，使肘关节接近、并且逐渐超过人体中线（图4-9）。用于恢复肩关节内收功能。

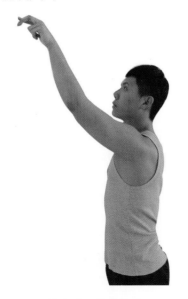

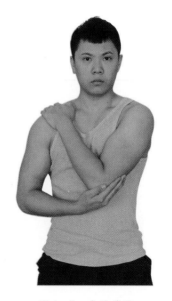

图 4-8　摸高练习　　　　　　　　　　　　图 4-9　内收练习

4. 体后拉手　两手置于身后，以健侧手拉、托患侧手使患侧肩关节逐渐内收并上提（图 4-10）。用于恢复肩关节内收、内旋功能。

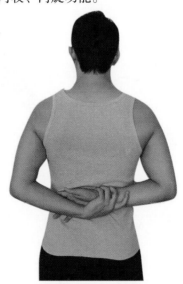

图 4-10　体后拉手

5. 外旋练习　背靠墙站立，患肢握拳屈肘，患侧肘关节贴住胸壁，患肩外旋，尽量使拳背碰到墙壁。用于肩关节外旋功能恢复。

以上动作可加快肩部各方向运动功能的恢复，防止肌肉萎缩，预防和治疗肩部骨质疏松。在肩部功能锻炼时，应嘱患者每组练习 10 分钟，每天练习 6 组或更多。

四、肘及前臂部功能锻炼

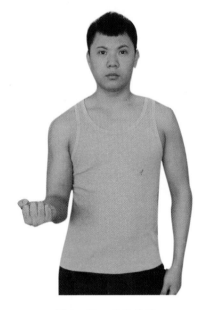

1. 屈伸练习　肘关节做屈伸动作，伸直时使上臂与前臂尽量成一直线，屈曲时尽量达到最大限度，使上臂与前臂之间的夹角成40°。用于恢复肘关节屈伸功能。

2. 旋转练习　肘关节屈曲90°，贴于胸壁侧面，手握拳，拇指向上；然后转动前臂，拇指向内（旋前练习）；再转动前臂，拇指向外（旋后练习）（图4－11）。用于恢复前臂旋转功能。

以上两个动作可以同时进行，即屈肘→前臂旋前→伸肘；再做屈肘→前臂旋后→伸肘。如此反复练习10~20分钟，每天练习3~5次。可两侧同时练习。

图4－11　旋转练习

五、腕部功能锻炼

1. 摇腕练习　健侧手指与患侧手指相互交叉握住，健侧手使患侧腕关节先做背伸→尺偏→掌屈→桡偏→背伸方向的环旋摇动，并使摇动范围逐渐加大（图4－12）。亦可反方向练习。练习时可在受限或疼痛的角度停留片刻或反复练习。用于腕关节各方向功能均受限。

2. 背伸练习　用健侧手推按患侧手指和手掌，并使患侧腕关节逐渐、反复做背伸活动，用于腕关节背伸功能受限。

3. 屈曲练习　用健侧手推按患侧手掌指关节背侧，并使患侧腕关节逐渐、反复做屈曲，用于腕关节屈曲功能受限。

以上每组动作练习5~10分钟，每天练习3~5次。

六、髋部功能锻炼

1. 站立后伸练习　弓步站立，即健侧下肢向前迈出一大步后膝关节屈曲，患侧下肢伸直，两腿成弓步（图4－13）。此法后侧伸直大腿所做动作为髋关节后伸。用于恢复髋关节后伸功能。

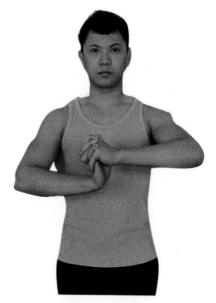

图 4－12　摇腕练习

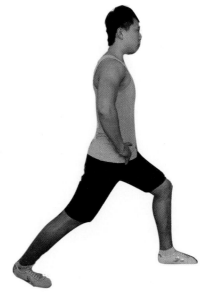

图 4－13　站立后伸练习

2. 站立收展练习　靠墙站立，健侧下肢支撑；患侧足离地，向外摆动下肢练习外展功能、向内摆动下肢练习内收功能（图 4－14）。练习时注意站稳，防止摔倒。用于恢复髋关节外展功能和内收功能。

3. 坐位外旋练习　取坐位，健侧腿屈曲 90°，足平放于地面。将患侧小腿下段外侧置于健侧大腿下段前侧，双手按患侧腿上，有弹性地向下按压 10 次后，休息 10 秒，如此反复练习（图 4－15）。用于恢复髋关节外旋功能。

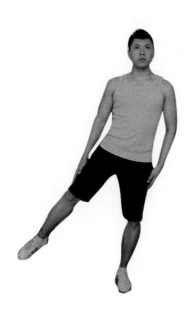

图 4－14　站立收展练习

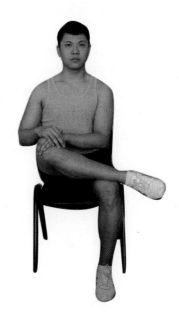

图 4－15　坐位外旋练习

4. 仰卧屈髋练习 仰卧于床上，一侧下肢放松伸直；另一侧下肢屈髋屈膝，练习者两手抱于膝关节前下方，使大腿靠近下腹部（图4-16）。两侧交替练习。用于恢复屈髋功能。

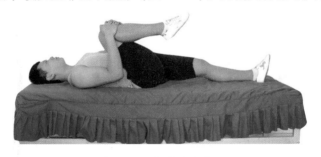

图4-16 仰卧屈髋练习

5. 俯卧内旋练习 俯卧于床上，膝关节屈曲90°，两小腿相互靠拢，大腿置于床面；两小腿同时向外倾斜至最大限度后保持10秒，然后两小腿向内相互靠拢；休息10秒后重复上述动作；如此反复练习（图4-17）。用于恢复髋关节内旋功能。

以上每组动作练习3~5分钟，每天练习3~5次。

七、膝部功能锻炼

1. 屈伸练习 采用坐位双足离地或站立位练习。方法是练习膝关节的屈伸，屈伸的角度从小到大，次数从少到多。用于恢复膝关节屈伸功能。对于膝关节已有疾患者，宜从坐位练习开始，逐渐过渡到站立位练习。练习次数可根据具体身体情况随时调整，以练习后无膝关节持续性疼痛为宜。对于健康人的日常锻炼，可采用站立位练习。

2. 伸膝练习 采用坐位，两腿尽量伸直。以双手按压患侧大腿，以使膝关节尽量伸直，按压10次，休息10秒（图4-18）。如此反复。用于恢复膝关节伸直功能。若两侧均伸直受限，可两侧交替练习。每侧练习3~5分钟。每天练习3~5次。

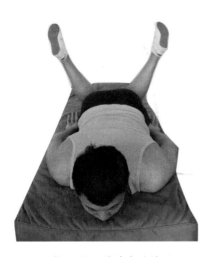

图4-17 俯卧内旋练习

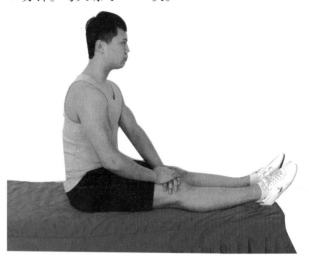

图4-18 伸膝练习

3. 屈膝练习　坐于床上，将一侧膝关节屈曲尽量贴向胸部，双手抱于小腿前下方，停留 5~10 秒，然后逐渐伸直膝关节，两腿交替进行（图 4-19）。用于恢复膝关节屈曲功能。重复练习 10~20 次。

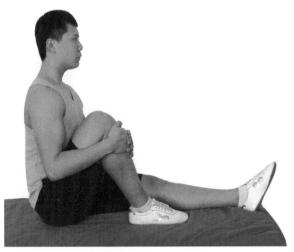

图 4-19　屈膝练习

4. 股四头肌静力收缩练习　可采用坐位、仰卧位进行练习。方法是先将膝关节伸直，然后用力绷紧大腿肌肉，维持 5 秒后放松，如此两腿交替反复练习（图 4-20）。每次每侧练习 10~20 分钟，每日练习 5 次。用于消除膝关节肿胀，恢复股四头肌肌力，预防并治疗股四头肌萎缩。

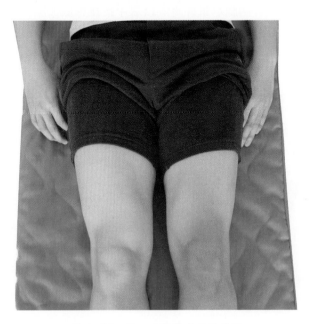

图 4-20　股四头肌静力收缩练习

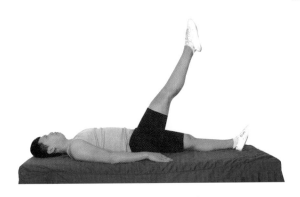

图 4 - 21　抬腿练习

5. 抬腿练习　采用仰卧位练习。方法是仰卧于床上，两腿伸直；将患侧下肢慢慢抬起，抬至与床面呈 45°时，停留 5 秒，再慢慢放下（图 4 - 21）。如此反复练习。开始练习时每次每侧练习 50 ~ 100次。每日练习 3 ~ 5 次，逐渐增加抬腿次数、停留时间、练习时间。用于消除膝关节肿胀，恢复股四头肌肌力，预防并治疗股四头肌萎缩。

八、踝部功能锻炼

1. 单向运动　根据踝关节功能受限的角度，分别进行跖屈（提足跟）、背伸（钩脚或下蹲）、内翻（足心向内）、外翻（足心向外）动作。可在受限的方向上持续 10 秒钟，休息 10 秒钟，反复练习。用于恢复踝关节的运动功能。

2. 摇踝　采用坐位或站立位练习。足尖或前足部着地，以足尖为圆心，顺时针方向转动 30 次，然后再逆时针方向转动 30 次，环旋摇动踝关节（图 4 - 22）。用于恢复踝关节的运动功能。

3. 牵拉腓肠肌　弓步站立，即一腿向前迈出一大步后膝关节屈曲，另一腿伸直，两腿成弓步，两足跟始终保持着地，以牵拉（伸直腿）腓肠肌（图 4 - 23）。保持 10 秒后，向后转身 180°，练习另外一侧；如此反复练习。用于牵拉腓肠肌，同时可恢复踝关节的背伸功能。

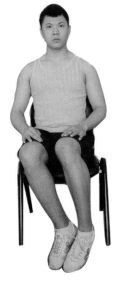

图 4 - 22　摇踝

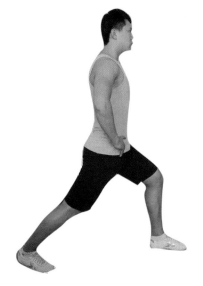

图 4 - 23　牵拉腓肠肌

中篇 手法篇

第五章
成人按摩推拿手法

第一节 总 论

一、手法的概念

手法就是用手或肢体的某些部位，按特定的技巧作用于患者体表，使产生的力达到防病、治病、保健的目的，将这种特定的技巧称为"手法"。

之所以称为"手"是因为：主要以手着力，故统称为"手"。之所以称为"法"是因为：虽然各种手法都来源于日常生活，但又区别于日常生活中的动作，其区别点就在于手法有特定的技巧，是能治病、防病、保健的医疗手段，故称为"法"。古人称："法之所施，使患者不知其苦，方称为手法也。"

二、手法的基本要求

手法的基本要求是持久、有力、均匀、柔和，从而达到深透和渗透的目的。

1. 持久 是指按手法的动作要领作用一段时间。

2. 有力 是指手法要有一定的力度，达到一定的层次。在用力时应根据患者的体质、病情选择适当的力量。力量是可大可小的，大时力量可达肌肉、骨骼；小时仅达皮肤和皮下。也就是说力量并不是越大越好。

3. 均匀 是指手法的力量、速度及操作幅度要均匀。在操作时力量不可时轻时重，速度不可时快时慢，幅度不可时大时小。在改变力量、速度、幅度时要逐渐地、均匀地改变。

4. 柔和 是指手法要轻柔缓和，不使用蛮力、暴力，做到"轻而不浮，重而不滞"。

5. 深透 是指每个手法应用完之后，均能使该部位的浅层组织和深层组织得到充分放松。

6. 渗透　是指一些手法产生的效果是从浅层组织渗透到深层组织，如应使擦法产生的热逐渐渗透到深层组织，这称为"透热"。

三、手法操作时形体的基本要求

1. 体松　即身体放松。要做到身体放松，首先是精神放松，但并不意味着注意力不集中，肢体懈怠，而是要"松而不懈，紧而不僵"。其次是全身放松，做到颈肩部放松以保证肩关节下沉，即沉肩；肩及上臂部放松以保证肘关节自然下垂，即垂肘；肘及前臂放松以保证肘及腕关节能自由屈伸；两下肢要保持稳定与放松。

2. 体正　即身体正直。在手法操作过程中，身体要保持正直，即：头正、颈直、含胸、拔背、塌腰、敛臀以保证脊柱正直，脊柱无屈伸、侧屈和旋转。同时手法操作时还应注意随时移动脚步以保证身体正直。

四、手法操作时呼吸的基本要求

手法操作时对于呼吸的基本要求是自然呼吸，不要憋气，做到"静、缓、深、匀"，以保证能够连续、持久地应用手法。"静"是指呼吸要平静，呼吸的幅度不宜过大；"缓"是指呼吸要慢，不宜太快；"深"是指呼吸要深沉，气沉丹田；"匀"是指呼吸要均匀。呼吸的频率要与手法的用力、快慢相配合。

五、手法操作时用力的基本原则

1. 以近带远　用力的基本要求是以近端带动远端。如掌揉法是以上肢带动手掌进行按揉；拇指拨法是以上肢带动拇指进行操作，而拇指的掌指关节及指间关节不动；抹法是以拇指的近端带动远端着力。

2. 刚柔相济　手法要刚柔相济，即刚中有柔，柔中有刚。有些手法以刚为主，而有些手法以柔为主。在施用以刚为主的手法时，患者应感觉到力量很大但能忍受；在施用以柔为主的手法时，患者应感觉到很舒适但手法有一定的力度。

3. 整体用力　在施用手法时，是在大脑的指挥下，身体各部协同运动、发力。用力方法是：起于根，顺于中，发于梢。其中，根是指足、丹田或肢体的近端；中是指下肢、腰、上肢；梢是指掌、指或着力部位。切忌以掌着力时力发于掌、以指着力时力出于指。

手法是防病、治病、保健的关键，因此要达到良好的效果，首先必须熟练掌握每个手法的操作、动作要领、作用及作用层次、手法的特点及手法的注意事项。其次应该细心揣摩练习，达到由生到熟，由熟到巧，并能得心应手地运用。

六、手法的作用

手法的作用可以概括为：①缓解肌肉痉挛；②放松止痛；③活血祛瘀；④消除肿胀；⑤温通经络；⑥疏通狭窄；⑦分解粘连；⑧滑利关节；⑨整复错位。可把①～④概括为放松作用；⑤可以概括为温通作用；⑥~⑧可概括为助动作用；⑨可概括为整复作用。

七、手法的分类

按摩推拿手法主要有以下几种分类方法：

1. 按手法的主要作用分类

（1）放松类手法　即具有缓解肌肉痉挛、放松止痛、活血祛瘀、消除肿胀作用的手法。常用的有一指禅推法、滚法、揉法、缠法、拿法、拨法、牵拉法、搓法、击法、弹法、梳头栉发、摩掌熨目、踩跷法。

（2）温通类手法　即具有温通经络作用的手法。常用的有摩法、擦法、推法、抹法、扫散法、点法、捏法、捻法、掐法、振法、拍法、推桥弓、鸣天鼓、刮法。

（3）助动类手法　即具有疏通狭窄、分解粘连、滑利关节作用的手法。常用的有摇法、背法、抖法、屈伸法。

（4）整复类手法　即具有整复关节错位作用的手法。常用的有按法、拔伸法、扳法。

2. 按手法操作时动作形态特点分类

（1）摆动类手法　即具有摆动特点的手法。常用的有一指禅推法、滚法、揉法、缠法。

（2）摩擦类手法　即具有摩擦特点的手法。常用的有摩法、擦法、推法、搓法、抹法、刮法、摩掌熨目、扫散法、推桥弓、梳头栉发。

（3）挤压类手法　即具有挤压特点的手法。常用的有按法、点法、拿法、捏法、捻法、掐法、拨法、抒法、踩跷法。

（4）叩击类手法　即具有叩击特点的手法。常用的有击法、拍法、弹法、鸣天鼓。

（5）振动类手法　即具有振动特点的手法。常用的有振法、抖法。

（6）运动关节类手法　即可以使关节产生运动的手法。常用的有摇法、背法、拔伸法、扳法、屈伸法、牵拉法。

3. 曹锡珍按阴阳对手法的分类

（1）阳型刚术　阳型刚术的作用为抑制、镇静、疏散、通畅；采用重刺激，其性质属泻法；由以下4种手法组成：①推荡法：又名推动法，包括推、摇、挪、拢、托、抒；②疏散法：又名开导法，包括按、扼、拿、摸、抵、抑；③舒畅法：又名抚摩法，包括抚、摩、拭、运、搔、压；④叩支法：又名捶击法，包括叩、支、击、捶、拍、打。

（2）阴型柔术　阴型柔术的作用为兴奋、激发、补助、营养；采用轻刺激，其性质为补法；由以下4种手法组成：①贯通法：又名放通法，包括拂、擦、抿、抹、押、抒；②补气法：又名顺气法，包括振、颤、抖、提、拉、扶；③揉捏法：包括揉、捏、把、捧、扭、搓；④和络法，又名舒筋法，包括抱、扯、拉、拽、颠、握。

4. 刘寿山按治疗范围对手法的分类

（1）接骨八法　即推、拿、续、整、接、掐、把、托。

（2）上髎八法　即提、端、捺、正、屈、挺、扣、捏。

（3）治筋八法　即拔、戳、捻、散、抒、顺、归、合。

5. 李永昌按中医传统理论对手法的分类

（1）开法　开天门、开地门、开中门、开肺门、开血门、开神昏、开汗门、开总筋、开骨关、开大门。

（2）通法　调气法、调血法、拨筋法、扒放法、摩通法。

（3）和法　安神定志法、强心安神法、清肺宽胸法、舒肝理气法、清胃健脾法、摩腹运气法。

（4）舒法　一端固定，另端施术；两边稳定，中间施术；中间稳定，两边施术；整体稳定，局部施术；局部稳定，整体运动。

（5）复法　触摸量比、推拿对合、拔伸捺平、提端挪正、手揣脚垡、掮扛背挎、挤靠屈卡、扳压旋转、气鼓腾骨。

（6）动法　开合法、高下法、拉拽法、推送法、屈伸法、摁摇法、旋转法、过伸法、对抗法。

（7）振法　拳打、掌击、指点、合振、拍子拍打、木棒振梃法、石袋打炼法。

（8）补法　调息补气法、揉腹运气法、兜肾揉腹法、搓脚心法、灌顶通气法、温经补气法、顺经补气法、顺转补气法、哈气补气法、借气输气法。

（9）闭法　闭气术、止血术、定痛术。

（10）收法　收意法、收气法、收形法、收于上、收于下、收于本。

除此以外还有按同时施用手法的数量将手法分为单式手法、复合手法；有按流派将手法分为一指禅推拿流派手法、摁法推拿流派手法、内功推拿流派手法等；有按治疗过程将手法分为准备手法、治疗手法、结束手法等。

第二节　放松类手法

一、一指禅推法

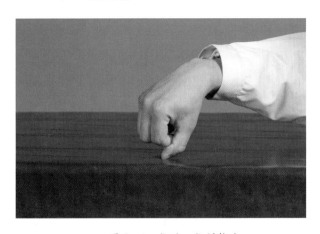

图 5 - 1　指端一指禅推法

1. 操作

（1）指端一指禅推法（图 5 - 1）以拇指指端着力于治疗部位，通过指间关节的屈伸和腕关节的摆动，使产生的力持续地作用在治疗部位上。在操作时应注意沉肩、垂肘、悬腕、掌虚、指实、紧推、慢移。

（2）偏峰一指禅推法（图 5 - 2）以拇指的偏峰着力于治疗部位，通过指间关节的屈伸和腕关节的摆动，使产生的力持续地作用在治疗部位上。

在操作时应注意沉肩、垂肘、指实、紧推、慢移。本法用于颜面部。两手在前额上同时操作时称为蝶推法（图5-3）。

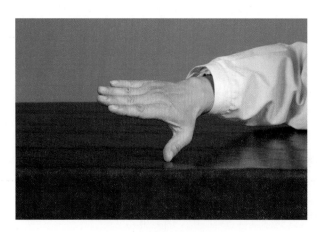

图5-2　偏峰一指禅推法

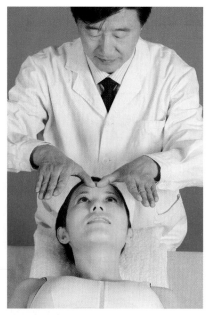

图5-3　蝶推法

（3）罗纹面一指禅推法（图5-4）　　以拇指的罗纹面着力于治疗部位，通过腕关节的摆动，使产生的力持续地作用在治疗部位上。此种操作多用于腹部。在操作时应注意沉肩、垂肘、悬腕、掌虚、指实、紧推、慢移。临床应用时多以用拇指的罗纹面着力于治疗部位，其余四指附着于肢体的另一侧，通过指间关节的屈伸和腕关节的摆动，使产生的力持续地作用在治疗部位上。多用在颈、肩、四肢部。在操作时应注意沉肩、垂肘、悬腕、掌虚、指实、紧推、慢移。

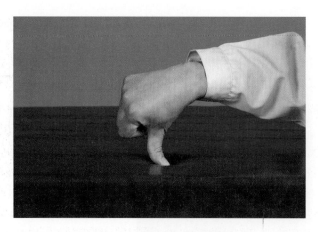

图5-4　罗纹面一指禅推法

（4）跪推法（图5－5）　以拇指指间关节的背侧着力于治疗部位，通过腕关节的摆动使产生的力持续地作用在治疗部位上。本法多用于腹部。

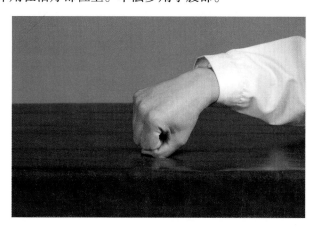

图5－5　跪推法

2. 动作要领

（1）沉肩：颈肩部肌肉放松，不要耸起，不要外展。

（2）垂肘：肘部自然下垂。

（3）悬腕：腕关节自然屈曲。

（4）掌虚：半握拳，拇指指间关节的掌侧与食指远节的桡侧轻轻接触。

（5）指实：着力部位要吸定在治疗部位上。

（6）紧推慢移：紧推是指操作的频率较快，每分钟120～140次；慢移是指从一个治疗点到另一个治疗点时应缓慢移动。

（7）蓄力于掌，处力于指，着力于罗纹面：在进行罗纹面一指禅推法操作时外表应轻松飘逸，所产生的力应从掌而发，通过手指，传达至罗纹面，作用于治疗部位，如此使力含而不露。

3. 作用及应用　具有缓解肌肉痉挛、消除疲劳的作用，是放松肌肉的有效手法。在颈、肩、四肢部多用罗纹面一指禅推法；在颜面多用偏峰一指禅推法或蝶推法；在腹部常采用跪推法。

4. 作用层次　罗纹面一指禅推法作用于肌肉层、胃肠；偏峰一指禅推法、蝶推法作用于皮下；跪推法作用于胃肠。

5. 特点　本法是一个刚柔相济，以刚为主的手法。通过每个点的放松形成一条线，再扩展成一个面，从而使整个治疗部位放松。

6. 注意事项　指间关节的屈伸和腕关节的摆动要协调一致；拇指在治疗部位上要相对吸定。

【按语】本法是一指禅推拿流派的重要手法。练习时强调垂肘、悬腕，治疗时根据患者的体位和治疗部位，灵活掌握。指端一指禅推法主要用于练习腕关节与拇指指间关节的协调运动。

附： 缠法

缠法是每分钟 250～300 次的一指禅推法，具有活血祛瘀的作用，用于肿痛部位的治疗。

二、 㨰法

1. 操作

（1）侧㨰法（图 5－6） 用手背近小指侧着力于治疗部位，靠前臂旋转及腕关节屈伸，使产生的力持续地作用在治疗部位上。

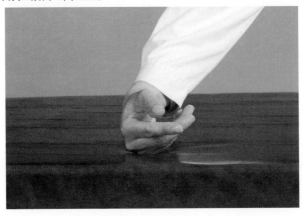

图 5－6　侧㨰法

（2）立㨰法（图 5－7） 用小指、无名指、中指背侧着力于治疗部位，腕关节屈伸，使产生的力持续地作用在治疗部位上。

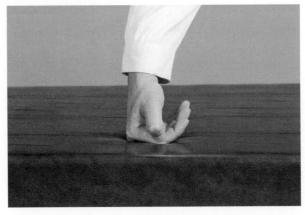

图 5－7　立㨰法

2. 动作要领

（1）侧㨰法上肢放松，肘关节微屈；立㨰法肘关节伸直。

（2）着力部位应似球形或瓶状。

（3）着力部位应吸附于治疗部位上，避免往返拖动。

（4）滚动频率为每分钟 120～140 次。

（5）在进行侧滚法操作时应注意前臂的旋转及腕关节的屈伸要协调一致。

（6）侧滚法的滚动幅度应在 120°左右，即腕关节屈曲时，向外滚动 80°，腕关节伸直时向内滚动 40°。立滚法的滚动范围应在腕关节的中立位与背伸位之间进行。

3. 作用及应用 具有缓解肌肉痉挛、消除疲劳的作用。主要用于颈、肩、腰、背及四肢肌肉较丰厚处。

4. 作用层次 肌肉层。

5. 特点 滚法是一个刚柔相济、以柔为主的手法。其接触面积大，压力大。在关节附近操作时，常配合关节的被动活动，使得在放松的过程中增大关节运动的范围，在增大关节运动范围的同时又不产生疼痛。

6. 注意事项 使用本法时应注意腕关节的屈伸和前臂的旋转要协调一致。同时也应注意在施用本法时着力部位要吸附在治疗部位上。

【按语】 本法是滚法推拿流派的重要手法。临床应用时根据患者体位、治疗部位灵活选用侧滚法、立滚法。

三、揉法

1. 操作

（1）指揉法（图 5－8） 用指端着力于治疗部位，做轻柔缓和的环旋活动。因着力面积为一个点，所以也称为"点揉法"。

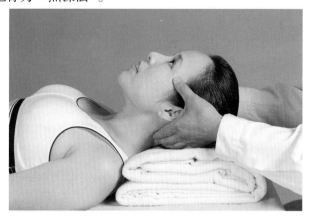

图 5－8 指揉法

（2）掌揉法（图 5－9） 用掌着力于治疗部位，做轻柔缓和的环旋活动。

（3）鱼际揉法（图 5－10） 用大鱼际或小鱼际着力于治疗部位，做轻柔缓和的环旋活动。

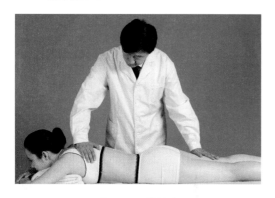

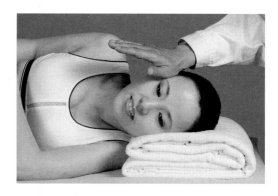

图5-9　掌揉法　　　　　　　　　　　　　　图5-10　鱼际揉法

（4）掌根揉法（图5-11）　　用掌根着力于治疗部位，做轻柔缓和的环旋活动；亦可双掌重叠，以掌根着力于腰骶部，左右方向地用力按揉。

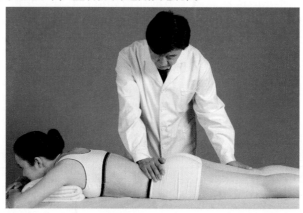

图5-11　掌根揉法

（5）前臂揉法（图5-12）　　用前臂的尺侧着力于治疗部位，用力做环旋揉动。
（6）肘揉法（图5-13）　　用尺骨鹰嘴着力于治疗部位，用力做环旋揉动。

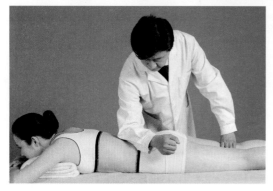

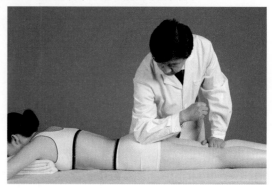

图5-12　前臂揉法　　　　　　　　　　　　图5-13　肘揉法

2. 动作要领

（1）应以肢体的近端带动远端做小幅度的环旋揉动。如用前臂带动腕、掌做掌揉法。

（2）着力部位要吸定于治疗部位，并带动深层组织。

（3）压力要均匀，动作要协调且有节律。

（4）揉动的幅度要适中，不宜过大或过小。

3. 作用及应用　揉法是缓解肌肉痉挛、消除疲劳的重要手法，也可以缓解损伤部位的疼痛，用于腹部有调理胃肠功能的作用。指揉法主要用于穴位；掌揉法主要用于腰背、腹部；鱼际揉法多用于头面部；掌根揉法、前臂揉法、肘揉法主要用于腰骶部、臀部。

4. 作用层次　揉法作用于腰背、四肢等处时，应使力量达到肌肉层；作用于腹部时，力量应达胃肠；作用于穴位时，应有酸、麻、胀、痛等感觉；作用于头面部进行美容时，力量仅达皮肤和皮下。

5. 特点　轻柔缓和，刺激量中等，可用于全身多个部位。

6. 注意事项　着力部位应吸附在治疗部位上，环旋揉动的幅度应适中，如果幅度过大或过小均会影响放松效果。

四、拿法

1. 操作（图5-14）　拇指与其余四指对合呈钳形，施以夹力，以掌指关节的屈伸运动所产生的力，捏拿治疗部位，即捏、提、松的交替动作。

2. 动作要领

（1）前臂放松，手掌空虚。

（2）捏拿的方向要与肌腹垂直。

（3）动作要有连贯性。

（4）用力由轻到重，不可突然用力。

（5）应以掌指关节运动为主捏拿肌腹，指间关节不动。

3. 作用及应用　具有缓解肌肉痉挛、提高肌肉的兴奋性、消除疲劳的作用。多用于颈、肩、四肢、头部。

4. 作用层次　肌肉层。

5. 特点　柔和，适用部位广，无论男女老幼、体质虚实均可应用。

6. 注意事项　指间关节不动。若指间关节运动，易造成掐的感觉，从而影响放松效果。

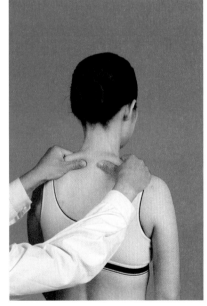

图5-14　拿法

五、拨法

1. 操作

（1）拇指拨法（图5-15）　以拇指的罗纹面按于施治部位，以上肢带动拇指，垂直于肌腱、肌腹、条索、韧带、神经干往返推动。在做拨法时可单手拇指着力，也可两手并拢或重叠着力，也可两手拇指交替着力进行操作。在部分穴位处操作时，可用食指、中指、食中指着力进行操作。用食指着力的穴位如缺盆，用中指着力的穴位如小海、用食中指着力的穴位如极泉。

（2）掌指拨法（图5-16）　以一手拇指指腹置于施治部位，另一手手掌置于该拇指之上，以掌发力，以拇指着力，垂直于肌腱、肌腹、条索往返推动。本法用于肌腱、肌腹、腱鞘等部位。

（3）肘拨法（图5-17）　以尺骨鹰嘴着力于施治部位，垂直于肌腹往返用力推动。本法用于梨状肌、竖脊肌、环跳穴。

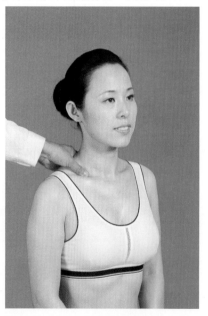

图5-15　拇指拨法

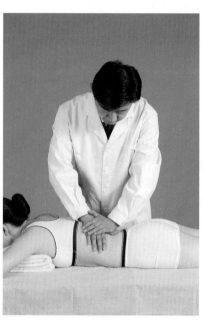

图5-16　掌指拨法

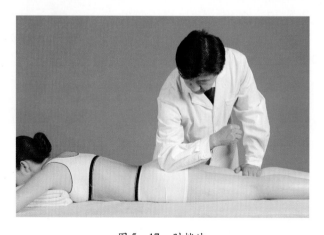

图5-17　肘拨法

2. 动作要领

（1）先按后拨。

（2）拨动时应垂直于肌腱、肌腹、条索、韧带、神经。

（3）以上肢带动着力部位，掌指关节及指间关节不动。

（4）拇指拨法的用力方向应为拇指做对掌运动。

3. 作用及应用　具有缓解肌肉痉挛、分解粘连、治疗神经受压引起的麻木、止痛的作用。作用于肌腹、韧带时起放松肌肉的作用，用于缓解痉挛。作用于肌腱时起分解粘连的作用，用于治疗腱鞘炎。作用于条索处时起止痛的作用。作用于神经干时，可治疗神经受压引起的肢体麻木或疼痛，如拨缺盆（即臂丛）治疗上肢麻木、疼痛。

4. 作用层次　肌肉层、神经干。

5. 特点　刺激量较大，主要用于伤科疾病的治疗。在保健中应适当减小按压和拨动的力量。

6. 注意事项　垂直于肌腱、肌腹、条索拨动，拇指拨法应避免掌指关节和指间关节的屈伸，以防止有抠的感觉。

六、牵拉法

1. 操作　使肌肉、神经根受牵拉的方法称为牵拉法。

（1）颈肩肌牵拉法（图5-18）　患者取仰卧位。医生站于头侧，将患者头枕于两前臂背侧，双手按压患者两肩，使颈部极度屈曲牵拉颈肩部肌肉。

（2）腰背肌牵拉法（图5-19）　患者取仰卧位。医生站于侧方，使患者膝、髋关节极度屈曲对腰背肌进行牵拉。

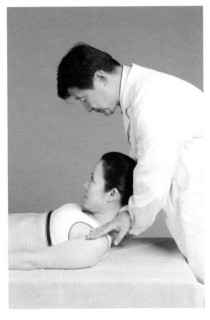

图5-18　颈肩肌牵拉法

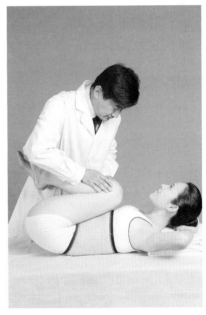

图5-19　腰背肌牵拉法

（3）股四头肌牵拉法（图5-20）　患者取俯卧位，医生将患者膝关节极度屈曲，以牵拉股神经及股四头肌。

（4）梨状肌牵拉法（图5-21）　患者取仰卧位。医生站于侧方，使膝关节和髋关节屈曲，内收内旋髋关节可牵拉梨状肌。

（5）臂丛神经牵拉法（图5-22）　患者取坐位。医生站于侧后方，身体贴住患者背部，将患者肩关节上举、肘关节伸直、腕关节背伸，可牵拉臂丛神经，分解颈部神经根与周围组织的粘连。

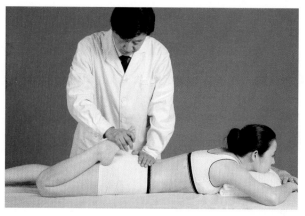

图5-20　股四头肌牵拉法

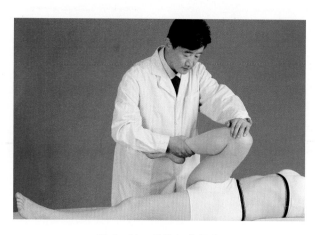

图5-21　梨状肌牵拉法

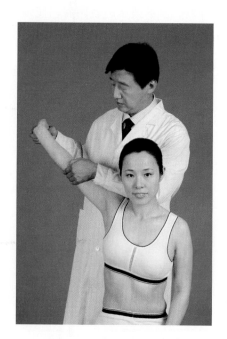

图5-22　臂丛神经牵拉法

（6）坐骨神经牵拉法（图5-23） 患者取仰卧位。医生站于侧方，使患者膝关节伸直、髋关节屈曲、踝关节极度背伸，可牵拉坐骨神经，分解腰部神经根与椎间盘的粘连。

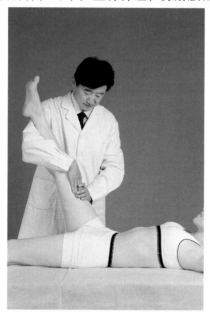

图5-23 坐骨神经牵拉法

2. 动作要领 要根据肌肉和神经的走行方向确定牵拉动作。医生身体、着力点、受力点要在一条线上。

3. 作用及应用 具有缓解肌肉痉挛、分解神经根处粘连的作用。用于肌肉放松、治疗神经受压引起的麻木和疼痛。

4. 注意事项 根据肌肉走行及痉挛的情况进行牵拉。

七、搓法

1. 操作

（1）掌搓法（图5-24） 以两手夹住肢体，相对用力，做相反方向的快速搓动，同时上下往返移动。掌搓法主要用于四肢、胸胁部。

（2）虎口搓法（图5-25） 以两手虎口及食指桡侧置于颈肩部快速搓动。虎口搓法主要用于颈肩部。

2. 动作要领

（1）用力要对称。

（2）搓动要快，移动要慢。

3. 作用及应用 具有舒理肌筋、调和气血的作用。多用于治疗结束时。

4. 作用层次 从深层到浅层，即从肌肉层到皮下、皮肤。

5. 特点 刺激柔和，男女老幼皆可应用。

6. 注意事项 用力应沉稳，移动的速度要慢，操作时要调整好呼吸。

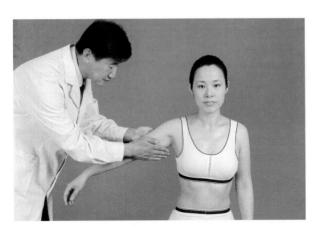

图 5 - 24　掌搓法

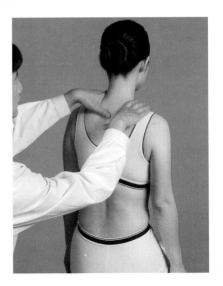

图 5 - 25　虎口搓法

八、击法

1. 操作

（1）掌根击法（图 5 - 26）　手指微屈，腕略背伸，以掌根着力，有弹性、有节律地击打体表。本法用于腰背部。

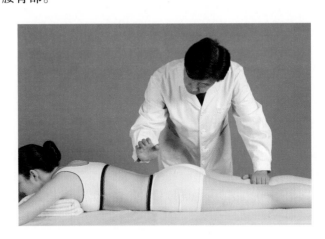

图 5 - 26　掌根击法

（2）侧击法（图 5 - 27）　五指伸直分开，腕关节伸直，以手的尺侧（包括小指和小鱼际）着力，双手交替有弹性、有节律地击打体表。也可两手相合，同时击打施治部位。本法用于颈肩、腰背及下肢后侧。

（3）指尖击法（图 5 - 28）　两手五指屈曲，以指端偏向指腹的部位着力，有弹性、有节律地击打患者头部。

（4）拳击法（图5-29） 以拳面、拳背、拳底有弹性地击打患者的体表。本法用于背部、腰骶、下肢。

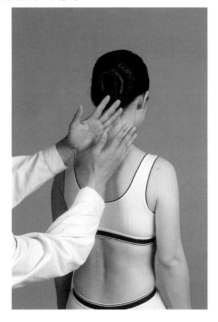

图5-27 侧击法

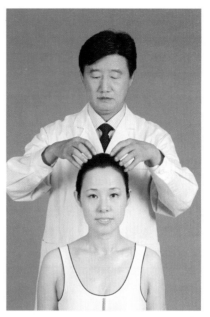

图5-28 指尖击法

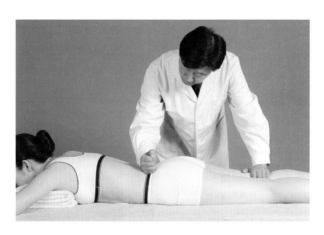

图5-29 拳击法

（5）桑枝棒击法（图5-30） 医生手握拍打棒的手柄，有弹性、有节律地击打患者的腰背部及下肢的后侧。

2. 动作要领

（1）无论哪种击法，腕关节都应放松并以肘关节的屈伸带动腕关节自由摆动，如此才能做到有弹性地击打。

（2）操作时应有一定节律，使患者感到轻松舒适。

（3）做指尖击法时，若两手同时操作建议两手同时在头顶或头部两侧相对应的部位操作；若交替操作建议在头部相近的部位操作。

3. 作用及应用 掌击法和侧击法可缓解肌肉痉挛，消除肌肉疲劳。指尖击法可开窍醒脑，改善头皮血液循环。击法多在治疗结束时应用。

4. 作用层次 掌击法、侧击法、桑枝棒击法所产生的力应作用在肌肉层；指尖击法产生的力应作用于头皮和头皮下。

5. 特点 正确使用本法，患者有舒适之感，易被人们所接受。

6. 注意事项 应因人、因部位选择不同种类的击法，同时也应该注意保护皮肤。

【按语】侧击法又称劈法；指尖击法又称啄法；拳击法又称打法、擂法、捶法。

九、弹法

1. 操作（图5-31） 医生先用拇指指腹按压住食指的指甲，然后食指、中指、无名指、小指依次快速地弹出，有弹性地击打患者的头部。也可食中两指伸直，食指压于中指背侧，食指快速地向下弹打治疗部位。

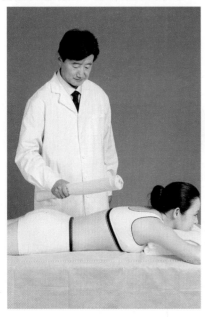

图5-30 桑枝棒击法

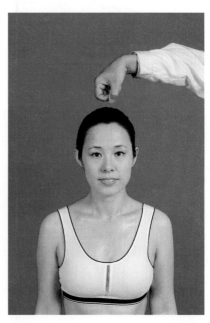

图5-31 弹法

2. 动作要领 动作要轻快、柔和、有弹性、有节律。

3. 作用及应用 既可镇静，又可醒脑。用于治疗失眠和嗜睡。本法用于头部。

4. 作用层次 皮肤和皮下。

5. 特点 本法具有两种截然不同的治疗作用，既可治疗失眠，又可治疗嗜睡。

6. 注意事项 操作时要注意轻快而有弹性。

十、梳头栉发

1. 操作（图5-32）　患者仰卧。医生坐于患者头侧，十指屈曲，以指甲的背侧着力，从前至后做梳头动作。

2. 动作要领　从前至后，做轻快的梳理动作。

3. 作用及应用　具有镇静安神的作用。用于治疗失眠、头痛、眩晕，也是保健常用手法。

4. 作用层次　头皮及头皮下。

十一、摩掌熨目

1. 操作（图5-33）　患者仰卧。医生坐于头侧，两掌相互摩擦，搓热后将两掌心放置在患者两眼之上，使眼部有温热舒适感。

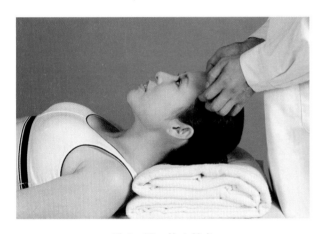

图5-32　梳头栉发

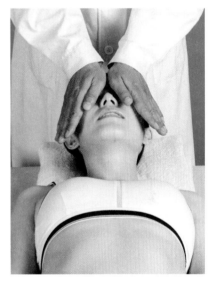

图5-33　摩掌熨目

2. 动作要领

（1）两手要搓热。

（2）以掌心放置在两眼之上。

3. 作用及应用　具有安神定志的作用。用于治疗失眠等症，也是保健常用手法。

4. 作用层次　本法用力轻，但应使热达到整个眼部。

十二、踩跷法

1. 操作（图5-34）　医生用足踩踏患者腰背、四肢的方法。

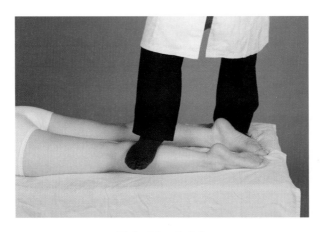

图 5 – 34 踩跻法

2. 动作要领

（1）以足底、足跟、足心、足底外侧、第 1 跖骨头处着力。

（2）踩踏的力量应根据患者的体质、治疗部位而定。

3. 作用及应用 具有缓解肌肉痉挛、通经活络的作用。用于放松肌肉、通经止痛。

4. 作用层次 肌肉层。

十三、按法

1. 操作（图 5 – 35） 以掌着力于治疗部位，垂直向下按压。

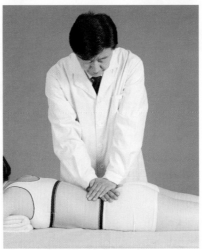

图 5 – 35 按法

2. 动作要领 应逐渐用力。

3. 作用及应用 本法多与其他手法结合应用，如与揉法结合应用称为按揉，与摩法结合应用称为按摩。因此，本操作形式主要是加大其他手法的按压力量。

4. 注意事项　施用本法时，要根据治疗部位，选择着力部位。

第三节　温通类手法

一、摩法

1. 操作

（1）掌摩法（图5-36）　多用于腹部。患者取仰卧位。医生坐于患者右侧，以掌置于腹部，做环形而有节律的抚摩，亦称摩腹。在摩腹时，常按如下顺序进行：胃脘部→上腹→脐→小腹→右下腹，抚摩至右上腹，然后至左上腹，再至左下腹。

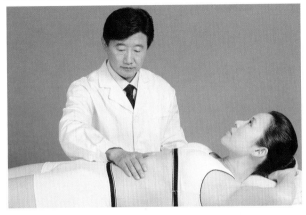

图5-36　掌摩法

（2）指摩法（图5-37）　以食指、中指、无名指、小指指腹附着在治疗部位上，做环形而有节律的抚摩。本法用于面部、胸部或穴位。

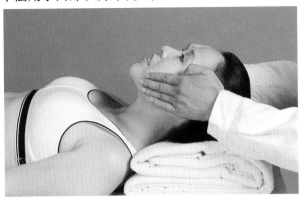

图5-37　指摩法

2. 动作要领

（1）上肢及腕掌放松，轻放于治疗部位。

（2）肩及肘带动腕及着力部位做环旋活动。

（3）动作要缓和协调。

（4）用力宜轻不宜重，速度宜缓不宜急。

3. 作用及应用　掌摩法主要用于腹部，能调理胃肠功能，预防术后肠粘连。若顺时针作用于腹部有通腹作用；若逆时针作用于腹部有涩肠作用。指摩法主要用于颜面、眼周及穴位，可用于治疗眼部疾病，也可用于美容、保健。指摩法作用于穴位时，根据不同的穴位有不同的治疗作用，如摩膻中，可宽胸理气，治疗胸闷、气喘、心悸等症。

4. 作用层次　掌摩法作用层次在胃肠；指摩法作用层次在皮肤和皮下。

5. 特点　刺激量轻柔和缓，是治疗消化系统疾病、美容、保健的常用手法。

6. 注意事项　指摩法作用于颜面、眼周时常用一些供美容使用的按摩乳、磨砂膏，以保护皮肤并使得皮肤更具有活力。

【按语】用力较重的摩法亦称拭法；用力较轻的摩法又称抚法。

二、擦法

1. 操作

（1）掌擦法（图 5 – 38）　用掌着力于施治部位，做往返直线快速擦动。掌擦法主要用于腰骶、四肢、肩部。

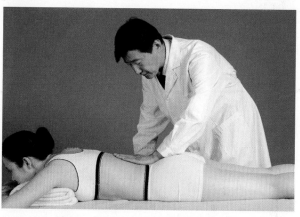

图 5 – 38　掌擦法

（2）侧擦法（图 5 – 39）　用手的尺侧着力于施治部位，做往返直线快速擦动。侧擦法主要用于腰骶、肩背及四肢。

（3）鱼际擦法（图 5 – 40）　用大鱼际着力于施治部位，做往返直线快速擦动。鱼际擦法主要用于上肢及颈肩部。

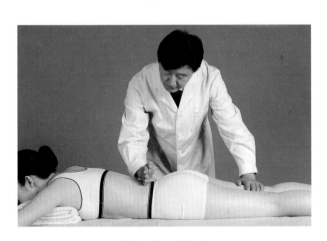

图 5 - 39　侧擦法

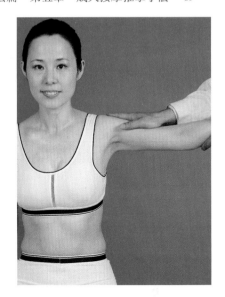

图 5 - 40　鱼际擦法

2. 动作要领

（1）无论上下擦，还是左右擦，都应沿直线往返操作，不可歪斜。

（2）着力部位要紧贴皮肤，压力要适中。

（3）动作要连续，速度要均匀且快，往返距离尽量拉长。

（4）在做擦法时，医生应面向施术部位，另一手轻轻固定或扶住患者以助力。

3. 作用及应用　本法可温通经络，治疗寒性疾病。

4. 作用层次　本法作用层次为由浅至深，作用效果是热从浅层至深层，将此称为"透热"。

5. 特点　本法用力虽小，但产生的热能透达深层组织，即"透热"。掌擦法接触面积大，产热低且慢；侧擦法接触面积小，产热高且快；鱼际擦法接触面积小，产热较快。

6. 注意事项　在施用擦法时应注意以下几点：

（1）治疗部位应充分暴露。

（2）治疗部位应涂适量润滑剂，如按摩乳、松节油等。

（3）本法多用在治疗的最后。

（4）在施用本法时医生要注意自然呼吸，不要憋气。

三、推法

1. 操作

（1）掌推法（图 5 - 41）　用掌着力于治疗部位上，进行单方向的直线推动。多用于背部、胸腹部、季肋部、四肢部。

（2）指推法（图 5 - 42）　用指着力于治疗部位上，进行单方向的直线推动。用于肌腱、腱鞘、骨缝部位。

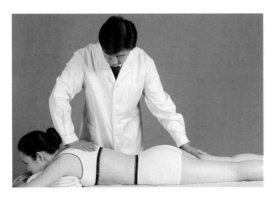

图 5-41　掌推法

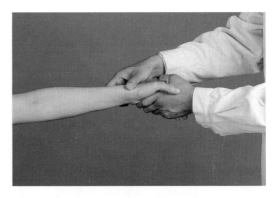

图 5-42　指推法

（3）肘推法（图5-43）　用肘着力于治疗部位上，进行单方向的直线推动。用于脊柱两侧。

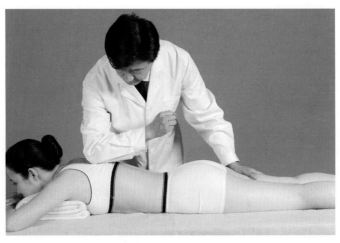

图 5-43　肘推法

（4）拇指分推法（图5-44）　以两手拇指从中间分别向两侧推动。在前额部操作时，医生坐于头侧，以两手拇指的桡侧置于印堂，自印堂经前额正中线向两旁分推至太阳，如此反复操作。在上胸部操作时，医生站于头侧，两手拇指置于膻中，自膻中经胸部正中线向两侧分别推至胸部两侧。

（5）十指分推法（图5-45）　患者取仰卧位。医生站于侧方或头侧，十指微屈，自胸部正中线沿肋间隙向两侧分推，如此反复操作，亦称"开胸顺气"。

（6）鱼际分推法（图5-46）　患者取仰卧位。医生站于侧方，以两手拇指及大鱼际着力于腹部，自腹部正中线沿肋弓向两侧分推，如此反复操作。

（7）合推法（图5-47）　以两手拇指或掌从施治部位的两边向中间推动。

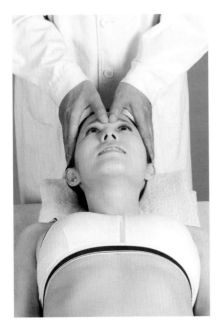

图 5 - 44 拇指分推法

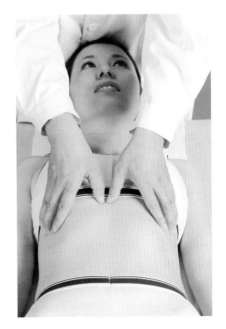

图 5 - 45 十指分推法

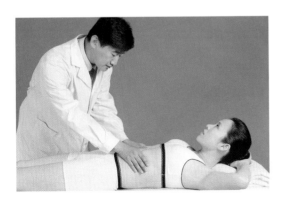

图 5 - 46 鱼际分推法

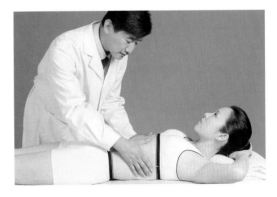

图 5 - 47 合推法

2. 动作要领

（1）着力部位要紧贴皮肤，压力适中，做到轻而不浮，重而不滞。

（2）应参考气血流行、经络循行方向推动。

（3）速度要均匀。

（4）掌推法应手指在前，掌根在后。

（5）非两侧同时操作时，应用单手推。

3. 作用及应用 具有通经活络的作用，治疗经络闭阻引起的症状，如恶心、呕吐、咳嗽、腹胀；促进静脉血液回流，治疗静脉曲张；化瘀消肿，治疗损伤引起的瘀血肿痛。应用推法时应参考气血流行、经络循行方向推动，如胃气上逆引起的呕吐或肝气郁结引起的腹胀，应从上向下推。治疗下肢静脉曲张应从肢体远端向近端推，以促进静脉血液回流。治疗肢体肿痛亦应从远端推向近端。

4. 作用层次 可深可浅，应根据具体情况，选择力量，达到相应的层次。

5. 特点 手法的作用与方向有关。

6. 注意事项 压力要适中，方向要正确。

【按语】指推法又称拂法、抿法；分推法又称梳法、分法；合推法又称合法；用力较轻的推法有时也称拭法。

四、捋法

1. 操作

（1）拇指捋法（图5-48） 以单手或双手拇指指腹着力于治疗部位，沿着腱鞘、肌腹、条索、骨缝、脊柱两侧往返推动。用于腱鞘、肌腹、条索、骨缝、脊柱两侧。

（2）掌指捋法 以一手拇指指腹置于施治部位，另一手手掌按于该拇指之上，以掌发力，以拇指着力，沿着脊柱两侧、肌腹、骨缝走行方向往返推动。用于脊柱两侧、肌腹、骨缝。

2. 动作要领

（1）先按后捋。

（2）应沿着腱鞘、肌腹、条索、骨缝走行方向施用捋法。

（3）以上肢带动着力部位，掌指关节及指间关节不动。

（4）在长距离操作或与皮肤之间有相对移动时应使用一些润滑剂，以方便操作。

3. 作用及应用 具有疏通狭窄的作用，用于腱鞘治疗腱鞘炎；舒筋通络、缓解肌肉痉挛，用于全身多个部位肌肉的放松；用于保健时，主要用于脊柱两侧，以达放松竖脊肌的目的。

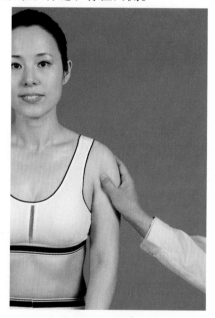

图5-48 拇指捋法

4. 作用层次 肌肉层。

5. 特点 刺激量较大，主要用于伤科疾病的治疗。在保健中应适当减小按压的力量。

6. 注意事项 捋的方向应与肌腱、肌腹、条索走行方向一致。

五、抹法

1. 操作（图5-49） 用双手拇指的罗纹面着力于治疗部位，以拇指的近端带动远端，做上下或左右的单方向移动。用于前额部、胸部。

2. 动作要领

（1）用力宜轻不宜重，宜缓不宜急。

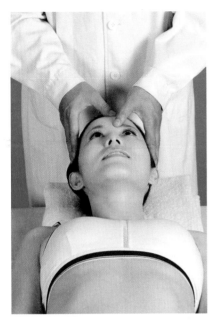

图 5 - 49 抹法

（2）用拇指近端带动远端进行操作。

（3）两手用力、两手的速度、其余四指放置的部位要对称。

3. 作用及应用 具有镇静安神、提神醒脑的作用，作用于颜面又有保健、美容的作用。作用于印堂至神庭穴时，又称开天目或开天门，常用拇指自下而上，交替进行。在前额部从中线向两侧分抹时又称分推前额，常用拇指自中间向两旁太阳穴处分推，然后再回至中间，如此反复进行。用于治疗头痛、失眠、眩晕、眼周疾病。本法多在头部手法治疗开始时应用。在前额部操作时，应视患者皮肤调整按压的力量，对于油性皮肤患者力量可大，干性皮肤力量应小。作用于胸部时具有开胸顺气的作用，用于治疗胸闷、咳喘等。

4. 作用层次 刺激温和而浅，仅达皮肤和皮下，不带动皮下深层组织。

5. 特点 刺激量小，轻快柔和。

6. 注意事项 应用本法时不要用力按压局部。如为干性皮肤患者，应酌情使用按摩推拿介质。

六、扫散法

1. 操作（图 5 - 50） 患者仰卧。医生坐于头侧，两手手指屈曲置于患者头部两侧，做往返的、前后方向的快速滑动。

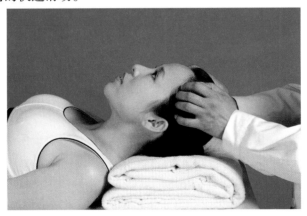

图 5 - 50 扫散法

2. 动作要领

（1）力量宜轻不宜重。

（2）前后方向滑动，即按足少阳胆经头部循行方向操作。

3. 作用及应用　具有调理少阳之气的作用，用于治疗偏头痛。用于头的两侧。

4. 作用层次　皮下。

5. 特点　患者有轻松、舒畅的感觉。

6. 注意事项　按足少阳胆经头部循行方向操作。

七、点法

1. 操作　以点的形式刺激穴位即为点法，也称为点穴。在点穴时可以持续点按穴位，也可瞬间用力点击穴位。点穴时可用拇指（图 5 - 51）、食指、中指、食中两指、拇食中三指、尺骨鹰嘴点按穴位。在做点法时还可借用器械（如木针，图 5 - 52）点按治疗部位，如足底。

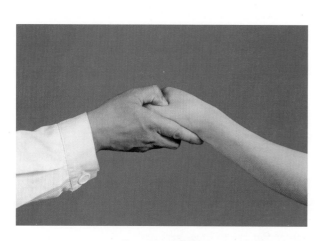

图 5 - 51　指点法

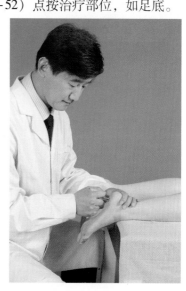

图 5 - 52　木针点法

2. 动作要领　点穴时手指应保持一定姿势，避免手指过伸、过屈或患者因疼痛躲闪而造成损伤。

3. 作用及应用　具有通经活络、调理气机、通调脏腑的作用，多用于止痛、急救、调理脏腑功能。应用时应根据具体情况，辨证选穴并配穴。

4. 作用层次　本法作用层次深。在点穴时，患者局部应有酸、麻、胀、重等感觉。

5. 特点　刺激量大，见效快。

6. 注意事项　施用点法时，既要注意保护自己手指，同时也要注意保护患者的皮肤。

【按语】点法又称押法。瞬间用力的点法又称戳法。以手指在施术部位做一紧一松的按压称捺法。

八、捏法

1. 操作

（1）三指捏法（图 5 - 53）　两手腕关节略背伸，拇指横抵于皮肤，食中两指屈曲置于拇指前方的皮肤处，以拇食中三指捏拿肌肤，两手边捏边交替前进。

（2）二指捏法（图5-54）　两手腕关节略尺偏，食指中节桡侧横抵于皮肤，拇指置于食指前方的皮肤处，以拇食两指捏拿皮肤，边捏边交替前进。

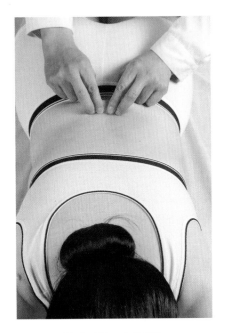
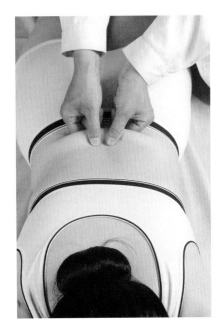

图5-53　三指捏法　　　　　　　　图5-54　二指捏法

2. 动作要领

（1）沿直线捏，不要歪斜。

（2）捏拿皮肤松紧要适宜。

3. 作用及应用　具有调节脏腑生理功能的作用。在儿科推拿中，大椎至长强称为"脊柱"，因此在此部位操作称为"捏脊"，因主要用于治疗疳积，所以也称为"捏积"。捏脊不仅用于儿童，也可用于成人，有很好的调理胃肠功能、促进消化吸收、提高抵抗力的作用。捏脊对失眠有一定效果。捏脊方向为自下而上，从臀裂至颈部大椎穴。一般捏3～5遍，以皮肤微微发红为度。在捏最后一遍时，常捏三下，向上提一次，称为"捏三提一"，目的在于加大刺激量。除捏背部督脉以外，还可捏背部两侧足太阳膀胱经。

4. 作用层次　皮下。

5. 特点　轻快、柔和。

6. 注意事项

（1）捏拿肌肤松紧要适宜。

（2）应避免肌肤从手指间滑脱。

（3）应沿直线捏，不要歪斜。

九、捻法

1. 操作　用拇指罗纹面与食指桡侧缘夹住治疗部位，做上下快速揉捻。用于手指（图 5 – 55）、足趾和耳部（图 5 – 56）。

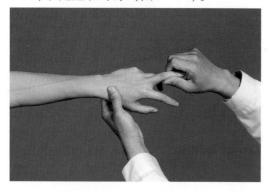

图 5 – 55　指部捻法

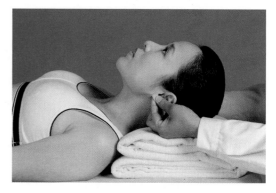

图 5 – 56　耳部捻法

2. 动作要领

（1）捻动要快，移动要慢。

（2）捻动时以食指运动为主，拇指运动为辅。

（3）动作要有连贯性。

3. 作用及应用　作用于手指、足趾具有疏通皮部的作用，治疗手指、足趾的麻木、肿胀。作用于耳部具有调养神志的作用，治疗头面疾患，也常用于保健。

4. 作用层次　皮肤、皮下。

5. 特点　刺激轻柔缓和。

6. 注意事项　捻动要快，移动要慢。

十、掐法

1. 操作

（1）双手掐法（图 5 – 57）　以两手的拇食指相对用力，挤压治疗部位。

（2）单手掐法（图 5 – 58）　以单手拇指指端掐按人体的穴位，如掐人中。

2. 动作要领　用力要稳、准，刺激量要大。

3. 作用及应用　具有疏通经络作用，用于急救、止痛、肢体麻木、腱鞘囊肿。

4. 作用层次　皮下和肌肉层。

5. 特点　刺激量大，可用于急救。

6. 注意事项　注意保护皮肤，防止刺破皮肤。

【按语】双手掐法又称挤法。

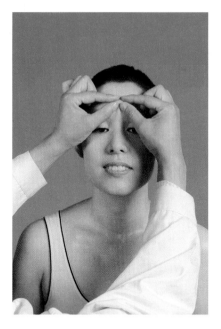

图 5 – 57　双手掐法

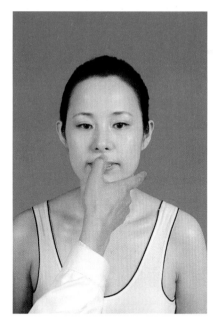

图 5 – 58　单手掐法

十一、振法

1. 操作

（1）掌振法　以掌置于治疗部位，做连续、快速的上下颤动。用于腹部称为腹部振法，简称振腹（图 5 – 59）；用于腰部称为腰部振法，简称振腰（图 5 – 60）。

（2）指振法（图 5 – 61）　以食中指指端置于穴位，做连续、快速的上下颤动。主要用于穴位。

2. 动作要领

（1）施用振法时，着力部位应紧贴皮肤。

（2）频率要快，每分钟 200～300 次。

3. 作用及应用　作用于腹部具有通行腹气、调理胃肠功能的作用，多用于治疗脾胃虚弱引起的消化不良、肠梗阻，还可用于预防术后肠粘连。作用于腰部时用于治疗腰椎间盘突出症。指振法作用于穴位时具有调理气机的作用，如作用于膻中，可宽胸理气，调整上焦之气机。指振法还常用于以下穴位：百会、中脘、梁门、天枢、气海、关元等。

4. 作用层次　振腹作用层次在胃肠；振腰作用层次在腰椎；指振法作用层次在穴位的深处。

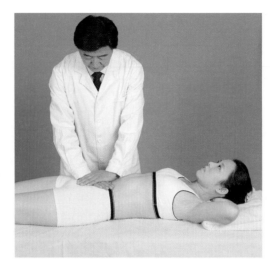

图 5 - 59　腹部振法

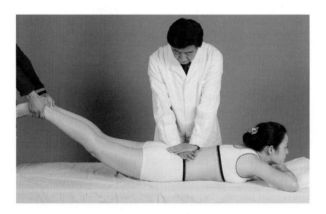

图 5 - 60　腰部振法

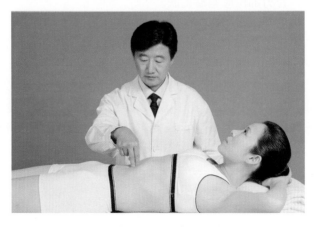

图 5 - 61　指振法

5. 特点 应用本法时应有轻松舒适之感。

6. 注意事项

（1）施用本法时，医生的手不应离开治疗部位。

（2）应以意领气，运气至手，发出振颤，并将振颤传达至治疗部位的深层。

十二、拍法

1. 操作（图5-62） 五指并拢且微屈，以前臂带动腕关节自由屈伸，指先落，腕后落；腕先抬，指后抬，虚掌拍打体表。可单手拍也可双手拍。在腰骶部操作时，应将两手交替作用于腰骶交界区。在背部操作时应嘱患者采用坐位，单掌拍背部两侧。

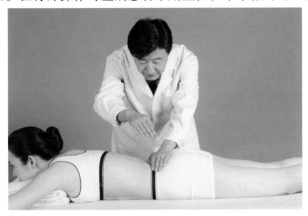

图5-62 拍法

2. 动作要领

（1）虚掌拍打患者体表。

（2）腕关节、肘关节放松，肘关节带动腕关节自由屈伸。

（3）在做拍法时应有节律。

3. 作用及应用 具有振击脏腑、行气、活血、止痛的作用。用于腰骶部、背部。作用于腰骶部时可治疗部分腰痛、颈椎病、痛经等；作用于背部可祛痰止咳。

4. 作用层次 肌肉层或更深。

5. 特点 具有强烈的振动感。

6. 注意事项 应注意虚掌拍打，以免产生疼痛。

【按语】拍法又称叩法。

十三、推桥弓

1. 操作（图5-63） 以右侧为例。患者仰卧，医生坐于床侧，先使患者头部向左旋转，暴露右侧桥弓穴，左手轻扶患者头侧，右手以四指指腹在翳风至缺盆的连线上（桥弓穴）自上向下推5～10次，然后嘱患者头转向右侧，如上法操作。可以反复操作。

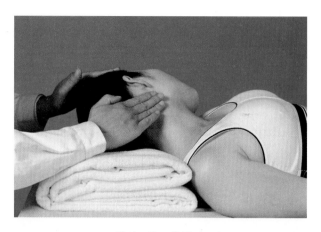

图 5 – 63　推桥弓

2. 动作要领

（1）压力适中，自上而下推。

（2）两侧分别推。

3. 作用及应用　具有降压作用，用于治疗高血压。

4. 作用层次　颈动脉窦处。

十四、鸣天鼓

1. 操作（图 5 – 64）　患者取仰卧位。医生用两掌分别按住患者两耳，其余手指则置于后枕部。医生两掌轻轻用力，按压患者两耳，然后用手指轻弹枕后风池穴数次，最后两掌放松。如此反复操作数次。

2. 动作要领

（1）两手要将两耳按实。

（2）手指弹打风池穴时要轻而有弹性。

3. 作用及应用　具有醒脑、聪耳作用，用于治疗头部、耳部病症，也多用于保健。

十五、刮法

1. 操作（图 5 – 65）　以食指中节的桡侧在患者体表进行单方向的刮称刮法，亦可用刮板（可用穿山甲片、牛角制成的刮板，古时也用钱币）在患者体表做刮法。

2. 动作要领　用力要轻，范围要大，时间要长。

3. 作用及应用　可发汗、镇静、止痛，用于治疗感冒、发热、神昏、疼痛等症。

4. 作用层次　皮下。

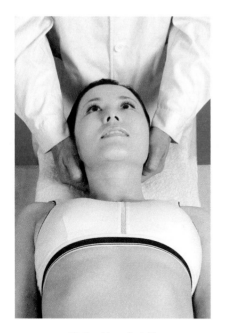

图 5 - 64　鸣天鼓

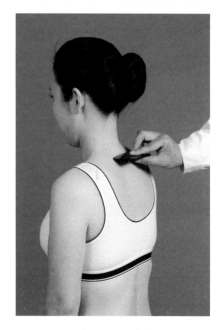

图 5 - 65　刮法

十六、按动脉法

1. 操作　以拇指、掌、足按于人体大动脉干上并持续一段时间，至肢体远端有凉感，或麻木感，或蚁走感，或有邪气下行感时，将拇指、掌、足轻轻抬起，使热气传至肢体远端（图 5 - 66）。

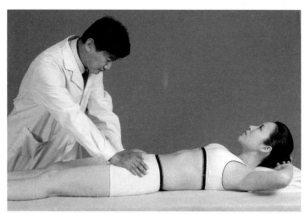

图 5 - 66　按动脉法

2. 动作要领

（1）应感觉到动脉搏动。

（2）按压 30 秒～1 分钟，至肢体远端有凉感，或麻木感，或蚁走感，或有邪气下行感时，再将拇指、掌、足抬起。

（3）应反复操作。

3. 作用及应用　具有调节气血，促进气血流动，改善肢端温度的作用。

4. 注意事项　按压部位要准，按压过程中不要有松动。

【按语】按法又称压法。

第四节　助动类手法

一、颈部摇法

1. 操作

（1）托枕颌摇颈法（图 5-67）　患者取坐位，颈部放松。医生站在患者的侧后方，一手扶住患者的后枕部，另一手托住患者下颌，做缓慢的环旋摇动，并使颈部摇动的范围逐渐加大。

（2）托枕夹颌摇颈法（图 5-68）　患者取坐位，颈部放松。医生站在患者的侧后方，一手扶住患者的后枕部，用另一肘夹住患者的下颌，做缓慢的环旋摇动，并使颈部摇动的范围逐渐加大。

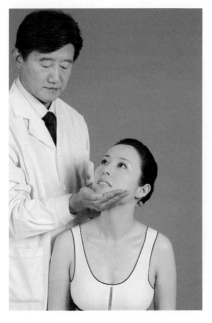

图 5-67　托枕颌摇颈法

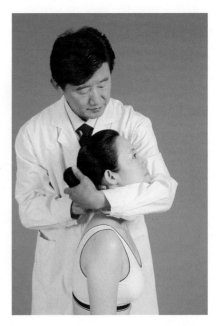

图 5-68　托枕夹颌摇颈法

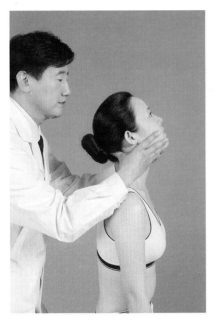

图 5-69 双手托头摇颈法

（3）双手托头摇颈法（图 5-69） 医生站在患者的后方，拇指在后，其余四指在前托住下颌部，两手向上托住患者的头部，两前臂的尺侧压住患者的肩部，边向上拔伸，边缓慢地做环旋摇动，并使颈部摇动的范围逐渐加大。

2. 动作要领

（1）在向上拔伸的基础上做颈部摇法。

（2）摇动速度宜慢不宜快，以免引起患者头晕。

（3）摇动幅度宜小不宜大。

（4）沿着受限区域逐渐加大摇动范围。

（5）做托枕颌摇颈法、托枕夹颌摇颈法时随着摇动范围的加大，医生应逐渐从患者的侧方移向后方。

（6）做托枕颌摇颈法、托枕夹颌摇颈法时，若以下颌作参照，建议摇动的方向为下颌向下→对侧→向上→医生所站的方向摇动。

3. 作用及应用

（1）托枕颌摇颈法、托枕夹颌摇颈法的主要作用在于恢复颈部运动范围，用于治疗颈椎病、落枕。

（2）双手托头摇颈法的作用主要在于滑利关节，用于治疗颈部运动不利。

4. 注意事项

（1）对于眩晕的患者慎用。

（2）摇动时应嘱患者睁开两眼以免头晕。

【按语】摇法又称盘法、旋法。

二、腰部摇法

1. 操作

（1）坐位摇腰法（图 5-70） 患者坐于床边。一助手双手按压患者的大腿以固定。医生站于患者背后，双手从腋下穿过抱住患者，然后环旋摇动患者的腰部，并使腰部摇动的范围逐渐加大。

（2）站立摇腰法（图 5-71） 患者站立，弯腰扶住床边。医生站在患者的侧后方，一手扶住患者的腹部，另一手扶住患者的腰部，两手相对用力，环旋摇动患者的腰部，并使其摇动的范围逐渐加大。

2. 动作要领

（1）摇动速度宜慢。

（2）逐渐加大腰部摇动范围。

（3）沿着受限区域逐渐加大摇动范围。

3. 作用及应用 恢复腰部运动范围，用于治疗腰部软组织损伤引起的腰功能受限，如急性腰肌损伤、腰椎间盘突出症。滑利关节，用于治疗腰部运动不利。

4. 注意事项 应使患者腰部充分活动。

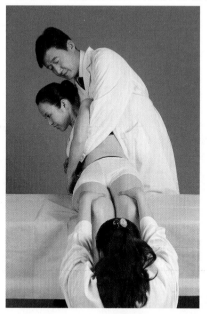

图 5-70 坐位摇腰法

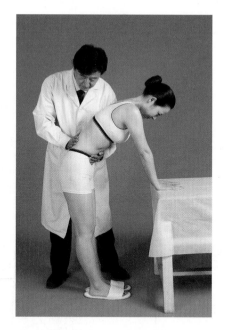

图 5-71 站立摇腰法

三、肩部摇法

1. 操作 以右肩为例，患者取坐位。

（1）握手托肘摇肩法（图 5-72） 医生站于患者左后方，以腹部顶住患者背部，右手托住患者右肘，左手握住患者右手手指或右手的尺侧，使肩关节沿前下→前上→后上→后下→前下的方向摇动，并使其摇动的范围逐渐加大。

（2）握腕摇肩法（图 5-73） 医生站在患者的右后方，左手扶按患者的右肩，右手握住患者的右腕部，环旋摇动患者的肩关节。

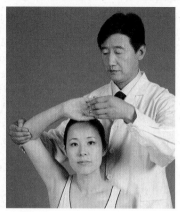

图 5-72 握手托肘摇肩法

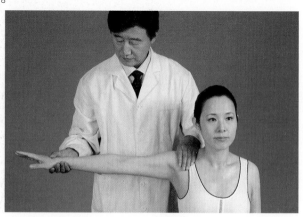

图 5-73 握腕摇肩法

　　（3）托肘摇肩法（图5-74）　　医生站在患者的右后方，左手扶按患者的右肩，右手托住患者的右肘，环旋摇动患者的肩关节。

　　（4）扶肩托臂摇肩法（图5-75）　　医生站在患者的右后方，左手扶住患者的右肩，右手虎口经患者的腋下握住患者右前臂下段的桡侧，做前下→前上→后上→后下的摇动，亦可做水平方向的摇动。

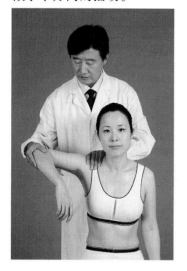

图5-74　托肘摇肩法

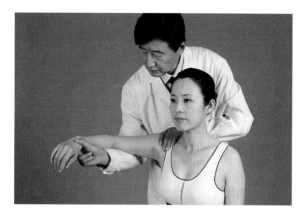

图5-75　扶肩托臂摇肩法

　　（5）扣肩摇肩法（图5-76）　　医生站在患者的右后方，左手置于患者的右肩后，右手从患者的腋下绕过置于患者的右肩前；医生左右手与右臂协同用力摇动患者的肩关节，并使其摇动的范围逐渐加大。

　　（6）大摇肩法（图5-77）　　患者取坐位。医生站在患侧侧前方，双手托住患侧腕部，环旋摇动患者肩关节。

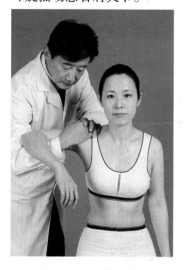

图5-76　扣肩摇肩法

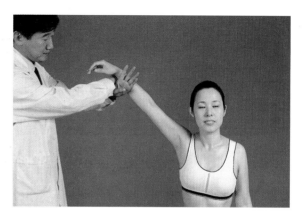

图5-77　大摇肩法

2. 动作要领

（1）沿着受限区域逐渐加大摇动范围。

（2）摇动的方向应为前下→前上→后上→后下→前下。

（3）做握手托肘摇肩法时，医生腹部应顶住患者背部，以使患者身体固定；以托肘之手运动为主。

（4）做托肘摇肩法时，应适当控制前臂，避免在摇动过程中前臂屈伸，影响操作。

（5）扣肩摇肩法时，医生双手的作用在于保证摇法使肩关节充分运动。

3. 作用及应用

（1）握手托肘摇肩法、扣肩摇肩法的作用主要在于恢复肩部运动范围，治疗肩周炎及创伤后因固定导致的肩关节粘连。

（2）握腕摇肩法、托肘摇肩法、扶肩托臂摇肩法的作用主要在于滑利关节，用于治疗肩关节运动不利。

4. 注意事项

（1）摇动过程中应使肩关节充分活动。

（2）沿着受限区域逐渐加大摇动范围。

四、前臂摇法

1. 操作 医生一手托住患者的肘关节，另一手握住患者的手腕部，旋前（图 5-78A）、旋后（图 5-78B）摇动患者的前臂。

2. 动作要领 沿着受限区域逐渐加大摇动范围。

3. 作用及应用 恢复前臂运动范围，用于治疗前臂旋转功能受限，如治疗肱骨外上髁炎、前臂骨折引起的前臂旋转功能受限，还可用于前臂部的保健。

4. 注意事项 重点在功能受限区域进行操作。

五、腕部摇法

1. 操作（图 5-79） 医生·手握住患肢前臂下段，另一手五指与患者的五指交叉握住，环旋摇动腕关节。

2. 动作要领 摇动的范围要逐渐加大，充分做腕关节背伸→尺偏→屈曲→桡偏。

3. 作用及应用 恢复腕关节运动范围，用于腕部伤筋、前臂下段和腕部骨折致腕部运动功能受限的治疗。

4. 注意事项 重点在功能受限区域进行操作。

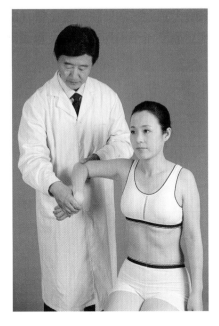 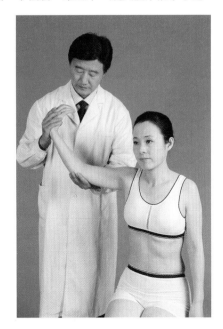

A　　　　　　　　　　　　　　　　　　B

图 5 – 78　前臂摇法

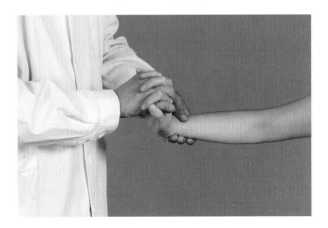

图 5 – 79　腕部摇法

六、髋部摇法

1. 操作　患者取仰卧位，两下肢伸直。医生站在患侧，一手扶患侧膝部，另一手扶踝；先使膝关节屈曲（图 5 – 80A），同时使患侧髋关节外展、外旋至最大限度（图 5 – 80B），然后使髋、膝关节极度屈曲；再使髋关节极度内收、内旋（图 5 – 80C），最后伸直患侧下肢（图 5 – 80D）。

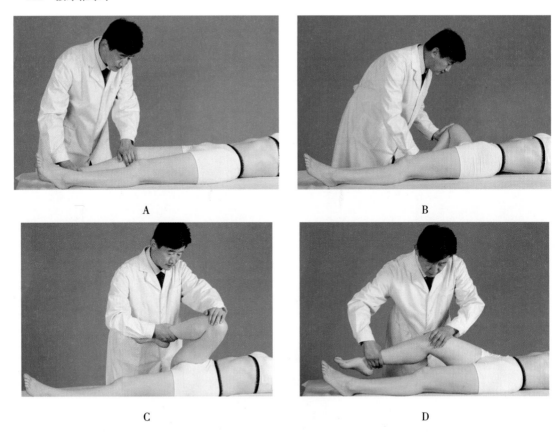

图 5 - 80 髋部摇法

2. 动作要领

（1）在整个摇动过程中，医生始终不将患肢拿起，而使患肢尽量贴在床面上，并用推的力量使患肢运动，最后运用下肢自身重量使患肢从内收、内旋位伸直并回置床上。

（2）在整个摇动过程中，扶膝之手从膝内侧→膝下→膝外侧→膝上方。

3. 作用及应用　恢复髋关节运动范围，治疗髋关节功能受限，还可用于治疗小儿髋关节一过性滑膜炎。

4. 注意事项　对于髋关节周围的骨折后遗症导致的髋关节功能障碍，摇动范围应适当，避免强力牵拉导致再骨折。

七、膝部摇法

1. 操作

（1）仰卧摇膝法（图5 - 81）　患者取仰卧位。医生站在患侧，一手扶膝，一手托踝，环旋摇动膝关节，并使膝关节摇动范围逐渐加大。

（2）俯卧摇膝法（图5 - 82）　患者取俯卧位。医生站在患侧，一手扶患者大腿后侧，另一手扶患者小腿下段或足跟部，环旋摇动患者的膝关节，并使膝关节摇动范围逐渐加大。

2. 动作要领

（1）沿着受限区域逐渐加大摇动范围。

（2）以足跟做为参照，建议摇动的方向为向对侧→向上→医生侧→向下。

3. 作用及应用　恢复膝关节运动功能，重点恢复膝关节屈曲功能。

4. 注意事项　对于膝关节周围的骨折后遗症导致的膝关节功能障碍者，摇动范围应适当，避免强力牵拉摇动而发生再骨折。

【**按语**】膝部摇法实为髋关节旋转、膝关节屈伸的复合运动。

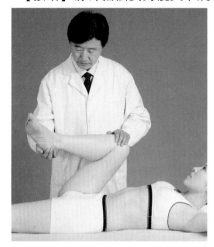 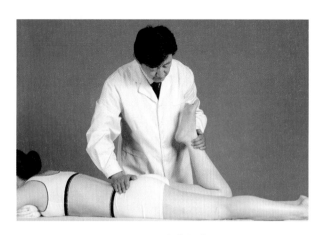

图 5-81　仰卧摇膝法　　　　　　　　　　图 5-82　俯卧摇膝法

八、踝部摇法

1. 操作（图 5-83）　患者取仰卧位。医生坐于足侧，一手托患者的足跟部，另一手握患者的前足部，环旋摇动踝关节，并使踝关节摇动范围逐渐加大。

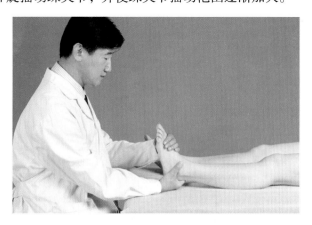

图 5-83　踝部摇法

2. 动作要领 沿着受限区域逐渐加大摇动范围。

3. 作用及应用 恢复踝关节运动范围，用于治疗踝关节软组织损伤、骨伤导致的踝关节运动功能受限。

4. 注意事项 对于踝关节周围骨折后遗症导致的踝关节功能障碍，摇动范围应适当，避免强力牵拉摇动而发生再骨折。

九、颈部侧扳法

1. 操作（图 5-84） 以头向右侧屈受限为例。医生站在患者的左侧，以右肘压患者的左肩，右手从患者头后钩住患者的颈部，左手置于患者头侧（左耳上方）。先使患者头右侧屈至最大限度，然后瞬间用力，加大侧屈 5°~10°，随即松手。

2. 动作要领

（1）首先应用肘压住肩以固定。

（2）应瞬间用力。

（3）扳动的角度不宜过大，5°~10°即可。

3. 作用及应用 恢复颈部侧屈功能，治疗颈椎侧屈受限。

4. 注意事项 以患者颈部右侧屈受限为例，若颈部左侧疼痛可采用此法，若颈部右侧疼痛，不宜使用此法。

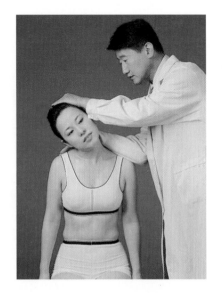

图 5-84　颈部侧扳法

十、后伸背法

1. 操作 医生与患者背靠背地站立，医生两肘套住患者两肘（医生两肘在里）（图 5-85A），以臀部顶住患者腰部，弯腰、屈膝，将患者反背起，先左右水平方向摇动数次，待患者放松后，医生迅速伸膝挺臀，同时加大腰部前屈的角度（图 5-85B），随即将患者放下。

2. 动作要领

（1）医生的臀部应顶住患者的腰部。

（2）迅速伸膝挺臀的同时，医生应加大腰部前屈，从而加大患者腰部后伸的角度。

（3）在将患者放下时，应先确认患者能够站稳，然后再松手，以防患者摔倒。

3. 作用及应用 恢复腰部后伸范围，用于治疗急性损伤致腰后伸功能受限时，常有立竿见影之效。还可治疗腰部软组织急性损伤、腰椎间盘突出症之腰部后伸受限。

4. 注意事项 应用后伸背法时，医生要特别注意用臀部顶住患者的腰部。

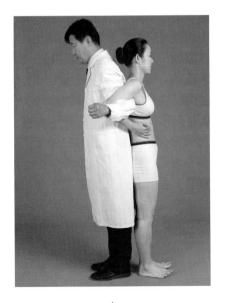

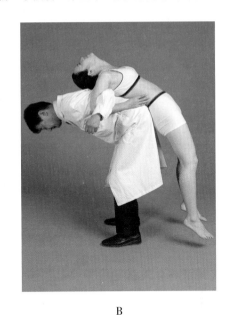

图 5 – 85　后伸背法

十一、侧背法

1. 操作　以腰部右侧屈受限为例。患者站立，右侧上肢置于医生头后。医生站于患者右侧，以左髋顶住患者右髋，左手扶住患者腰部，右手握住患者右手（图 5 – 86A），医生右脚向右跨出一步并带动患者做右侧屈，至最大限度时，医生以左髋向左瞬间顶患者的右髋，用以加大患者腰部右侧屈的角度，随即将患者放下（图 5 – 86B）。

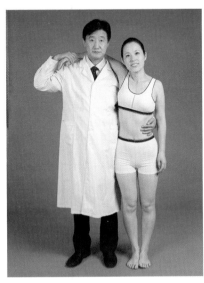

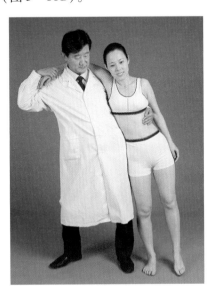

图 5 – 86　侧背法

2. 动作要领

（1）医生的髋关节要始终顶住患者的髋关节，并带动患者做腰部右侧屈。

（2）侧背时，医生应注意用髋关节顶患者的髋关节，而不是将患者抱起。

3. 作用及应用　恢复腰部侧屈功能，用于治疗腰部侧屈受限。

4. 注意事项　带动患者侧屈至最大限度后，再顶患者的髋关节。

十二、肩部抖法

1. 操作

（1）双手抖肩法（图5-87）　患者取坐位。医生站在患侧，双手握住患者的手指并使患者肩关节外展，在牵引的情况下，做连续、小幅度、均匀、快速的上下抖动，使肩关节抖动的幅度最大。在抖动过程中，可以瞬间加大抖动幅度3～5次，但只加大抖动的幅度，不加大牵引力。

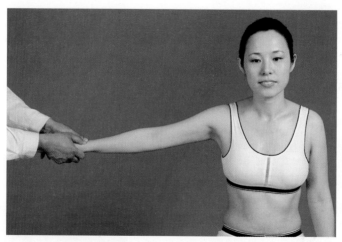

图5-87　双手抖肩法

（2）单手抖肩法（图5-88）　患者取坐位。医生站在侧方，一手扶患者肩部，另一手握住患者的手部，做连续、小幅度、均匀、快速的上下或前后方向抖动，使肩关节抖动的幅度最大。

2. 动作要领

（1）做双手抖肩法时患肩应处于外展位。做单手抖肩法时患肩可处于外展位、外展前屈位、外展后伸位。

（2）在抖动过程中，始终要有牵引的力量。

（3）抖动时必须做到连续、小幅度、均匀、快速。

3. 作用及应用

（1）单手抖肩法主要用于肩部及上肢的放松。

（2）双手抖肩法除具有放松肩部及上肢的作用外，还具有松解肩关节的粘连，恢复肩

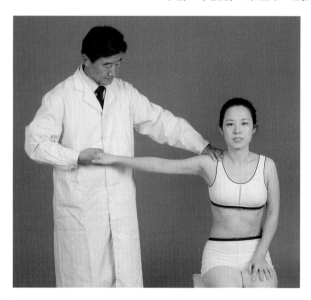

图 5 – 88　单手抖肩法

关节外展功能的作用，用于治疗肩周炎之外展受限。

　　4. 注意事项

　　（1）抖动后有部分患者感到腕关节疼痛（这是因为韧带或关节囊被卡压在腕骨间所致），此时医生两手分别握住患者前臂下段和手，相对用力牵拉腕关节，然后缓慢松开即可。

　　（2）对于年老体弱的患者，可采用仰卧位进行治疗。

十三、髋部抖法

　　1. 操作（图 5 – 89）　　患者取侧卧位。医生站于足侧，双手握住患者踝关节，拔伸牵引后，在维持牵引的情况下，做上下、快速的抖动。

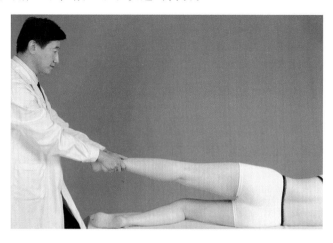

图 5 – 89　髋部抖法

2. 动作要领 先牵引后抖动，抖动要连续。

3. 作用及应用 恢复髋关节活动范围，用于治疗髋关节功能受限。

4. 注意事项 在抖动过程中，医生两前臂应伸直，身体略后仰以利发力。

十四、屈伸法

1. 操作

（1）单纯屈伸法（图5-90） 使患者关节沿冠状轴进行运动的手法称为屈伸法。

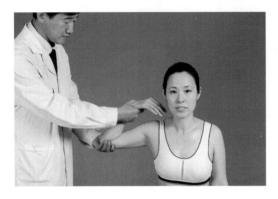 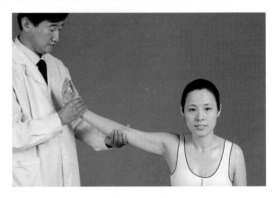

A   B

图5-90 屈伸法

（2）屈转伸法 先使关节极度屈曲，再突然使该关节极度伸直。如在治疗急性腰部软组织损伤致腰部后伸功能受限时，可先使患者腰部前屈，患者手扶床边。医生一手扶患者腹部，另一手扶患者腰部。先使患者腰部极度前屈（图5-91A），在患者放松的情况下，医生一手改放在患者胸部，另一手向前推按患者腰部，两手协调用力，使患者腰部迅速后伸（图5-91B），用以恢复腰部后伸功能。

（3）伸转屈法 先使关节极度伸直，再突然使该关节极度屈曲。如治疗患者腰部前屈功能受限时，使患者站立，医生站于患者身后，用身体的右侧顶住患者身后，右手置于患者腹部，左手置于患者肩部（图5-92A）。当患者放松后，医生用右手虚掌扣打患者小腹部，右肩撞击患者背部，同时左手推按患者背部正中。以上3个动作同时进行，使患者腰部迅速前屈（图5-92B），用以治疗腰部前屈功能受限。

2. 动作要领

（1）单纯屈伸法 屈伸幅度由小到大。

（2）屈转伸法和伸转屈法 在从极度屈曲（伸直）转为极度伸直（屈曲）时，动作要迅速。

3. 作用及应用 单纯屈伸法用于恢复屈伸功能；屈转伸法用于恢复关节伸直、背伸功能；伸转屈法用于恢复关节屈曲、前屈功能。

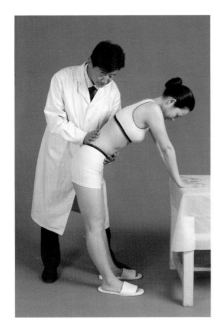
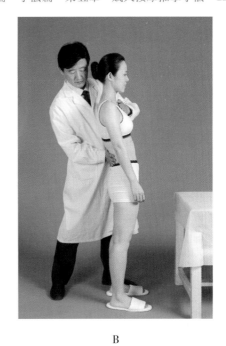

A　　　　　　　　　　　　　　　B

图 5-91　屈转伸法

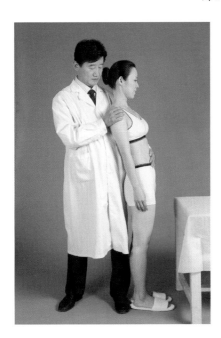

A　　　　　　　　　　　　　　　B

图 5-92　伸转屈法

4. 注意事项　用力的大小要根据病情而定。

十五、肩部拔伸法

1. 操作（图5-93）　患者取坐位。医生站在患者患侧的前方，双手握住患者腕部（患者手掌朝里），逐渐向上拔伸患肢。拔伸过程中，也可瞬间加大拔伸的力量。

2. 动作要领

（1）医生向上拔伸时，动作要迅速。

（2）拔伸的幅度应逐渐加大，也可在患者放松时瞬间用力拔伸一次。

3. 作用及应用　恢复肩关节前屈功能，分解粘连，用于治疗肩关节上举受限。

4. 注意事项　应根据患者的病情、体质选择拔伸的力量和幅度。在瞬间加大拔伸的力量之后，应迅速在局部做轻柔的掌揉法以缓解局部疼痛。

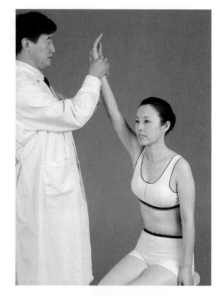

图5-93　肩部拔伸法

十六、膝关节拔伸法

1. 操作　患者取仰卧位。医生站于足侧，一手托患者足跟，另一手握患肢足部。先使患侧膝关节屈曲，然后迅速拔伸，使患膝伸直（图5-94）。如此反复操作。

2. 动作要领　拔伸的速度要快。

3. 作用及应用　恢复膝关节伸直功能，分解粘连，用于治疗膝关节伸直受限。

4. 注意事项　当膝关节粘连较重，同时又有骨质疏松时，不可无限制用力拔伸，以防发生骨折。

【按语】拔伸法又称提法、端法、端提法、牵法、拽法；手指拔伸法又称勒法。

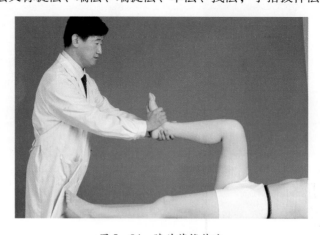

图5-94　膝关节拔伸法

第五节 整复类手法

一、颈部拔伸法

1. 操作

（1）颈部坐位拔伸法（图 5-95） 患者取坐位。医生站在患者侧后方，腹部贴住患者，用一手托住患者后枕部，用另一肘夹住患者下颌，缓慢、反复、向后上方拔伸患者颈部。

（2）颈部仰卧位拔伸法（图 5-96） 患者取仰卧位。医生坐于或站于头侧，两手分别扣住下颌支后枕部，或一手托患者后枕部，另一手置于患者下颌处，两手用力拔伸患者颈部。

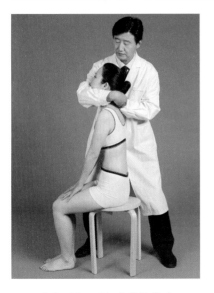

图 5-95 颈部坐位拔伸法

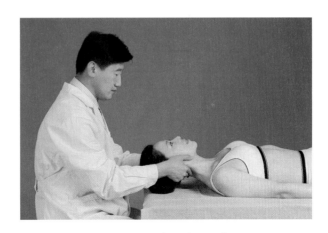

图 5-96 颈部仰卧位拔伸法

2. 动作要领

（1）拔伸时应使患者头后伸 30°左右。

（2）做颈部坐位拔伸法时，医生两手应同时用力。

3. 作用及应用 增大颈椎的椎间隙，减小椎间盘内的压力，用于治疗颈椎病。

4. 注意事项 做颈部坐位拔伸法时，应注意肘部夹住的是患者的下颌，而不是颈部。

二、腰部拔伸法

1. 操作（图 5-97） 患者取俯卧位。一助手固定患者肩部。医生站于足侧，双手托握患者的两个踝关节，两臂伸直，身体后仰，与助手相对用力，反复用力，拔伸患者的腰部。

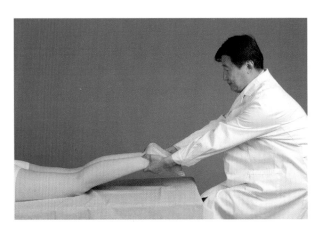

图 5 – 97　腰部拔伸法

2. 动作要领

（1）拔伸时，医生两上肢要伸直，身体要后仰，以自身的重力作牵引力。

（2）反复拔伸。

3. 作用及应用　增大腰椎的椎间隙，减小椎间盘内的压力，常用于治疗腰椎间盘突出症、退行性脊柱炎等。

4. 注意事项　拔伸时应注意患者下肢与床面的角度不可太大。

三、手指拔伸法

1. 操作（图 5 – 98）　医生一手握住患者的腕部，另一手手握空拳，拇指盖于拳眼，食中两指夹住患者的指端，然后迅速地拔伸。此时能听到一声清脆的响声。

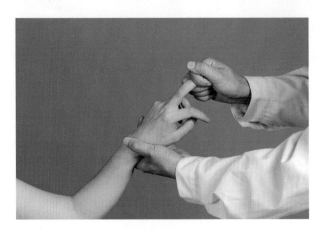

图 5 – 98　手指拔伸法

2. 动作要领　拔伸的速度要快。

3. 作用及应用　调整指间关节、掌指关节，用于治疗手部的伤筋，也是保健的常用手法。

4. 注意事项　用于调整指间关节、掌指关节时，用力要大、要迅速。用于保健时用力要柔和。

四、颈椎定位旋转扳法

1. 操作

（1）坐位颈椎定位旋转扳法　以棘突向右偏为例。患者取坐位。医生站于患者右后方，用左手拇指顶住偏歪棘突的右侧，先使患者头部前屈至要扳动椎骨棘突开始运动时，再使患者头向左侧屈、面部向右旋转至最大限度，然后医生用右手托住患者下颌，待患者放松后，做一个有控制的、稍增大幅度的、瞬间的旋转扳动，同时左手拇指向左推按偏歪的棘突，听到弹响即表明复位。亦可用肘夹住患者下颌做此扳法（图 5 - 99）。

（2）仰卧位颈椎定位旋转扳法（图 5 - 100）　以棘突向右偏歪为例。患者取仰卧位。医生站于头侧，双手置于患者颈后，以一手食中两指按于偏歪的棘突，然后使患者颈部前屈，至要扳动的椎骨棘突开始运动时，再使患者的颈部向右旋转至最大限度时，做一个有控制的、稍增大幅度的、瞬间的旋转扳动，听到弹响即表明复位。

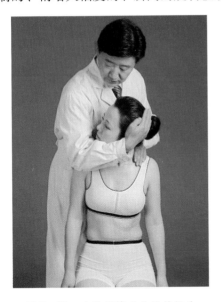
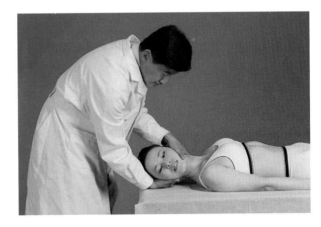

图 5 - 99　坐位颈椎定位旋转扳法　　　　图 5 - 100　仰卧位颈椎定位旋转扳法

2. 动作要领

（1）定位要准：定位于前屈至要扳动的椎骨棘突开始运动时。

（2）扳动的角度要准：在前屈的基础上侧屈至最大限度，旋转至最大限度。

（3）用力要稳、要准、要轻巧，即要"做一个有控制的、稍增大幅度的、瞬间的旋转扳动，同时……拇指向……推按偏歪的棘突"。

（4）应在最大限度时用力施以扳法。

3. 作用及应用 调整颈椎椎间关节紊乱，治疗颈椎沿纵轴的旋转，用于颈椎病、落枕、寰枢椎半脱位及颈部扭伤所致椎间关节紊乱症。

4. 注意事项

（1）扳之前可通过手法、语言、体位使患者充分放松。

（2）扳时定位要准，不要强求弹响音。

（3）对于椎动脉型颈椎病、脊髓型颈椎病、严重心肺等疾患及各类骨病、颈椎畸形的患者应慎用或禁用。

五、颈部端提法

1. 操作（图 5 - 101） 患者坐于低凳上，两腿向前伸直，两手置于大腿上。医生站于患者侧后方，一手托后枕部，用另一肘夹住患者的下颌，先缓慢向上拔伸，并维持一定牵引力，待患者颈部相对放松时，瞬间向上用力，拔伸患者颈部。

2. 动作要领

（1）医生站于患者侧后方。

（2）拔伸时应使患者头后伸 30°左右。

（3）医生两手应同时用力。

3. 作用及应用 调整颈椎椎间关节的关系，纠正颈椎沿冠状轴和矢状轴上的旋转，多用于治疗颈部扭伤或落枕时出现的颈椎椎间关节紊乱。增大颈椎的椎间隙，减小椎间盘内的压力，主要用于治疗颈椎病。

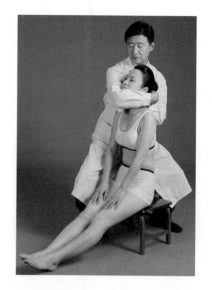

图 5 - 101　颈部端提法

4. 注意事项 在做颈部端提手法时，要注意将患者的姿势摆好。

六、胸部提抖法

1. 操作

（1）坐位胸部提抖法（图 5 - 102） 患者取坐位，两手交叉扣住置于颈后。医生站在患者身后，胸部顶住患者背部，两上肢从上臂之前绕至颈后，并且交叉扣住置于患者颈后（患者的两手背侧）；先环旋摇动患者，待患者放松后，医生两上肢迅速向后上方提拉，同时医生胸部向前顶，听到弹响即表明复位。

（2）站立位胸部提抖法（图 5 - 103） 患者站立，两手交叉扣住置于颈后。医生站在患者身后，胸部顶住患者背部，嘱患者颈部略前屈，医生两上肢从上臂之前绕至颈后，并且交叉扣住置于患者颈后（患者的两手背侧）；医生两上肢逐渐向后方用力，同时医生胸部向前顶，听到弹响即表明复位。

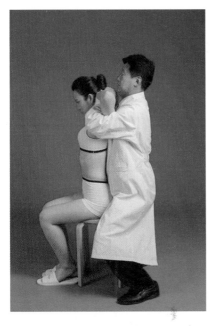

图 5 - 102 坐位胸部提抖法

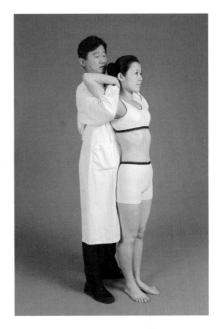

图 5 - 103 站立位胸部提抖法

2. 动作要领

（1）在进行坐位胸部提抖法操作时，医生应屈膝、屈髋，保证上身直立。

（2）医生胸部应向前顶住患者背部，同时两臂应尽量向内，将力作用于患者两肩前。

（3）两臂向后、胸部向前组成一组力（至最大限度）时即可同时用力。

3. 作用及应用 调整胸椎椎间关节、肋椎关节的关系，治疗胸椎椎间关节、肋椎关节紊乱，对因胸椎椎间关节、肋椎关节紊乱导致的消化系统、心血管系统病症也有治疗作用。

4. 注意事项 将胸部向前与两臂向后的力组成一组力。

七、背部按法

1. 操作

（1）背部按法（图 5 - 104） 患者俯卧。医生站于侧方，以两掌重叠置于背部胸椎错位处，先嘱患者用力吸气，再嘱患者用力呼气，医生双手也随之向下按压，至呼气末，瞬间用力，听到弹响即表明复位。

（2）交叉分压法（图 5 - 105） 以棘突向右偏为例。患者取俯卧位。医生站于患者的右侧，右手掌根置于脊柱的右侧（靠近脊柱），左手掌根置于脊柱的左侧（略远离脊柱），两手交叉，待患者呼气末，分别向外下方瞬间用力（左手之力大于右手），听到弹响即表明复位。

2. 动作要领

（1）医生应随患者的呼气向下按压。

（2）用力的时机为呼气末。

（3）按压力量持续的时间为瞬间。

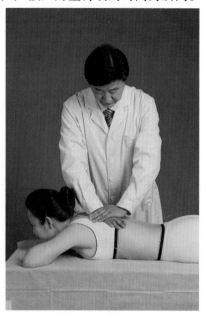

图 5 - 104　背部按法

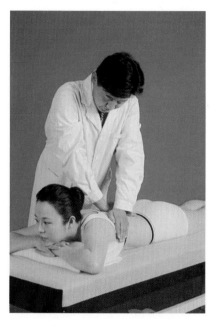

图 5 - 105　交叉分压法

3. 作用及应用　调整胸椎椎间关节、肋椎关节的关系，治疗胸椎椎间关节、肋椎关节紊乱，对因胸椎椎间关节、肋椎关节紊乱导致的消化系统、心血管系统病症也有治疗作用。

4. 注意事项

（1）不可在吸气、呼气过程中按压背部，以免造成损伤。

（2）应使患者俯卧于平坦、柔软的床上，患者的胸前不要有硬物（如扣子）以免损伤。

（3）按压前要正确评估患者的体质、骨质情况，按压时控制好按压的力量，以免发生骨折。

八、仰卧位胸椎整复法

1. 操作（图 5 - 106）　患者先坐于床上，两臂交叉置于胸前。医生站于侧方，一手半握拳，掌根与手指分别置于偏歪棘突的两侧，然后使患者逐渐仰卧于床上，医生胸部抵住患者两臂，并嘱患者呼气，在呼气末瞬间按压，听到弹响即表明复位。

2. 动作要领

（1）患者两臂交叉于胸前时，两肘应尽量接近正中线，以使医生胸部抵住患者两臂。

（2）应在呼气末瞬间按压。

（3）根据具体情况（医生的身高、患者的体型），医生也可用腹部或一手抵住患者两臂，代替胸部抵住患者两臂。

3. 作用及应用　调整胸椎椎间关节、肋椎关节的关系，治疗胸椎椎间关节、肋椎关

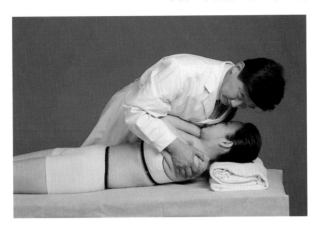

图 5 – 106　仰卧位胸椎整复法

节紊乱，对因胸椎椎间关节、肋椎关节紊乱导致的消化系统、心血管系统病症也有治疗作用。

4. 注意事项　医生胸部抵住的是两臂，而不是两肘。

九、胸椎对抗复位法

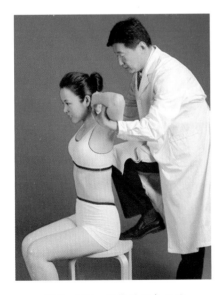

图 5 – 107　胸椎对抗复位法

1. 操作（图 5 – 107）　患者取坐位，两手交叉扣住置于颈部。医生站在患者身后，用一侧膝关节顶住偏歪的棘突，两手从患者上臂之前绕至前臂之后，并且握住前臂的下段。医生膝关节向前顶，两前臂及手向后上方提拉，至最大限度时，瞬间用力，听到弹响即表明复位。

2. 动作要领

（1）膝顶之力应与两手之力组成一组力。

（2）用力的幅度宜小。

（3）瞬间用力。

3. 作用及应用　调整胸椎椎间关节、肋椎关节的关系，治疗胸椎椎间关节、肋椎关节紊乱，对因胸椎椎间关节、肋椎关节紊乱导致的消化系统、心血管系统病证也有治疗作用。

4. 注意事项　操作前应正确评估患者骨质情况。对于强直性脊柱炎患者禁用。

十、扩胸牵引扳法

1. 操作（图 5-108）　患者取坐位，两手交叉扣住置于颈部。医生站在患者身后，用一侧膝关节顶住偏歪的棘突，用两手托住患者两肘；膝关节向前顶，两手向后上托至最大限度，嘱患者头后伸，并将气呼出，待患者放松后，瞬间用力，听到弹响即表明复位。

2. 动作要领

（1）两手用力的方向为后上。

（2）膝关节与两手所用的力要协调一致。

3. 作用及应用　调整胸椎椎间关节、肋椎关节的关系，治疗胸椎椎间关节、肋椎关节紊乱，对因胸椎椎间关节、肋椎关节紊乱导致的消化系统、心血管系统病证也有治疗作用。

4. 注意事项　在患者呼气末发力，扳动幅度不宜太大。对于强直性脊柱炎患者禁用。

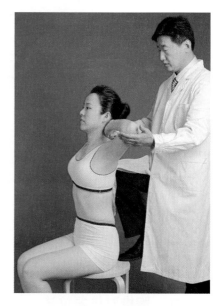

图 5-108　扩胸牵引扳法

十一、胸椎后伸扳肩法

1. 操作（图 5-109）　以棘突向右偏为例。患者取俯卧位。医生站在患者的右侧，以左手掌根顶住偏歪棘突的右侧，右手置于左肩前，两手相对用力，使背部后伸并且旋转，至最大限度时，两手瞬间用力，听到弹响即表明复位。

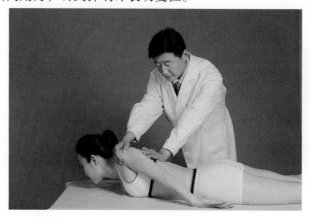

图 5-109　胸椎后伸扳肩法

2. 动作要领

（1）两臂应伸直以便发力。

（2）在做扳动时，医生应两脚蹬地，通过腰部发力。

3. 作用及应用　调整胸椎椎间关节、肋椎关节的关系，治疗胸椎椎间关节、肋椎关节紊乱，对因胸椎椎间关节、肋椎关节紊乱导致的消化系统、心血管系统病证也有治疗作用。

4. 注意事项　对于强直性脊柱炎患者禁用。

十二、腰部侧扳法

1. 操作（图 5 - 110）　患者取健侧卧位，健侧下肢伸直在下，患侧下肢屈曲在上，健侧上肢置于胸前，患侧上肢置于身后，手置于体侧。医生站在腹侧，一手置于患侧肩前，另一上肢的前臂尺侧置于患者臀后。医生两手相对用力，逐渐加大患者腰部旋转角度，至最大限度时，瞬间用力，加大旋转的角度，听到弹响即表明复位。

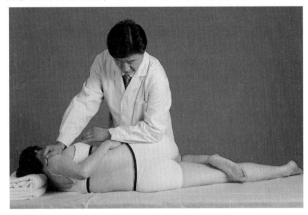

图 5 - 110　腰部侧扳法

2. 动作要领

（1）患者的腰部应与床面垂直。

（2）医生身体的重心应偏向患者的臀侧。

3. 作用及应用　调整腰椎椎间关节关系，还纳椎间盘，治疗腰椎椎间关节紊乱、腰椎间盘突出症。本法还具有放松腰部肌肉的作用。

4. 注意事项　在发力时应整体用力。

十三、腰部后伸扳腿法

1. 操作（图 5 - 111）　患者取俯卧位。医生站在侧方，一手置于对侧大腿下段的前外侧，另一手按压患者腰骶部，两手相对用力，使患者腰部后伸至最大限度后，瞬间用力，加大后伸 5°~10°。

2. 动作要领

（1）置于腰骶部手的位置应根据病情确定，可置于腰部、骶部、腰骶交界处，可置于正中，也可偏于左或偏于右。

（2）两臂应伸直以便发力。

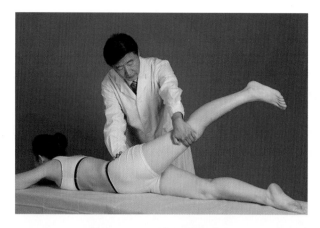

图 5 – 111   腰部后伸扳腿法

（3）在做扳动时，医生应两脚蹬地，通过腰部发力。

3. 作用及应用　具有调整腰椎关系、加大腰椎曲度、恢复腰部后伸功能的作用。用于治疗腰椎间盘突出症、腰椎后关节紊乱、腰椎生理曲度减小、腰部后伸功能受限。

4. 注意事项　对于腰椎生理曲度变大、腰椎滑脱患者慎用，强直性脊柱炎患者禁用。

十四、腰部后伸扳肩法

1. 操作（图 5 – 112）　以棘突向右偏为例。患者取俯卧位。医生站在患者的右侧，左手顶住偏歪棘突的右侧并向左方推；左手置于患者右肩前。两手相对用力，使患者腰部后伸至最大限度，待患者腰部放松后，医生两手瞬间用力，听到弹响即表明复位。

2. 动作要领

（1）两臂应伸直以便发力。

（2）在做扳动时，医生应两脚蹬地，通过腰部发力。

3. 作用及应用　具有调整腰椎关系、加大腰椎曲度、恢复腰部后伸功能的作用。用于治疗腰椎间盘突出症、腰椎后关节紊乱、腰椎生理曲度减小、腰部后伸功能受限。

4. 注意事项　对于腰椎生理曲度变大、腰椎滑脱、强直性脊柱炎患者禁用。

【按语】腰部侧扳法、腰部后伸扳腿法、腰部后伸扳肩法又称为"腰部三扳法"，是治疗腰椎间盘突出症的重要手法。腰部后伸扳腿法的着力点偏向腰 4、5 和骶 1，腰部后伸扳肩法的着力点偏向腰 1～3。

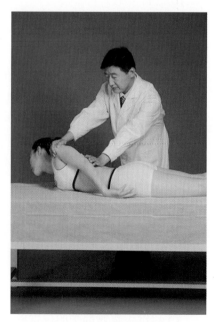

图 5 – 112   腰部后伸扳肩法

十五、腰椎定位旋转扳法

1. 操作（图 5 – 113）　以棘突向右偏为例。患者取坐位，右手置于颈后。一助手固定患者的大腿部。医生坐在患者右后方，左手拇指置于偏歪棘突的右侧，右手从患者右上臂之前绕至前臂之后，置于患者颈后。先使患者腰部前屈至所要扳动的椎骨棘突开始运动时，再使患者腰部左侧屈并且右旋至最大限度（以上 3 个动作在腰部旋转过程中同时进行）后，做一个有控制的、稍增大幅度的、瞬间的旋转扳动；同时左手拇指向左推按偏歪的棘突，听到弹响即表明复位。

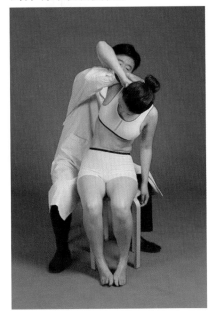

图 5 – 113　腰椎定位旋转扳法

2. 动作要领

（1）定位要准：定位于前屈至要扳动的椎骨棘突开始运动时。

（2）扳动的角度要准：在前屈的基础上侧屈至最大限度，旋转至最大限度。

（3）用力要稳、要准、要轻巧，即要"做一个有控制的、稍增大幅度的、瞬间的旋转扳动，同时……拇指向……推按偏歪的棘突"。

（4）应在最大限度时用力施以扳法。

3. 作用及应用　调整腰椎椎间关节关系，还纳椎间盘，治疗腰椎椎间关节紊乱、腰椎间盘突出症。

4. 注意事项

（1）扳之前可通过手法、语言、体位使患者充分放松。

（2）扳时定位要准，不要强求弹响音。

（3）对于腰椎畸形、强直性脊柱炎的患者应禁用。

十六、直腰旋转扳法

1. 操作

（1）顶腿直腰旋转扳法（图 5 – 114）　以腰部向右旋转受限为例。患者取坐位。医生站在患者的右前方，以右腿的外侧顶住患者右大腿的外侧。医生左手置于患者右肩前，右手置于左肩后，两手相对用力，使患者腰部向右旋转至最大限度后，瞬间用力，加大旋转 5°～10°。

（2）夹腿直腰旋转扳法（图 5 – 115）　以腰部向右旋转受限为例。医生面对患者站于患者的左前方，用两腿夹住患者的左膝部以固定，左手置于患者的左肩后，右手置于患者的右肩前。医生两手协调用力，使患者的腰部右旋至最大限度后，瞬间用力，加大患者腰部右旋的角度。

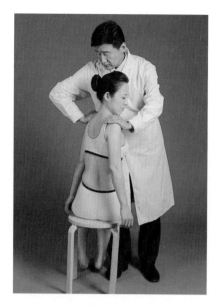

图 5 - 114 顶腿直腰旋转扳法

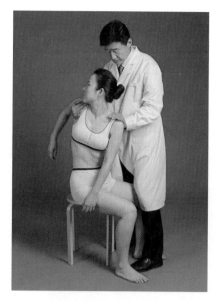

图 5 - 115 夹腿直腰旋转扳法

2. 动作要领

（1）固定好患者的下肢。

（2）两手用力要协调一致。

3. 作用及应用 调整腰椎椎间关节，治疗腰椎关节紊乱。加大腰部旋转角度，治疗腰部旋转功能受限。

4. 注意事项

（1）扳之前可通过手法、语言、体位使患者充分放松。

（2）本法不要求有弹响音。

（3）对于腰椎畸形、强直性脊柱炎的患者应禁用。

十七、腰部抖法

1. 操作 患者取俯卧位。一助手双手固定患者腋下。医生站于足侧，双手托握患者两个踝关节，两臂伸直，身体后仰（图 5 - 116A），与助手相对用力，牵引患者的腰部，待患者腰部放松后，医生身体先向前（图 5 - 116B），然后两臂伸直，身体后仰，瞬间用力，上下抖动，使患者腰部抖动的幅度最大（图 5 - 116C）。如此反复操作 3 ~ 5 次。

2. 动作要领

（1）医生与助手牵引患者腰部时，患者的下肢与床面的角度不要太大。

（2）待患者放松后，再发力上下抖动 3 ~ 5 次或更多。

3. 作用及应用 本法可加大椎间隙，调整腰椎椎间关节的关系。本法多用于急慢性损伤导致的椎间关节关系紊乱的治疗。如急性腰椎椎间关节紊乱症、腰椎间盘突出症。

4. 注意事项 在施用本法时，一定要注意发力的时机，并且要连续抖动 3 ~ 5 次或更多。

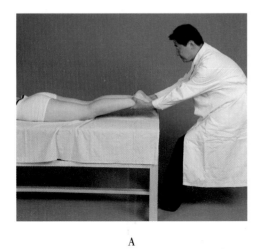

A

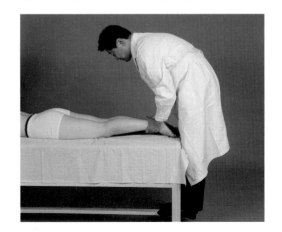

B

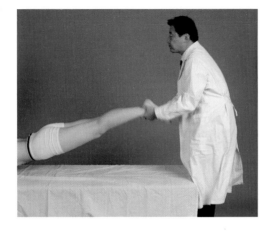

C

图 5 – 116　腰部抖法

第六章

儿科推拿手法

第一节　总　论

儿科推拿学形成于明朝，是按摩推拿学的重要组成部分。由于儿童具有脏腑娇嫩、形气未充、生机蓬勃、发育迅速的生理特点，同时又具有抵抗力差、容易发病、传变较快、易趋康复的病理特点，因此儿科推拿与成人按摩推拿也有许多不同之处。儿科推拿手法的要求是：轻快、柔和、平稳、着实，适达病所，不可竭力攻伐。儿科疾病以外感和内伤饮食居多，病位多在肺脾肝三脏，在治疗上以解表、清热、消导、镇惊为主。

一、儿科推拿的特点

1. 推法、揉法次数较多；摩法时间长；掐法则重、快、少，掐后用揉法。
2. 儿科推拿的手法常和穴位结合在一起，如补脾经。
3. 掐、拿、捏等重手法多在治疗结束时使用。
4. 儿科推拿在操作时常用一些介质，如姜汁、滑石粉以滑润皮肤，提高疗效。
5. 儿科推拿的穴位有点状、线状、面状。
6. 儿科推拿的穴位以两手居多。
7. 儿科推拿的穴位名称有些与成人相同，但位置不同（如攒竹），有些位置相同而名称不同（如龟尾、总筋）。
8. 儿科推拿上肢的穴位一般不分男女，但习惯上推拿左手。
9. 6~12月龄的小儿推拿刺激量：推法、揉法300~500次，掐法、捣法、按法20~50次，摩法、运法3~5分钟，捏脊3~5遍。临床时可根据患儿年龄、体质及具体病情进行增减。
10. 儿科推拿操作顺序是先头面，其次上肢，再次胸腹腰背，最后是下肢。
在临证时必须审慎果断，治疗及时，若病情复杂或较重，应中西医结合治疗。

二、儿童年龄分期

1. 胎儿期　从受孕到分娩共40周。
2. 新生儿期　从胎儿出生到满28天［足月新生儿：胎龄达到37周但不到42周（259~293天）、体重达到及超过2500g出生的新生儿］。

3. 婴儿期　28 天至 1 岁。

4. 幼儿期　1~3 岁。

5. 幼童期（学龄前期）　3~7 岁。

6. 儿童期（学龄期）　7~12 岁。

第二节　儿科推拿基础手法

一、推法

1. 操作

（1）直推法（图 6 - 1）　以拇指桡侧或指面在穴位上做直线推动，亦可用食中二指面着力做直线推动。

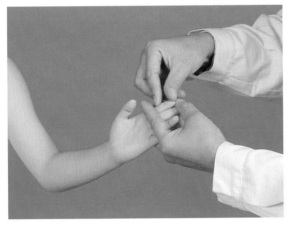

图 6 - 1　直推法

（2）旋推法（图 6 - 2）　以拇指面在穴位上做顺时针方向的旋转推动。

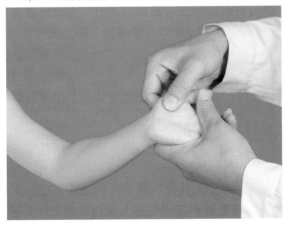

图 6 - 2　旋推法

（3）分推法（图6-3） 用两手拇指桡侧或指面，自穴位中间向两旁推动。

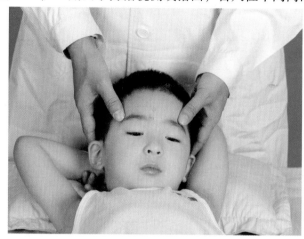

图6-3 分推法

（4）合推法（图6-4） 以拇指桡侧缘自穴位两端向中央推动称合推法。

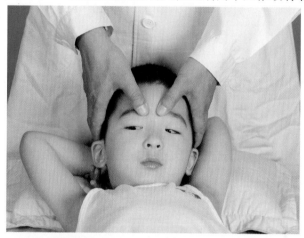

图6-4 合推法

2. 动作要领

（1）着力部位要紧贴皮肤，压力适中。

（2）做到轻而不浮，重而不滞。

（3）速度要均匀。

（4）应参考经络走行方向及气血运行方向推动。

3. 作用及应用 儿科推拿中推法作用于线状穴位和面状穴位，如推三关、分推腹阴阳。推法可通经活络，治疗经络闭阻引起的症状，如恶心、呕吐、咳嗽、腹胀；化瘀消肿，治疗损伤引起的瘀血肿痛。应用推法时，应注意推动的方向，应遵循气血流动的方向。如胃气上逆引起的呕吐或肝气郁结引起的腹胀，应从上向下推。

二、揉法

1. 操作

（1）指揉法（图6-5） 以指端着力于穴位做环旋揉动。

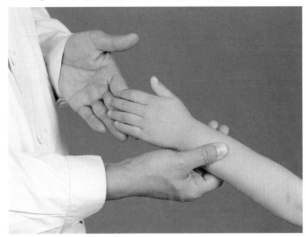

图6-5 指揉法

（2）掌揉法（图6-6） 以掌着力于穴位做环旋揉动。

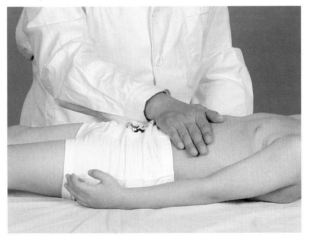

图6-6 掌揉法

（3）鱼际揉法（图6-7） 以大鱼际着力于穴位做环旋揉动。

2. 动作要领

（1）应以肢体的近端带动远端做小幅度的环旋揉动。

（2）着力部位要吸定于治疗部位，并带动深层组织。

（3）压力要均匀，动作要协调有节律。

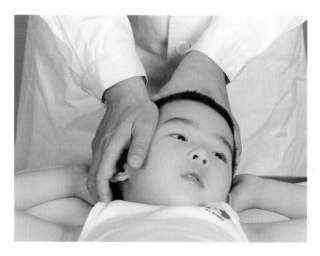

图 6 - 7　鱼际揉法

（4）揉动的幅度要适中，不宜过大或过小。

3. 应用　揉法在儿科推拿中主要用于点状穴位和面状穴位，如揉板门，揉太阳。

三、按法

1. 操作（图 6 - 8）　以掌根或拇指置于治疗部位上，逐渐向下用力按压。

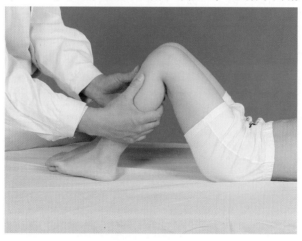

图 6 - 8　按法

2. 动作要领　在按压时，应逐渐用力。

3. 应用　常与其他手法配合应用，如按揉、按摩。

四、摩法

1. 操作

（1）掌摩法（图 6 - 9）　患者取仰卧位。医生坐于右侧，以掌置于腹部，做环形而有节律的抚摩，亦称摩腹。在摩腹时，常按如下顺序进行：胃脘部→上腹→脐→小腹→右下腹，推至右上腹，推至左上腹，推至左下腹。

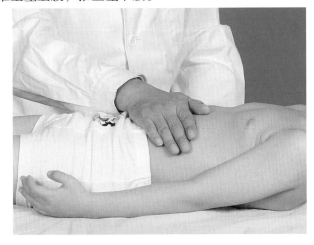

图6-9　掌摩法

（2）指摩法（图6-10）　以食指、中指、无名指、小指指面附着在治疗部位上，做环形而有节律的抚摩。本法用于面部、胸部或某些穴位。

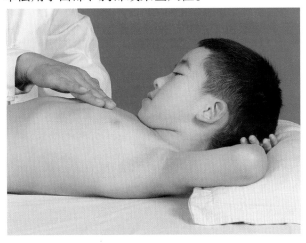

图6-10　指摩法

2. 动作要领

（1）上肢及腕掌放松，轻放于治疗部位。

（2）前臂带动腕及着力部位做环旋活动。

（3）动作要缓和协调。

（4）用力宜轻不宜重，速度宜缓不宜急。

3. 作用及应用　掌摩主要用于腹部，能调理胃肠功能。顺时针作用于腹部有通腹作用；

逆时针作用于腹部则有涩肠作用。指摩法主要用于穴位，其作用依穴的不同而不同。

五、掐法

1. 操作

（1）双手掐法（图6-11）　以两手的拇食指相对用力，挤压治疗部位。

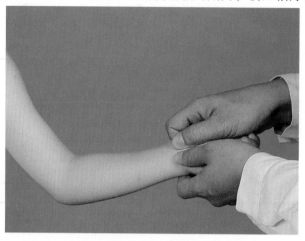

图6-11　双手掐法

（2）单手掐法（图6-12）　以单手拇指指端掐按人体的穴位。

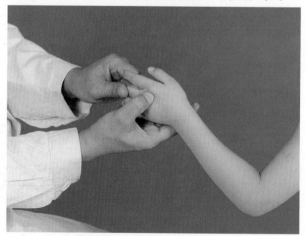

图6-12　单手掐法

2. 动作要领　用力要稳、准，刺激量要大。

3. 作用及应用　具有疏通经络的作用，用于急救、止痛。掐法对穴位的刺激较强。

六、捏法

1. 操作

（1）二指捏法（图6－13）　两手腕关节略尺偏，食指中节桡侧横抵于皮肤，拇指置于食指前方的皮肤处，以拇、食两指捏拿皮肤，边捏边交替前进。

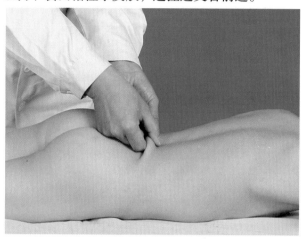

图6－13　二指捏法

（2）三指捏法（图6－14）　两手腕关节略背伸，拇指横抵于皮肤，食、中两指屈曲置于拇指前方的皮肤处，以拇、食、中三指捏拿肌肤，两手边捏边交替前进。

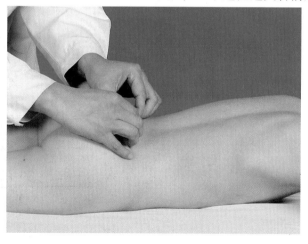

图6－14　三指捏法

2. 动作要领

（1）应沿直线捏，不要歪斜。

（2）捏拿肌肤松紧要适宜。

3. 作用及应用　具有调节脏腑生理功能的作用。在儿科推拿中，大椎至长强称为"脊柱"，因此在此部位操作称为"捏脊"，因主要用于治疗疳积，所以也称为"捏积"。捏脊不仅用于儿童，也可用于成人，有很好的调理胃肠功能、促进消化吸收、提高抵抗力的作用。捏脊方向为自下而上，从臀裂至颈部大椎穴。一般捏3～5遍，以皮肤微微发红为度。在捏最后一遍时，常捏三下，向上提一次，称为"捏三提一"，目的在于加大刺激量。除捏背部督脉以外，还可捏背部两侧足太阳膀胱经。

七、运法

1. 操作（图6-15）　以拇指或食中指端在穴位上由此往彼做弧形或环形推动。

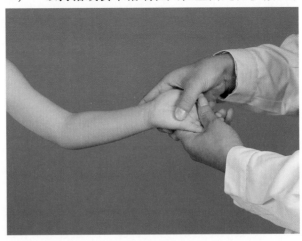

图6-15　运法

2. 动作要领
（1）宜轻不宜重，宜缓不宜急。
（2）频率每分钟60～100次。
3. 应用　常用于面状穴位和线状穴位，如运内八卦。

第三节　儿科推拿常用穴位及操作方法

一、攒竹（天门）

1. 定位　两眉头连线中点至前发际成一直线。
2. 操作　用两拇指自下而上交替直推，称推攒竹（图6-16），也称开天门。
3. 主治　外感发热、头痛、精神萎靡、惊惕不安。

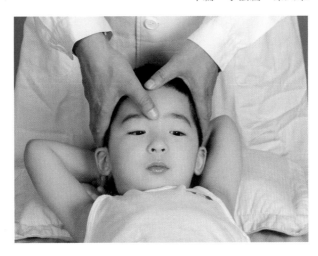

图 6 - 16　推攒竹

二、坎宫

1. **定位**　自眉头起沿眉向眉梢成一直线。
2. **操作**　用两拇指桡侧自眉心向眉梢做分推，称推坎宫或分推坎宫（图 6 - 17）。
3. **主治**　外感发热、惊风、头痛、目赤痛。

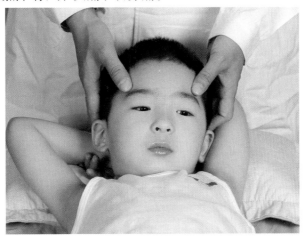

图 6 - 17　分推坎宫

三、太阳

1. **定位**　眉梢与外眦连线中点向后 1 寸。
2. **操作**　用两拇指桡侧推运，称推太阳（图 6 - 18）或运太阳。向眼方向推运为补，向耳方向推运为泻。

3. 主治　外感发热、惊风、头痛、目赤痛。

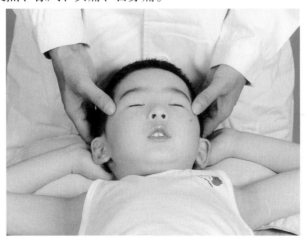

图 6 – 18　推太阳

四、天柱骨

1. 定位　颈后发际正中至大椎成一直线。

2. 操作　用食、中两指或拇指自上向下直推，称推天柱（图 6 – 19）。或用汤匙边蘸水边自上而下刮。

3. 主治　呕恶、项强、发热、惊风、咽痛。

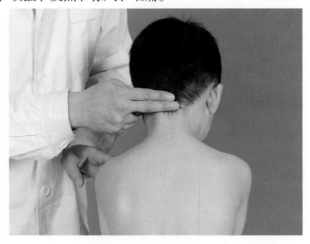

图 6 – 19　推天柱

五、腹

1. 定位　腹部。

2. 操作　自腹中线向两旁分推，称分推腹阴阳（图 6 – 20）；用掌或四指摩，称摩腹（参见图 6 – 9）。

3. 主治 腹痛、腹胀、消化不良、恶心呕吐。

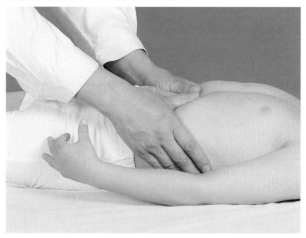

图 6-20 分推腹阴阳

六、脐

1. 定位 肚脐。

2. 操作 用中指端或掌根揉，称揉脐（图 6-21）；用指或掌摩，称摩脐；用拇指和食中指抓住肚脐抖揉亦称揉脐。

3. 主治 腹胀、腹痛、食积、疳积、便秘、肠鸣、吐泻。

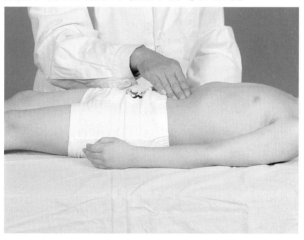

图 6-21 揉脐

七、丹田

1. 定位 脐下 2~3 寸之间。

2. 操作 用揉法揉，称揉丹田（图 6-22）；用摩法摩，称摩丹田。

3. 主治 腹泻、腹痛、遗尿、脱肛、疝气。

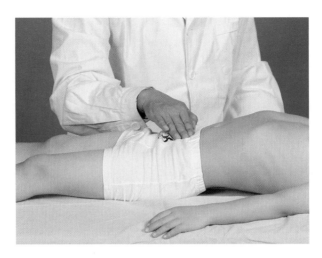

图 6 - 22 揉丹田

八、脊柱

1. 定位 大椎至龟尾（长强）成一直线。

2. 操作 用食中二指自上而下直推，称推脊（图 6 - 23）；用捏法自下而上，称捏脊（参见图 6 - 13）。

3. 主治 推脊主要用于清热，治疗发热、惊风、夜啼等，捏脊主要用于治疗疳积、腹痛、腹泻、呕吐、便秘。

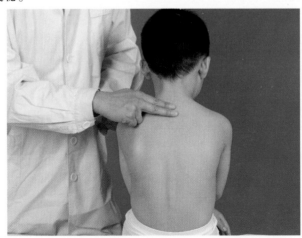

图 6 - 23 推脊

九、七节骨

1. 定位 第 4 腰椎至尾椎上端成一直线。

2. 操作 用拇指桡侧缘自下而上直推，称推上七节骨（图 6 - 24）；用食中指自上而下直推，称推下七节骨。

3. 主治 推上七节骨用于治疗泄泻、脱肛、遗尿等。推下七节骨用于通便。

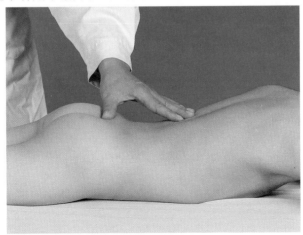

图 6-24 推上七节骨

十、龟尾

1. 定位 尾椎骨端。

2. 操作 用拇指或中指端揉，称揉龟尾（图 6-25）。

3. 主治 泄泻、便秘、脱肛、遗尿。

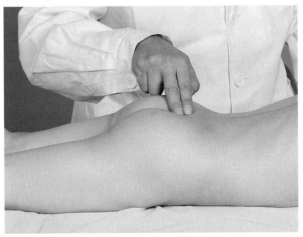

图 6-25 揉龟尾

十一、脾经

1. 定位 拇指末节罗纹面。

2. 操作 旋推为补，称补脾经（图 6-26）；将患儿拇指屈曲，循拇指桡侧边缘向掌根方向直推亦为补；将患儿拇指伸直，由指端向指根方向直推为清。两者统称推脾经。

3. 主治　食欲不振、腹泻、痢疾、便秘、黄疸等。

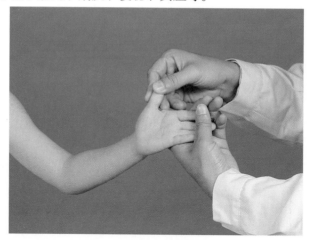

图 6 – 26　补脾经

十二、肝经

1. 定位　食指末节罗纹面。

2. 操作　旋推为补，称补肝经；向指根方向直推为清，称清肝经（图 6 – 27）。两者统称推肝经。本穴宜清不宜补，恐动肝火之故。

3. 主治　烦躁不安、惊风、目赤、五心烦热、口苦、咽干等。

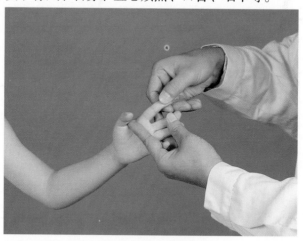

图 6 – 27　清肝经

十三、心经

1. 定位　中指末节罗纹面。

2. 操作　旋推为补，称补心经；向指根方向直推为清，称清心经（图 6 – 28）。两者统称为推心经。本穴宜清不宜补，补心经通常用补小肠代替，或补后加清。

3. 主治　高热神昏、五心烦热、口舌生疮、小便赤涩、心血不足、惊惕不安等。

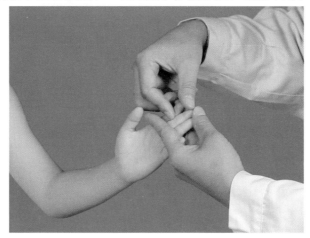

图 6-28　清心经

十四、肺经

1. 定位　无名指末节罗纹面。

2. 操作　旋推为补，称补肺经（图 6-29）；向指根方向直推为清，称清肺经。两者统称推肺经。

3. 主治　感冒、发热、咳嗽、胸闷、气喘、虚汗、脱肛。

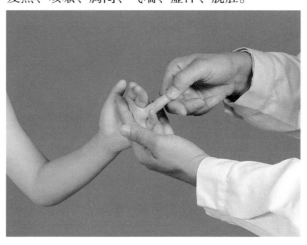

图 6-29　补肺经

十五、肾经

1. 定位　小指末节罗纹面。

2. 操作　由指根向指尖方向直推为补，称补肾经（图 6-30）；向指根方向直推为清，称清肾经。两者统称推肾经。本穴宜补不宜清。

3. 主治 先天不足、久病体虚、肾虚腹泻、遗尿、虚喘、膀胱蕴热、小便淋沥刺痛。

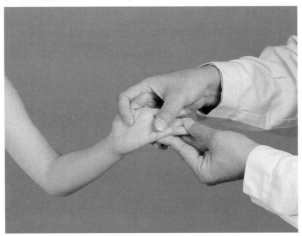

图 6－30 补肾经

十六、大肠

1. 定位 食指桡侧缘，自指尖至虎口成一直线。

2. 操作 从食指尖直推向虎口为补，称补大肠（图 6－31）；自虎口直推向食指尖的桡侧为清，称清大肠。两者统称推大肠。

3. 主治 腹泻、痢疾、脱肛、便秘。

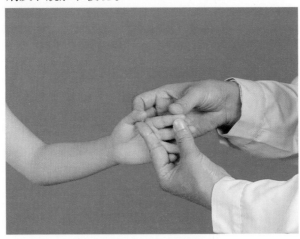

图 6－31 补大肠

十七、小肠

1. 定位 小指尺侧缘，自指尖至指根成一直线。

2. 操作 沿小指尺侧缘处指尖直推向指根为补，称补小肠（图 6－32）；沿小指尺侧缘自指根向指尖直推为清，称清小肠。两者统称推小肠。

3. 主治　小便赤涩、水泻、遗尿、尿闭。

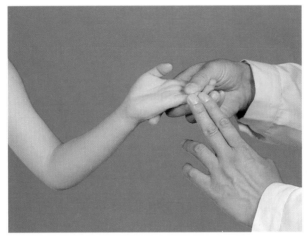

图 6 - 32　补小肠

十八、胃经

1. 定位　拇指掌侧第一节。

2. 操作　旋推为补，称补胃经（图 6 - 33）；向指根方向直推为清，称清胃经。两者统称推胃经。

3. 主治　呕恶嗳气、烦渴善饥、食欲不振、吐血衄血等。

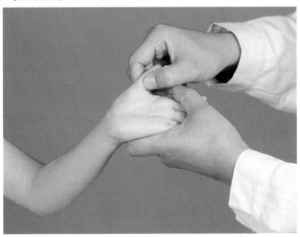

图 6 - 33　补胃经

十九、四横纹

1. 定位　食指、中指、无名指、小指掌侧第 1 指间关节横纹处。

2. 操作　用拇指指甲掐揉，称掐四横纹（图 6 - 34）；四指并拢从食指横纹处推向小指横纹处，称推四横纹。本穴常用点刺法治疗疳积。

3. 主治 疳积、腹胀、腹痛、气血不和、消化不良、惊风、气喘、口唇破裂。

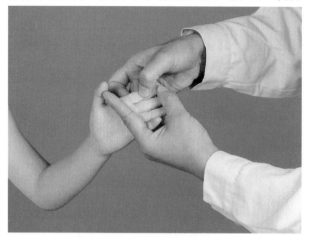

图 6 – 34　掐四横纹

二十、板门

1. 定位 手掌大鱼际处。

2. 操作 指端揉板门或运板门（图 6 – 35）；用推法自指根推向腕横纹，称板门推向横纹；反之称横纹推向板门。本穴常用割治法治疗疳积。

3. 主治 食积腹胀、食欲不振、呕吐、腹泻、气喘、嗳气。

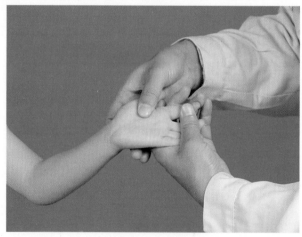

图 6 – 35　揉板门

二十一、内八卦

1. 定位 在手掌面，以掌心为圆心，从掌心到中指掌指关节横纹的 2/3 处为半径所做的圆。

2. 操作 用运法，顺时针方向掐运，称运内八卦（图 6 – 36）或运八卦。

3. 主治 咳嗽痰喘、胸闷纳呆、腹胀呕吐。

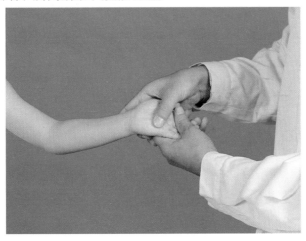

图 6 - 36 运内八卦

二十二、二扇门

1. 定位 手背第 3 掌指关节近端两侧凹陷处。

2. 操作 用拇指指甲掐，称掐二扇门；拇指偏峰按揉，称揉二扇门（图 6 - 37）。掐二扇门是发汗的效法。

3. 主治 惊风抽搐、身热无汗。

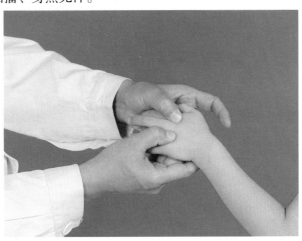

图 6 - 37 揉二扇门

二十三、外劳宫

1. 定位 手背与内劳宫相对处。

2. 操作 用揉法称揉外劳宫（图 6 - 38）；用掐法称掐外劳宫。

3. 主治 风寒感冒、腹胀腹痛、肠鸣腹泻、痢疾、脱肛、遗尿、疝气。

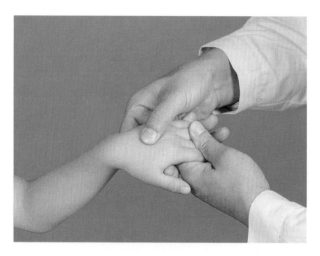

图 6 – 38   揉外劳宫

二十四、三关

1. 定位　前臂桡侧阳池至曲池成一直线。

2. 操作　用拇指桡侧面或食中指指面自腕推向肘，称推三关（图 6 – 39）；屈患儿拇指，自拇指桡侧推向肘为大推三关。

3. 主治　气血虚弱、病后体弱、阳虚肢冷、腹痛、腹泻、斑疹白痦、疹出不透、感冒风寒等一切虚寒病证。

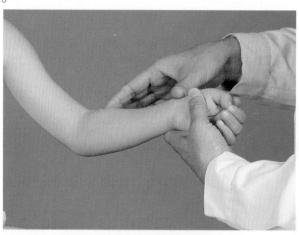

图 6 – 39   推三关

二十五、天河水

1. 定位　前臂正中，总筋至洪池成一直线。

2. 操作　用食中指指面自腕推向肘，称清天河水（图 6 – 40）；用食中指沾水自总筋处，一起一落弹打如弹琴状，直至洪池，同时一面用口吹气随之，称打马过天河。

3. 主治 外感发热、潮热、内热、烦躁不安、口渴、惊风等一切热证。

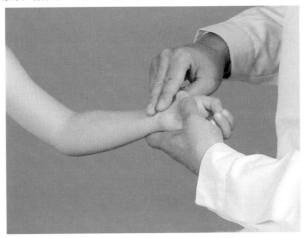

图6-40 清天河水

二十六、六腑

1. 定位 前臂尺侧，阴池至肘成一直线。

2. 操作 用拇指面或食中指面自肘推向腕，称退六腑或推六腑（图6-41）。

3. 主治 高热、烦渴、惊风、鹅口疮、木舌、重舌、咽痛、腮腺炎、大便秘结等一切实热证。

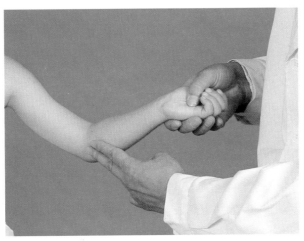

图6-41 退六腑

二十七、耳后高骨

1. 定位 耳后乳突下方凹陷处。

2. 操作 用两拇指或中指端揉，称揉耳后高骨（图6-42）。

3. 主治 头痛、惊风。

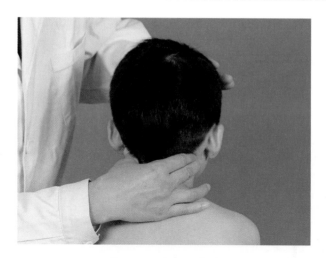

图6-42 揉耳后高骨

二十八、乳根

1. 定位 乳头直下0.5寸，第五肋间隙。

2. 操作 医生用两手四指扶患儿两胁，以两手拇指在乳根按揉，称揉乳根（图6-43）。

3. 主治 胸闷、咳嗽、痰鸣、呕吐等症。

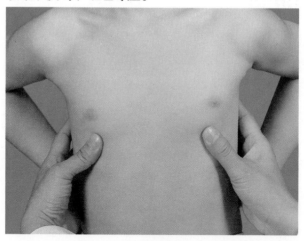

图6-43 揉乳根

二十九、乳旁

1. 定位 乳外旁开0.2寸。

2. 操作 医生用两手四指扶患儿两胁，以两手拇指在乳旁穴处按揉，称揉乳旁（图6-44）。

3. 主治 胸闷、咳嗽、痰鸣、呕吐等症。

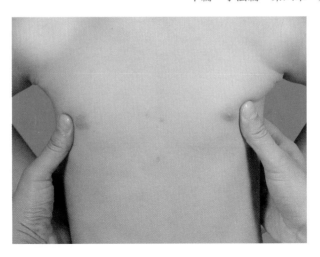

图 6-44 揉乳旁

三十、胁肋

1. 定位 从腋下两胁至天枢处。

2. 操作 医生两手掌自患儿腋下搓摩至天枢穴，称搓摩胁肋，又称按弦走搓摩（图 6-45）。

3. 主治 胸闷、胁痛、痰喘气急、疳积、肝脾肿大。

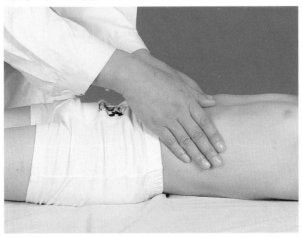

图 6-45 按弦走搓摩

三十一、肚角

1. 定位 脐下 2 寸，旁开 2 寸。

2. 操作 用拇、食、中三指作拿法，称拿肚角（图 6-46）；用中指端按称按肚角。

3. 主治 对多种原因引起的腹痛，特别是寒痛、伤食痛效果更好。为防止患儿哭闹影响手法的进行，可在最后应用此法。

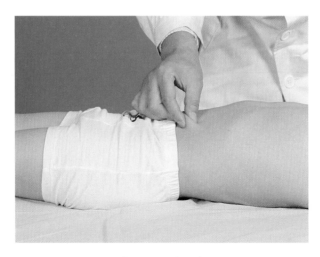

图 6-46 拿肚角

三十二、肾纹

1. 定位 掌面，小指第 2 指间关节横纹处。

2. 操作 中指或拇指按揉，称揉肾纹（图 6-47）。

3. 主治 目赤、鹅口疮。

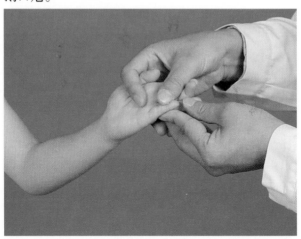

图 6-47 揉肾纹

三十三、肾顶

1. 定位 小指顶端。

2. 操作 医生一手持患儿小指以固定，另一手中指或拇指端在小指顶端按揉，称揉肾顶（图 6-48）。

3. 主治 自汗、盗汗。

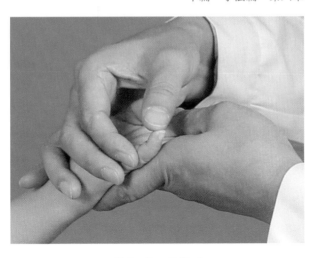

图 6 – 48　揉肾顶

三十四、小横纹

1. 定位　掌面食、中、无名、小指掌指关节横纹处。

2. 操作　以拇指指甲掐，称掐小横纹；拇指侧推，称推小横纹（图 6 – 49）。

3. 主治　烦躁、口疮、唇裂、腹胀等。推掐本穴用于脾胃热结，口唇破烂及腹胀等症。推小横纹对肺部干性啰音有一定疗效。

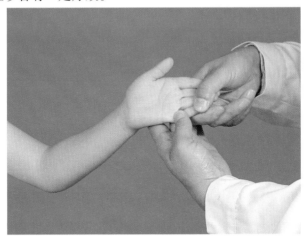

图 6 – 49　推小横纹

三十五、掌小横纹

1. 定位　掌面，小指掌指关节尺侧横纹头处。

2. 操作　中指或拇指按揉，称揉掌小横纹（图 6 – 50）。

3. 主治　痰热喘咳、口舌生疮、顿咳、流涎等。

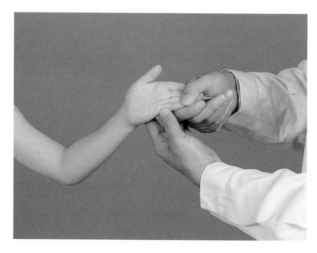

图6-50　揉掌小横纹

三十六、小天心

1. 定位　大小鱼际交接处的凹陷中。

2. 操作　中指按揉，称揉小天心；拇指甲掐，称掐小天心；以中指尖或屈曲的指间关节捣，称捣小天心（图6-51）。

3. 主治　揉小天心能治疗目赤肿痛、口舌生疮、小便短赤。掐、捣小天心能治疗惊风抽搐、夜啼、斜视等。

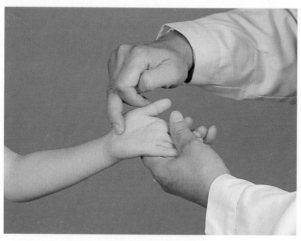

图6-51　捣小天心

三十七、运水入土

1. 定位　拇指掌指关节下为土，小指掌指关节下为水。

2. 操作　医生左手拿住患儿四指，掌心向上，右手大指端由患儿小指根推运起，经掌小横纹、小天心到拇指根止（图6-52）。

3. 主治 运水入土可健脾助运，润燥通便，用于土盛水枯，主治完谷不化、脾虚腹泻、痢疾、疳积、便秘等症。

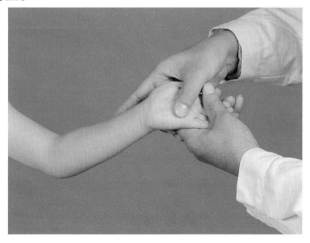

图6-52 运水入土

三十八、运土入水

1. 定位 拇指掌指关节下为土，小指掌指关节下为水。

2. 操作 医生左手拿住患儿四指，掌心向上，右手大指端由患儿大指根起推运，经小天心、掌小横纹到小指根（图6-53）。

3. 主治 运土入水可清脾胃湿热，利尿止泻，用于水盛土枯，主治少腹胀满、小便赤涩、泄泻痢疾等。

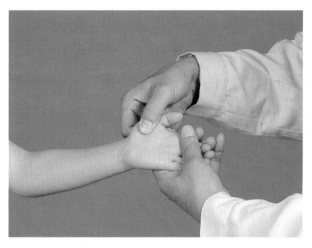

图6-53 运土入水

三十九、总筋

1. 定位 腕掌侧横纹中点处。

2. 操作 按揉总筋称揉总筋，用拇指指甲掐称掐总筋（图6-54）。

3. 主治 揉总筋临床上多与清天河水、清心经配合，治疗口舌生疮、潮热、夜啼等实热证。操作时手法宜快，并稍用力。治疗惊风抽掣多用掐法。

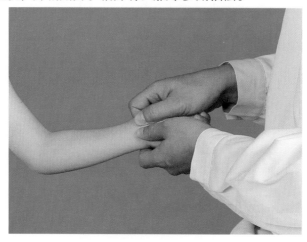

图6-54 掐总筋

四十、大横纹

1. 定位 仰掌，掌后腕横纹处为大横纹。近拇指端称阳池，近小指端称阴池。

2. 操作 两拇指自腕横纹中点（总筋）向两旁分推，称分推大横纹（图6-55），又称分阴阳；自两旁（阴池、阳池）向总筋合推，称合阴阳。

3. 主治 分阴阳多用于阴阳不调、气血不和而致寒热往来、烦躁不安，以及乳食停滞、腹胀、腹泻、呕吐等症，亦对痢疾有一定疗效。操作时实热证宜重分推阴池，虚寒证宜重分推阳池。合阴阳多用于痰结喘嗽、胸闷等症，若本法配揉肾纹、清天河水能加强行痰散结的作用。

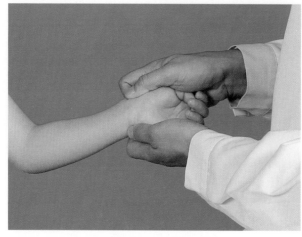

图6-55 分推大横纹

四十一、左端正、右端正

1. 定位 中指甲根两侧赤白肉处，桡侧称左端正，尺侧称右端正。

2. 操作 医生一手握患儿手，另一手以拇指甲掐或用拇指罗纹面揉称掐揉端正（图6–56）。

3. 主治 揉左端正升提中气，治疗水泻、痢疾等症；揉右端正降逆止呕，治疗胃气上逆而引起的恶心呕吐；掐端正治疗小儿惊风。

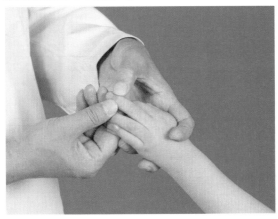

图6–56 掐揉端正

四十二、老龙

1. 定位 中指指甲后1分处。

2. 操作 用掐法，称掐老龙（图6–57）。

3. 主治 主要用于急救。若小儿急惊暴死或高热抽搐，掐之知痛有声音可治，不知痛而无声音难治。

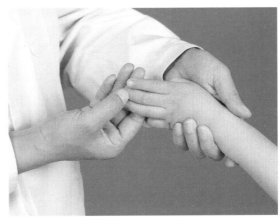

图6–57 掐老龙

四十三、五指节

1. 定位 掌背五指第1指间关节。

2. 操作 拇指指甲掐称掐五指节，用拇指或食指揉搓称揉五指节（图6-58）。

3. 主治 掐五指节主要用于惊惕不安、惊风等症，多与清肝经、掐老龙等合用；揉五指节主要用于胸闷、痰喘、咳嗽等症，多与运内八卦、推揉膻中等合用。

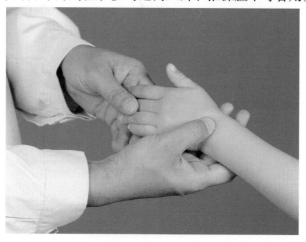

图6-58　揉五指节

四十四、上马

1. 定位 手背无名及小指掌指关节后陷中。

2. 操作 医生一手握持患儿手，用另一手拇指指甲掐上马穴称掐二人上马。以拇指端揉称揉上马（图6-59）。

3. 主治 揉上马滋阴补肾，顺气散结，利水通淋，主治潮热烦躁、牙痛、小便赤涩等症。

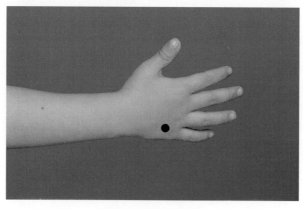

图6-59　上马穴

四十五、威灵

1. 定位　手背 2、3 掌骨头之间。

2. 操作　用掐法称掐威灵（图 6 – 60）。

3. 主治　用于急惊暴死，昏迷不醒时的急救。

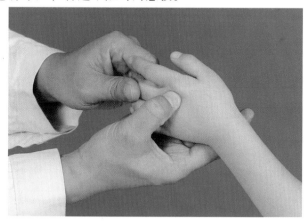

图 6 – 60　掐威灵

四十六、精宁

1. 定位　手背第 4、5 掌骨头之间。

2. 操作　医生一手持患儿四指，令掌背向上，另一手拇指甲掐穴处，先掐后揉称掐精宁（图 6 – 61）。

3. 主治　用于痰食积聚、气吼痰喘、干呕、疳积等症。对于体虚者慎用，如必须应用时则多与补脾经、推三关、捏脊等同用，以免攻伐太甚，元气受损。用于急惊昏厥时多与掐威灵配合，能加强开窍醒神的作用。

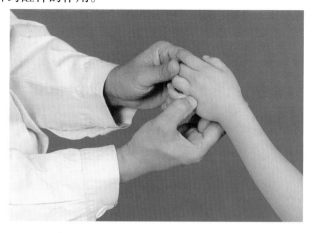

图 6 – 61　掐精宁

四十七、膊阳池

1. 定位　前臂，尺骨与桡骨之间，腕背横纹上3寸。

2. 操作　医生一手持患儿腕，另一手拇指甲掐膊阳池先掐后揉称掐膊阳池。用拇指端或中指端揉称揉膊阳池（图6-62）。

3. 主治　揉膊阳池是治疗便秘的效穴，对于腹泻者禁用；用于感冒头痛，可配合推攒竹、推坎宫、揉太阳。治疗小便赤涩短少，可配合清小肠。

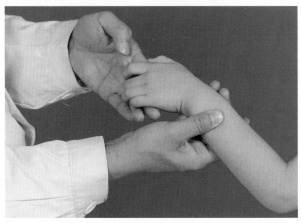

图6-62　揉膊阳池

四十八、一窝风

1. 定位　手背腕横纹正中凹陷处。

2. 操作　指端揉称揉一窝风（图6-63）。

3. 主治　常用于受寒、食积等原因引起的腹痛等症，多与拿肚角、推三关、揉中脘等合用。还可用于寒凝经脉引起的痹痛、感冒风寒等。

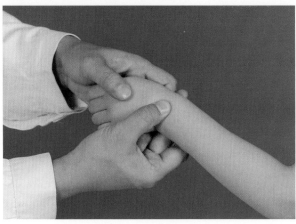

图6-63　揉一窝风

四十九、箕门

1. 定位　大腿内侧，髌骨上缘至腹股沟成一直线。

2. 操作　用食、中两指自髌骨内上缘至腹股沟部做直推法，称推箕门（图6-64）。

3. 主治　推箕门性平和，用于尿潴留，多与揉丹田、按揉三阴交等合用，用于小便赤涩不利，多与清小肠等合用。

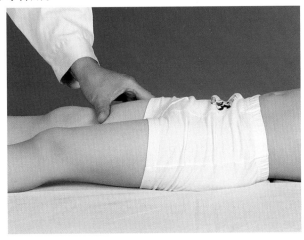

图6-64　推箕门

第七章

古今按摩推拿手法选

第一节 《黄帝内经》中的手法

《黄帝内经》是中医学的重要著作，对按摩推拿这门学科有以下几点突出贡献。

一、确立"按摩"为手法治疗之总称

在《素问·血气形志》中记有："形数惊恐，经络不通，病生于不仁，治之以按摩醪药。"从这里可以看出"按摩"已作为一项重要的治疗手段被当时的人们所重视，同时也说明"按摩"已成为手法治疗的总称，也可以理解为确立了学科名称。

二、阐述手法的作用机理

1. 温通经络、止痛 《素问·举痛论》中记载："寒气客于肠胃之间，膜原之下，血不得散，小络急引故痛。按之则血气散，故按之痛止矣。"此段说明当时人们已经认识到按摩具有温通经络、止痛的作用。

2. 温补作用 《素问·举痛论》云："寒气客于背俞之脉则脉泣，脉泣则血虚，血虚则痛，其俞注于心，故相引而痛，按之则热气至，热气至则痛止矣。"此段文字说明当时已经认识到按摩具有温补作用。

三、按压动脉的手法

1. 按压腹主动脉法 《灵枢·百病始生》云："其著于伏冲之脉者，揣揣应手而动，发手则热气下于两股，如汤沃之状。"

2. 按压颈动脉法 《灵枢·刺节真邪论》记载："大热遍身，狂而妄见、妄闻、妄言，视足阳明及大络取之。虚者补之，血而实者泻之。因其偃卧，居其头前，以两手四指挟按颈动脉，久持之，卷而切推，下至缺盆中，而复止如前。热去乃止，此所谓推而散之者也。"

四、其他方面

《黄帝内经》中还记载了有关手法的适应证、禁忌证、膏摩、手法在诊断中的应用、按摩工具、按摩人员的选择等有关内容。

第二节　《肘后备急方》中的手法

《肘后备急方》，作者葛洪（283—363 年）。《肘后备急方》中记有大量的手法，如摩、指按、爪、按、抓、指弹、抽掣、捻、摩挼、抑按、拍捏等。这里重点介绍一下抄腹法、拈脊骨皮法。

一、抄腹法

"使患者伏卧，一人跨上，两手抄举其腹，令病人自纵重，轻举抄之。令去床三尺许，便放之。如此二七度止。"现在用于治疗肠扭转、肠梗阻，称"颠簸疗法"。

二、拈脊骨皮法——捏脊法

"拈取其脊骨皮，深取痛引之，从龟尾至顶乃止。未愈更为之。"本法发展成现在的捏脊疗法。

第三节　《太清道林摄生论》与《备急千金要方》中的手法

以下方法取材于《中华古典气功文库》第十二卷中的《太清道林摄生论》。

一、自按摩法

自按摩法日三过。一月后百病并除，行及奔马。此是神仙上法。

两手相捉扭捩，如洗手法。

两手浅相叉，翻覆向胸。

两手相捉共按髀，左右同。

两手相重按髀徐徐捩身。

如挽五石力弓，左右同。

作拳向前筑，左右同。

如拓石法，左右同。

以拳顿，此开胸，左右同。

大坐斜身偏欹如排山，左右同。

两手抱头宛转髀上，此是抽胁法。

两手据地缩身曲脊，向上三举。

以手捶背上，左右同。

大坐伸脚，三用当此名虎视法，左右同。

【注】根据《备急千金要方》中"天竺国按摩法"，此处应为：大坐伸两脚，即以一脚向前虚掣，左右同。两手拒地回顾，此是虎视法，左右同。

立地，两手着地，反拗三举。

【注】根据《备急千金要方》中"天竺国按摩法"，此处应为：立地，反拗身，三举。

两手急相叉，以脚踏手中，左右同。

起立，以脚前后踏，左右同。

大坐伸两脚，用当相交，手勾所伸脚，着膝上，以手按之，左右同。

凡一十八势，但老人日若能依此法三遍者，如常补益，延年续命，百病皆除，能食，眼明，轻健，不复疲乏。

附：天竺国按摩法（《备急千金要方》）

天竺国按摩此是婆罗门法。

两手相捉扭捩，如洗手法。

两手浅相叉，翻覆向胸。

两手相捉共按䏶，左右同。

两手相重按䏶徐徐捩身，左右同。

以手如挽五石力弓，左右同。

作拳向前筑，左右同。

如拓石法，左右同。

作拳却顿此是开胸，左右同。

大坐斜身偏倚如排山，左右同。

两手抱头宛转䏶上，此是抽胁。

两手据地缩身曲脊，向上三举。

以手反捶背上，左右同。

大坐伸两脚，即以一脚向前虚掣，左右同。

两手拒地回顾，此是虎视法，左右同。

立地反拗身三举。

两手急相叉，以脚踏手中，左右同。

起立以脚前后虚踏，左右同。

大坐伸两脚用当相手勾所伸脚著膝中以手按之，左右同。

上（原文为右）十八势但是老人日别能依此三遍者，一月后百病除，行及奔马，补益延年，能食，眼明，轻健，不复疲乏。

二、老子按摩法

两手捺䏶，左右捩身，各二十遍。

两手捺䏶，左右扭肩，亦二十遍。

两手抱头，左右扭身，二十遍。

左右挑头，二过。

一手抱头，一手托膝，三折，左右同。

两手拓头，三举之。

一手拓膝，一手拓头，从下至上，三过，左右同。

两手攀头，下向三顿之。

两手相捉头上过，左右亦三遍。

两手相叉拓心，前推却挽，亦三过，左右亦三遍。

两手相叉拓著心，亦三遍。

曲腕策肋肘，左右亦三过。

反手着膝上挽肘，覆手著膝上挽肘，左右各三遍。

舒手挽项，左右三过。

左右手拔前后，各三过。

手摸肩从上至下，使三过，左右亦示。

两手空拳，筑三过。

外振手三遍，内振手三遍，覆手振手亦三过，却摇手亦三过。

摩纽指三过。

两手反摇三过。

两手反叉，上下扭肘无数，单用十手也。

两手上耸亦三过。

两手下顿亦三过。

两手相叉反头上，反复各七遍。

两手反叉，上下扭肘无数，单用十手也。

两手相叉头上过，左右申肋十遍。

两手拳反背上，掘脊上下，亦三过。掘者，揩也。

两手反捉，上下直脊三遍。

覆手振，仰手振，各三。

覆掌曲肘搦腕，内外振，各三遍。

覆掌前后耸三过。

覆掌两手相交横三遍。

覆手横直耸三遍。

若有手患冷，从上打至下，得热便休。

舒左脚，右手承之。左手捺脚，耸上至下，直脚三遍，右手捺脚亦示。

前却仰足三遍。

右捩左捩足三遍，前捩却捩三遍，直脚三遍。

扭髀三遍。

内外振脚三遍。

若有脚患冷者，打热便休。

扭髀以意多少，顿脚三遍。

前直肚三遍，却直肚亦三遍。

虎据，左右扭肩三遍。

推天托地，左右各三度。

左右排山，负山，拔树，各三度。

舒两手直，并顿伸手三遍。

舒两手，舒两膝，亦三过。

舒两脚直，反摇头顿伸，左右扭第 3 腰椎遍。

拔内脊、外脊各三过。

附：老子按摩法（《备急千金要方》）

两手擦髀，左右掞身二七遍。

两手捻髀，左右扭肩二七遍。

两手抱头，左右扭腰二七遍。

左右摇头二七遍。

一手抱头，一手托膝三折，左右同。

两手捉头，三举之。

一手托头，一手托膝，从下向上三遍，左右同。

两手攀头向下三顿足。

两手相捉头上过，左右三遍。

两手相叉，托心前推却挽三遍。

两手相叉著心三遍。

曲腕筑肋挽肘左右亦三遍。

左右挽，前后拔，各三遍。

舒手挽项左右三遍。

反手著膝，手挽肘覆手著膝上。左右亦三遍。

手摸肩从上至下十遍，左右同。

两手空拳筑三遍。

外振手三遍，内振手三遍，覆手振亦三遍。

两手相叉反覆搅各七遍。

摩扭指三遍。

两手反摇三遍。

两手反叉，上下扭肘无数，单用十呼。

两手上耸三遍。

两手下顿三遍。

两手相叉头上过左右伸肋十遍。

两手拳反背上，掘脊上下亦三遍。

两手反捉，上下直脊三遍。

覆掌搦腕内外振三遍。

覆掌前耸三遍。

覆掌两手相叉交横三遍。

覆掌横直，即耸三遍。

若有手患冷，从上打至下，得热便休。

舒左脚，右手承之，左手捺脚，耸上至下，直脚三遍，右手捺脚亦尔。

前后捩足三遍。

左捩足，右捩足，各三遍。

前后却捩足三遍。

直脚三遍。

扭髀三遍。

内外振脚三遍。

若有脚患冷者，打热便休。

扭髀以意多少，顿脚三遍。

却直脚三遍。

虎据左右扭肩三遍。

推天托地左右三遍。

左右排山负山拔木各三遍。

舒手直前，顿伸手三遍。

舒两手两膝各三遍。

舒脚直反，顿伸手三遍。

捩内脊外脊，各三遍。

第四节　《医宗金鉴·正骨心法要旨》中的伤科八法

一、手法总论（原文）

夫手法者，谓以两手安置所伤之筋骨，使仍复于旧也。但伤有重轻，而手法各有所宜。其痊可之迟速，及遗留残疾与否，皆关乎手法之所施得宜，或失其宜，或未尽其法也。盖一身之骨体，既非一致，而十二经筋之罗列序属，又各不同，故必素知其体相，识其部位，一旦临证，机触于外，巧生于内，手随心转，法从手出。或拽之离而复合，或推之就而复位，或正其斜，或完其阙，则骨之截断、碎断、斜断，筋之弛、纵、卷、挛、翻、转、离、合，虽在肉里，以手扪之，自悉其情，法之所施，使患者不知其苦，方称为手法也。况所伤之处，多有关于性命者，如七窍上通脑髓，膈近心君，四末受伤，痛苦入心者。即或其人元气素壮，败血易于流散，可以克期而愈，手法亦不可乱施；若元气素弱，一旦被伤，势已难支，设手法再误，则万难挽回矣。此所以尤当审慎者也。盖正骨者，须心明手巧，既知其病情，复善用夫手法，然后治自多效。诚以手本血肉之体，其宛转运用之妙，可以一己之卷舒，高下疾徐，轻重开合，能达病者之血气凝滞，皮肉肿痛，筋骨挛折，与情志之苦欲也。较之以器具从事于拘制者，相去甚远矣。是则手法者，诚正骨之首务哉。

二、手法释义（原文）

摸法：摸者，用手细细摸其所伤之处，或骨断、骨碎、骨歪、骨整、骨软、骨硬、筋强、筋柔、筋歪、筋正、筋断、筋走、筋粗、筋翻、筋寒、筋热，以及表里虚实，并所患之新旧也。先摸其或为跌扑，或为错闪，或为打撞，然后依法治之。

接法：接者，谓使已断之骨，合拢一处，复归于旧也。凡骨之跌伤错落，或断而两分，或折而陷下，或碎而散乱，或歧而傍突，相其形势，徐徐接之，使断者复续，陷者复起，碎者复完，突者复平。或用手法，或用器具，或手法、器具分先后而兼用之，是在医生之通达也。

端法：端者，两手或一手擒定应端之处，酌其重轻，或从下往上端，或从外向内托，或直端、斜端也。盖骨离其位，必以手法端之，则不待旷日迟久，而骨缝即合，仍须不偏不倚，庶愈后无长短不齐之患。

提法：提者，谓陷下之骨，提出如旧也。其法非一，有用两手提者，有用绳帛系高处提者，有提后用器具辅之不致仍陷者，必量所伤之轻重浅深，然后施治。倘重者轻提，则病莫能愈；轻者重提，则旧患虽去，而又增新患矣。

按摩法：按者，谓以手往下抑之也。摩者，谓徐徐揉摩之也。此法盖为皮肤筋肉受伤，但肿硬麻木，而骨未断折者设也。或因跌扑闪失，以致骨缝开错，气血郁滞，为肿为痛，宜用按摩法，按其经络，以通郁闭之气，摩其壅聚，以散瘀结之肿，其患可愈。

推拿法：推者，谓以手推之，使还旧处也。拿者，或两手一手捏定患处，酌其宜轻宜重，缓缓焉以复其位也。若肿痛已除，伤痕已愈，其中或有筋急而转摇不甚便利，或有筋纵而运动不甚自如，又或有骨节间微有错落不合缝者，是伤虽平，而气血之流行未畅，不宜接、整、端、提等法，唯宜推拿，以通经络气血也。盖人身之经穴，有大经细络之分，一推一拿，视其虚实酌而用之，则有宣通补泻之法，所以患者无不愈也。

以上诸条，乃八法之大略如此。至于临证之权衡，一时之巧妙，神而明之，存乎其人矣。

第五节　《按摩经》中的手法

《按摩经》成书于明代，作者不详，目前被认为是较早的成人按摩推拿专著，其中的丹凤展翅等 24 个手法论述极为精湛。现介绍如下：

1. 丹凤展翅　命患者正坐。用右手从左边掐患者水突穴，有动脉应手，按定觉腋下微痛，膊肘引痛，手指酸麻。将大指轻轻抬起，觉热气从胳膊手指出。又用左手从患者右边掐水突穴动脉，按法与上同，令四肢脉气发散，不至闭塞也。

2. 黄蜂出洞 令患者仰卧，以两手大拇指按定云门，有动脉应手，觉膊手沉紧麻木。将大指轻轻抬起，有气从膊手出也。

3. 双龙投海 以两手从患者胸前同乳大筋抓起甚痛，觉胸中气降胁下有声，左右推之，使脾胃之气下降是也。

4. 催兵布阵 用两手将其胁下胸骨齐拢，催邪气下降，使正气相通，随呼吸摇憾十二，轻轻抬起，再以手法摩病在何处，按之如将擒贼之状，不令冲上焦是也。

5. 遍处寻贼 夫人身之正气，如天下之居民，摇而不动，自然经营也。邪气（原文此处有一个"和"字）如贼夺家劫舍，正邪焉得不斗争哉。正邪相间，经络不和，岂能相安。以手法按之，乱动者，即邪气也。重按轻抬慢慢去之，使邪气散而正气强也。

6. 烧山火 用右大拇指按动紧处，重重切之，随呼吸二七数，慢慢抬起，觉两腿麻木，是邪热下降，随经而发下两腿，犹如火热而行至两足是也，如不到复按切。

7. 透心凉 用手按膈下脉气不和者，或左或右，随气重按轻抬，使邪热气行下直至腿足，岂复上攻心膈哉。经云：脉气和则脏气平，心家自然清凉矣。

8. 平土放水 胃家停食在右，停水在左。滞食者沉而不浮，按之觉痛，从石关穴以手法按摩，慢慢揉之，而消食水者，动而有声。以上用手法揉之，慢慢而去。

9. 风卷浮云 膈下停气，中满不食，胃胀而闷。以右手大指、次指按两乳下，以左从膈下按揉无度，气行肠鸣，至下脘有声；右手小拇指按下脘穴，二七呼吸抬指，气下肠鸣，浊气下降，此云散清风也。

10. 彻底澄清 脐上有痞块，硬而动急，腰府引痛。左手从左边推按，用右手大指从动硬处按之，即肾俞穴疼痛，觉麻木发热，再将手指轻轻抬起，两气从两足下行，脊胯疏通。是按上发下之法也。

11. 顺水行舟 肚脐一旁有肓俞穴，此足少阴经脉。如内硬而浮动，是肾经有邪，邪冲脾泻，谷不消化。外肾湿，阳痿，疝气之道路也。用手大指按切腰肾，屡屡重切轻抬，发觉冷热之气频频下降于足涌泉穴，是水归源。

12. 摇动山河 人尾闾骨之旁有高骨，骨下有陷穴，是足太阳膀胱经脉所过。上下有闭塞凝滞，脊强，腰腿痛。治宜手指从骨下陷穴揉十余次，令血气流通，左右相同。

13. 踏破双关 必当令患者平伏，两大腿根有横纹，名曰承扶穴，斯为背部总络腿处大经，此穴若闭，气血不得流通。治从承扶穴以脚踏定，右脚蹬左腿，左脚蹬右腿，踏稳不宜摇憾，觉腿足麻将腿轻轻抬起，有热气到足。此开关破壁之法也。

14. 金鸡独立 人脘腹结块，手拿不动。用足踏住病处，觉脚下有动是也，稳稳踏定，觉气散脚足麻木，轻轻抬起，有余热行至足底，此除邪扶正之法也。

15. 足下生风 患者有上盛下虚，头目昏沉，胸膈痛楚，腹气胀满，疼痛不休，四肢沉重，腿膝酸麻，此气血不能散也。宜手法从上按穴拿到小腹气冲、归来两穴。前阴旁有动脉，此上下通行之要路也。闭结不通，余热不能下降。令患者仰卧，用脚踏右气冲穴稍斜，觉腿足沉重，将脚轻轻抬起，邪热下行如风。再用脚踏左边如前。所谓扬汤止沸不如去薪，此之谓也。

16. 移山倒海 脐下气海穴，按之如石，此寒结气凝，积而不散，令人身困肢弱，昼夜不安。用手法按、摩、揉、捩之引腰痛，外肾紧，按切无度，觉气发散，有余热擦四肢，痞块消矣。

17. 二龙戏珠 六腑气闭，上下不能流通，不宜手法按摩，按之疼痛，不下反上壅，呕逆痰涎不已。用手大指从大腿窝里气冲穴有动脉应手，重按轻抬无度，引气下降，亦止沸去薪之法也。

18. 开笼放鸟 用两手将肩头大筋抓起大痛，此肩井穴也，真气所聚。气聚而不散，如笼罩闭门，令人心痛，手足拘紧，阵阵昏迷，不省人事。用手将肩头大筋抓起，令患者痛楚，咳声，使气散血行，各归本经，岂有不平哉。

19. 双蛇吐信 用双手大指捻肩端骨横筋，捻之大痛，是真穴也，此通手太阳小肠经络。按到两肩麻木直到手指，轻轻抬起，有热气发散，邪热下行。此通经散气，五脏不克伤，使正气强盛之道也。

20. 左右开弓 令患者正坐，用左手将肩头骨搬住，以右手将右边寸许大筋用大指、食指抓起，如开弓之状，放手有声；又以右手搬肩如前法。此背部关气之处，令正气扶而邪气散，此拔云散雾之法也。

21. 飞结积气 脊膂后有筋通肾俞穴，令患者正坐取之，用手抓起有声，顺筋揪十数把，患者痛楚，使脏气流行，各归经络。闭塞凝滞，暴疾不省人事，心胸气闭，腹痛难言，感冒伤风，脊强背痛皆可。

22. 推倒泰山 患者小腹疼痛，连及外肾玉茎，此阳与阴交媾，百脉绞乱，不使归元，急饮水者立死，因感风邪受害，名曰下寒。令患者直坐，从腰肾俞穴重推之大痛，是真穴也。重按轻抬，如是数次，觉少腹气散而热，腿麻而冷，再以手按摩病所而愈。此病性命相关也。

23. 拔树寻根 人病腰、膝、腿、足痛甚，上下走不停，乍寒乍热，阵阵昏迷，善于悲怒。如脉症（豚疝）相似，发作无时，直中脏腑，其行走肾经根结任脉。于胃旁有动脉一条，直贯腿足痛、麻木。将手重按轻抬，拿下有热气下降。此病为恶疾，缓缓而愈，此为寻根之手法也。

24. 脚踏火轮 人病两肩沉紧，手指疼痛不能拿物，此皆痰气，风寒所致，用脚法蹬散。令患者仰卧，将背伸开，从臂根天府穴用脚蹬住，稳定不可摇憾，觉手臂麻木，手似出冷气，轻轻将脚抬起，臂似火热，血气散矣。

第六节　儿科按摩推拿复式手法

一、二龙戏珠法

1. 功用主治 具有温和表里、平惊止搐作用，主治寒热不和、惊搐证。

2. 操作方法 医生用两手拇、食二指捏揉患儿耳轮数遍。

3. 文献记载

《按摩经》：二龙戏珠：以两手摄儿两耳轮戏之，治惊。眼向左吊则右重，右吊则左重；如初受惊，眼不吊，两边轻重如一；如眼吊上则下重，下则上重。

《小儿推拿广意》：二龙戏珠：此法性温。医将右手大食中三指捏儿肝肺二指，左大食中三指捏儿阴阳二穴，往上一捏一捏，捏至曲池五次。热证阴捏重而阳捏轻，寒证阳重而阴轻。再捏阴阳将肝肺二指摇晃二九三九是也。

《万育仙书》：二龙戏珠：温和法。医用两手摄儿两耳轮戏之，又用两手指在儿两鼻孔揉之。

《小儿推拿方脉活婴秘旨全书》：二龙戏珠，利结止搐之猛将。二龙戏珠法，用二大指、二食指并向前，小指在两旁，徐徐向前，一进一退，小指两旁掐穴，半表里也。

《幼科推拿秘书》：二龙戏珠：此止小儿四肢掣跳之良法也。其法性温。以我拇食二指自儿总经上，参差以指头按之，上行直至曲池陷中，重揉。其头如圆珠乱落，故名戏珠，半表半里。

二、凤凰展翅法

1. 功用主治　具有温经之功效，主治黄肿痰鸣、昏厥。

2. 操作方法　医生两手拇指甲掐患儿手背部精宁、威灵两穴，两手食中指和腕部上下摇动，如凤凰展翅状，摇 20~50 次。

3. 文献记载

《小儿推拿广意》：凤凰展翅：此法性温，治凉。医用两手托儿作手掌向上于总上些，又用两手四指在下两边爬开，二大指在上阴阳穴往两边爬开，两大指在阴阳二穴往两边向外摇二十四下，掐住捏紧一刻，医左大食中三指侧拿儿肘，手向下轻摆三四下，复用左手托儿胂肘上，右手托儿手背，大指掐住虎口，往上向外顺摇二十四下。

三、苍龙摆尾法

1. 功用主治　具有开胸之功效，主治发热。

2. 操作方法　医生右手拿患儿食、中、无名三指，左手自总筋穴至肘部来回搓揉几遍后，拿住肘部，右手持患儿三指频频摇动，如摆尾状。摆动 20~30 次。

3. 文献记载

《小儿推拿广意》：苍龙摆尾：医右手一把拿小儿左食中无名三指，掌向上，医左手侧尝从总经起搓摩天河及至胂肘，略重些，自胂肘又搓摩至总经，如此一上一下，三四次，医又将左大指食中三指搓胂肘，医右手前拿摇动九次。此法能退热开胸。

《按摩经》：……用手拈小儿小指，名曰苍龙摆尾。

四、黄蜂入洞法

1. 功用主治　具有发汗之功效，主治发热无汗。

2. 操作方法　用食、中二指指端在患儿两鼻孔揉动。

3. 文献记载

《幼科推拿秘书》：黄蜂入洞：此寒重取汗之奇法也。洞在小儿两鼻孔；我食将二指头，一对黄蜂也。其法屈我大指，伸我食将二指，入小儿两鼻孔揉之，如黄蜂入洞之状。用此法汗必至，若非重寒阴证，不宜用，盖有清天河捞明月之法在。

《厘正按摩要术》：按风门：风门即耳门也，在耳前起肉当耳缺陷中。将两大指背跪按两耳门，所谓黄蜂入洞法也。此温法亦汗法也，最能通气。

《秘传推拿妙诀》：黄蜂入洞：医将二大指跪入耳数十次，能通气，如前所云，板门掩耳门俱是，余皆非。

《小儿推拿广意》：黄蜂入洞：以儿左手掌向上，医用两手中名小三指托住，将二大指在三关六腑之中，左食指靠腑，右食指靠关，中指旁揉，自总经起循环转动至曲池，横空三指，自下而复上，三四转为妙。

《按摩经》：黄蜂入洞：屈儿小指，揉儿劳宫，去风寒也。

《小儿推拿方脉活婴秘旨全书》：黄蜂入洞治冷痰阴证第一。黄蜂入洞法：大热，一掐心经，二掐劳宫，先开三关，后做此法。将左右二大指先分阴阳，二大指并向前，众小指随后，一撮、一上。发汗可用。

《推拿仙术秘诀》：风门穴拿之即黄蜂入洞是也。

《万育仙书》：黄蜂入洞治阴症，冷气冷痰俱灵应。黄蜂穴在中指根两边，将大指根掐而揉之。

五、黄蜂出洞法

1. 功用主治　具有大热之功效，主治发热无汗。

2. 操作方法　医生用一手拇指指甲先掐内劳宫、总筋，再分阴阳，然后以两拇指在总筋穴处一搓一上至内关穴处，最后掐坎宫、离宫穴，各 15~30 次。

3. 文献记载

《按摩经》：黄蜂出洞最为热，阴证白痢并水泻，发汗不出后用之，顿教孔窍皆通泄。

《按摩经》：黄蜂出洞，大热。做法：先掐心经，次掐劳宫，先开三关，后以左右二大指从阴阳处起，一撮一上，至关中，离坎上，掐穴。发汗用之。

《保赤推拿法》：黄蜂出洞法：先掐总筋，掐内劳宫，分阴阳，次以左右两大指，从阴阳穴正中处起，一撮一上，至内关，又在坎离穴上掐。此法大热，发汗用之。

六、打马过天河法

1. 功用主治　具有温凉、通经、行气之功效，主治恶寒发热、麻木。

2. 操作方法　医生先运内劳宫，然后用左手拿患儿手指，用右手食、中二指沿天河打至肘部止，数次。

3. 文献记载

《秘传推拿妙诀》：打马过天河：中指手位属马，医人开食中二指弹病者中指甲十余下，随拿上天河位，摇按数次后，随用食中二指从天河上一路蜜蜜（密）打至手弯止，数次。

《按摩经》：打马过天河：温凉。右运劳宫毕，屈指向上，弹内关、阳池、间使、天河水，生凉退热用之。

《小儿推拿方脉活婴秘旨全书》：打马过天河：止呕，兼止泻痢。打马过天河：温凉。以三指在上马穴边，从手背推到天河头上。与捞明月相似。

《小儿推拿广意》：打马过天河：此法性凉去热，医用左大指掐儿总筋，右食、中指如弹琴，当弹过曲池，弹九次，再将右大指掐儿肩井、琵琶、走马三穴，掐下五次是也。

《万育仙书》：打马过天河：温和法，通经行气。先右运劳宫，后以左手拿儿大小二指，向后用食、中、无名三指天河打至手弯止。

七、水底捞月法（水中捞月、水里捞明月、水底捞明月）

1. 功用主治　具有大凉之功效，主治发热。

2. 操作方法　用冷水滴入患儿掌心，医生用拇指自患儿小指尖旋推至内劳宫，边推边吹凉气。

3. 文献记载

《幼科推拿秘书》：水底捞明月：此退热必用之法也。水底者，小指边也；明月者，手心内劳宫也。其法以我手拿住小儿手指，将我大指自小儿小指尖旁推至坎宫，入内劳轻拂起，如捞明月之状。再一法，或用凉水点入内劳，其热即止。盖凉入心经、行背上、往脏腑。大凉之法，不可乱用。

《万育仙书》：水底捞月，此大寒法。医以大指屈仰，用背节于内劳宫右旋数回，竟推入天河；或用中指背节运转亦得，若左运则属热矣。

《按摩经》：水底捞月最为良，止热清心此是强。水底捞月：大寒。先清天河水，后五指皆跪，中指向前跪，四指随后，右运劳宫，以凉气呵之，退热可用。若先取天河水至劳宫，左运呵暖气，主发汗，亦属热。

《小儿推拿方脉活婴秘旨全书》：水底捞明月主化痰、潮热无双。水底捞明月法：大凉。做此法，先掐总筋，清天河水，后以五指皆跪，中指向前，众指随后，如捞物之状，以口吹之。

《小儿推拿广意》：水里捞明月：法曰以小儿掌向上，医左手拿住右手，滴水一点于儿内劳宫，医即用右手四指扇七下，再滴水于总经中即是心经，又滴水天河水即关府居中，医口吹气四五口，将儿中指屈之，医左大指掐住，医右手捏卷，将中指节自总上按摩至曲池，横空二指，如此四五次，在关踢凉行背上，往府踢凉入心经。此大凉之法，不可乱用。

《秘传推拿妙诀》：水里捞明月：凡诸热证，热甚，以水置病者手中，医人用食指杵从内劳宫左旋如撮物状，口吹气随而转数回，经推上天河，又似前法行数次，此退热之良法也。但女右旋。

《幼科铁镜》手掌正面图中注：用冷水旋推旋吹为水底捞明月。

八、双凤展翅法

1. 功用主治　具有温肺经之功效，主治风寒咳嗽。

2. 操作方法 医生双手食中指分别夹住患儿两耳，上提数次后，再分别掐按眉心、太阳、听会、牙关、人中、承浆等穴，各 10 ~ 20 次。

3. 文献记载

《小儿推拿广意》：双凤展翅：医用两手中、食二指捏儿两耳往上三提毕，次捏承浆，又指捏颊车及听会、太阴、太阳、眉心、人中脘。

《厘正按摩要术》：双凤展翅法：法治肺经受寒……注：法同《小儿推拿广意》。

九、揉耳摇头法（捧耳摇头法）

1. 功用主治 具有和气血之功效，主治惊风证。

2. 操作方法 医生用双手拇、食二指指腹分别相对用力捻揉患儿两耳垂后，再捧其头左右摇之。揉 20 ~ 30 次，摇 10 ~ 20 次。

3. 文献记载

《保赤推拿法》：揉耳摇头法：于掐天廷各穴后，将两手捻儿两耳下垂，俗名耳风铃子，揉之，再将两手捧儿头摇之。

《幼科铁镜》：……再将两耳下垂尖捻而揉之，再将两手捧头而摇之，以顺其气。

十、老汉扳缯法

1. 功用主治 具有健脾消食之功效，主治食积痞块。

2. 操作方法 医生用一手拇指掐住患儿拇指根处，另一手掐捏脾经，并摇动拇指 20 ~ 40 次。

3. 文献记载

《按摩经》：老汉扳缯：以一手掐大指根骨，一手掐脾经摇之，治痞块也。

《小儿推拿方脉活婴秘旨全书》：……老翁绞缯合猿猴摘果之用。

《保赤推拿法》：老汉扳缯法：……能消食治痞。

十一、猿猴摘果法

1. 功用主治 具有温经、化痰动气、健脾胃之功效，主治食积、寒痰、疟疾。

2. 操作方法 医生用拇、食二指捏扯患儿腕背皮肤，反复多次。

3. 文献记载

《按摩经》：猿猴摘果势，化痰能动气。猿猴摘果：以两手摄儿螺蛳骨上皮，摘之，消食可用。

《万育仙书》：猿猴摘果：消食化痰。医以两指摄儿螺蛳骨上皮摘之；又用两手拿儿两手虎口，朝两面揉之。

《幼科推拿秘书》：猿猴摘果：此剿疟疾，并除犬吠人喝之症良法也，亦能治寒气除痰退热。其法以我两手大食二指提孩儿两耳尖，上往若干数，又扯两耳坠，下垂若干数，如猿猴摘果状。

《小儿推拿方脉活婴秘旨全书》：猿猴摘果法：祛痰截疟之先锋。猿猴摘果法：左手大指、食指交动，慢动，右手大指、食指，快上至关中，转至总筋左边，右上至关上。

《秘传推拿妙诀》：猿猴摘果：医人将手牵病者两手，时伸时缩，如猿猴摘果样。

《小儿推拿广意》：猿猴摘果：此法性温，能治痰气，除寒退热。医用左手食中指捏儿阳穴，大指捏阴穴，寒症医将右大指从阳穴往上揉至曲池穴，转下揉至阴穴，名转阳过阴；热证从阴穴揉上至曲池穴，转下揉至阳穴，名转阴过阳，俱揉九次。阳穴即三关，阴穴即六腑也。揉毕再将右大指掐儿心肝脾三指，各掐一下，各摇二十四下，寒证往里摇，热证往外摇。

十二、丹凤摇尾法

1. 功用主治　具有和气生血之功效，主治惊证。

2. 操作方法　医生用一手拇食指按捏患儿内、外劳宫穴，用另一手拇指指甲先掐患儿中指端，再摇动其中指，各 10～20 次。

3. 文献记载

《按摩经》：丹凤摇尾：以一手掐劳宫，以一手掐心经，摇之，治惊。

《万育仙书》：苍龙摆尾，和气生血治惊。治同《按摩经》之操作。

十三、凤凰单展翅法

1. 功用主治　具有温热顺气化痰之功，主治虚热、寒痰。

2. 操作方法　医生用左手拿捏患儿腕部内、外一窝风处，右手拿捏内、外劳宫并摇动。

3. 文献记载

《秘传推拿妙诀》：凤凰单展翅：医人将右手食指拿病者大指屈压内劳宫，将右手大指拿外劳宫，又将左手大指跪外一窝风，并食中二指拿内一窝风，右手摆动。

《万育仙书》：凤凰单展翅：化痰顺气，虚热能除。此法用手拿儿脾肾二经，将手肘活动摇之。

《幼科推拿秘书》：凤凰单展翅：此打噎能消之良法也，亦能舒喘胀，其性温，治凉法。用我右手单拿儿中指，以我左手按掐儿䏶肘穴圆骨，慢摇如数，似凤凰单展翅之状，除虚气虚热俱妙。

《按摩经》：凤凰单展翅：虚浮热能除。凤凰单展翅，温热。用右手大指掐总筋，四指翻在大指下，大指又起又翻，如此做至关中，五指取穴掐之。

十四、孤雁游飞法

1. 功用主治　具有和气血之功效，主治黄肿、虚胀。

2. 操作方法　医生一手拇指自患儿脾经开始，直上推三关，再退六腑至内劳宫穴，还转至脾经为一遍，推 10～20 遍。

3. 文献记载

《按摩经》：孤雁游飞：以大指自脾土外边推去，经三关、六腑、天门、劳宫边，还止脾土，亦治黄肿。

《保赤推拿法》：孤雁游飞法：从儿大指尖脾经外边，推上去，经肱面左边，至肱下筋大半处，转至右边，经手心仍到儿大指头止，治黄肿虚胀。

十五、取天河水法

1. 功用主治　具有大凉之作用，主治发热。

2. 操作方法　医生用拇指指腹蘸冷水由腕横纹推至曲池，或用食指端由内劳宫直推至曲池，反复数次。

3. 文献记载

《厘正按摩要术》：取天河水法：法主大凉，病热者用之。将儿手掌向上，蘸冷水由天河水推至内劳宫。如蘸冷水由横纹推至曲池，为推天河水法；蘸冷水由内劳宫直推至曲池，为大推天河水法。

十六、引水上天河法

1. 功用主治　具有寒凉之作用，主治发热。

2. 操作方法　医生将凉水滴于腕横纹处，用食中二指逐一拍打至洪池穴，边拍打并对之吹气，做 20~30 次。

3. 文献记载

《保赤推拿法》之操作同清天河水法。

《幼科铁镜》手掌正面图所注：用冷水从此（指横纹处）随吹随拍至洪池，为引水上天河。

十七、飞经走气法

1. 功用主治　具有温热、行气之功效，主治痰鸣、气逆。

2. 操作方法　用左手拿住患儿手指，右手食中二指从曲池弹至总经，反复几遍后拿住阴阳二穴，左手屈伸摆动患儿四指数次。

3. 文献记载

《秘传推拿妙诀》：飞经走气：传送之法。医人将大指对病者总心经位立住，却将食中无名三指一站，彼此递向前去至手弯止，如此者数次。

《小儿推拿方脉活婴秘旨全书》：飞经走气，专传送之……飞经走气法：化痰动气。先运五经文，后做此法。用五指关张，一滚，一笃，做至关中，用手打拍乃行也。

《按摩经》：飞经走气能通气……飞经走气：先运五经，后五指开张一滚，做（至）关中用手打拍，乃运气行气也，治气可用。又以一手推心经，至横纹住，以一手揉气关，通窍也。

《小儿推拿广意》：飞经走气：此法性温。医用右手捧拿儿手四指不动，左手四指从腕（肘）曲池边起，轮流跳至总经九次；复拿儿阴阳二穴，医用右手往上往外一伸一缩，传送其气徐徐过关是也。

《万育仙书》：飞经走气：传送行气法，先运五经。医用身靠儿背，将两手从胁下出奶傍之。

十八、飞金走气法

1. 功用主治 具有性温、泻火清热之功效，主治失音、鼓胀。

2. 操作方法 医生滴冷水于内劳宫穴处，用中指自内劳宫穴始，沿前臂内侧中线击打至洪池穴，复用口吹气，引水上行，做 20～40 次。

3. 文献记载

《幼科推拿秘书》：飞金走气：此法去肺火，清内热，消膨胀，救失声之妙法也。金者，能生水也；走气者，气行动也。其法性温。以我将指蘸凉水置内劳宫，仍以将指引劳宫水上天河去，前行三次，后转一次，以口吹气，微嘘跟水行，如气走也。

十九、天门入虎口法

1. 功用主治 具有顺气生血、健脾消食之功效，主治脾胃虚弱、气血不和。

2. 操作方法 用拇指罗纹面自命关处推向虎口后，再用拇指端掐揉虎口处。

3. 文献记载

《秘传推拿妙诀》：大指食指中间软肉处为虎口，医人用大指自病者命关推起至虎口，将大指钻掐虎口；又或从大指巅推入虎口，总谓天门入虎口。

《按摩经》：天门入虎口：用右手大指掐儿虎口，中指掐住天门，食指掐住总位，以左手五指聚住肘肘，轻轻慢慢而摇，生气顺气也。又法：自乾宫位坎艮入虎口按之，清脾。

《幼科推拿秘书》：天门入虎口：重揉肘肘穴，此顺气生血之法也。天门即神门，乃乾宫也。肘肘，膀膊下肘后一团骨也。其法以我左手托小儿肘肘，复以我右手大指叉入虎口，又以我将指管定天门，是一手拿两穴，两手三穴并做也。然必曲小儿手揉之，庶肘肘处得力，天门虎口处又省力。

《厘正按摩要术》：天门入虎口法：法主健脾消食。将儿手掌向上，蘸葱姜汤，自食指尖寅、卯、辰三关侧，推至大指根。

二十、按弦搓摩法

1. 功用主治 具有理气化痰之功，主治咳嗽、哮喘、痰积。

2. 操作方法 医生用两掌在患儿胁上从上至下搓摩。

3. 文献记载

《幼科推拿秘诀》：按弦走搓摩，此法治积聚，屡试屡验，此法开积痰积气痞疾之要法也。弦者勒肋骨也，在两胁上。其法着一人抱小儿坐在怀中，将小儿两手抄搭小儿两肩上，以我两手对小儿两胁上搓摩至肚角下，积痰积气自然运化。若久痞则非一日之功，须久搓摩方效。

《按摩经》：按弦走搓摩，动气化痰多。按弦搓摩：先运八卦，后用指搓病人手，关上一搓，关中一搓，关下一搓，拿病人手轻轻慢慢而摇，化痰可用。

《小儿推拿广意》：按弦搓摩：医用左手拿儿手掌向上，右手大食二指自阳穴上轻轻摩至曲池，又轻轻按摩至阴穴，如此一上一下，九次为止。阳证关轻腑重，阴证关重腑轻，再用两手从曲池搓摩至关腑三四次。医又将右大食中掐儿脾指，左大食中掐儿肘肘，往外摇二十四下，化痰是也。

二十一、摇肘肘法

1. 功用主治 具有顺气通经之功效，主治痞块。

2. 操作方法 医生先用一手拇食指拿住患儿肘部，再以另一手拇食指叉入其虎口，同时用中指按定天门穴，然后屈患儿手，上下摇之，摇 20～30 次。

二十二、肘肘走气法

1. 功用主治 具有行气之功效，主治痞块。

2. 操作方法 医生用一手拿患儿肘肘，另一手拿住患儿之手摇动运转。

3. 文献记载

《按摩经》：肘肘走气：以一手托儿肘肘运转，男左女右，一手捉儿手摇动，治痞。

二十三、乌龙摆尾法

1. 功用主治 具有开闭结之功，主治二便不爽。

2. 操作方法 医生一手拿住患儿肘部，另一手拿患儿小指摇动，摇 20～30 次。

3. 文献记载

《小儿推拿方脉活婴秘旨全书》：乌龙摆尾开闭结……用手拿小儿小指，五指攒住肘肘，将小指摇动，如摆尾之状，能开闭结也（小指属肾水、色黑，故也）。

二十四、双龙摆尾法

1. 功用主治 具有开通闭结之功效，主治二便闭结。

2. 操作方法 左手托患儿肘处，右手拿患儿食指、小指往下扯摇。

3. 文献记载

《幼科推拿秘书》：双龙摆尾：此解大小便结之妙法也。其法以我右手拿小儿食小二指，将左手托小儿肘肘穴，扯摇如数，似双龙摆尾之状。又或以右手拿儿食指，以我左手拿儿小指往下摇拽，亦似之。

《秘传推拿妙诀》：双龙摆尾：医人屈按病者中各（名）二指，摇食小二指，故名双龙摆尾。

《窍穴图说推拿指南》：二龙摆尾法：此法治大小便结，用一手持食指，一手持小指揉之，男左女右。

二十五、赤凤摇头法（丹凤摇头法、赤凤点头法）

1. 功用主治 具有通关顺气之功效，主治上肢麻木、惊证。

2. 操作方法 左手捏患儿胛肘处，右手依次拿患儿五指摇动，然后摇肘。

3. 文献记载

《小儿推拿方脉活婴秘旨全书》：赤凤摇头：治麻木。赤凤摇头此法，将一手拿小儿中指；一手拿五指，攒住小儿胛肘，将中指摆摇，补脾，和血也（中指属心，色赤，故也）。

《秘传推拿妙诀》：赤凤摇头：医用右大食二指，拿病者大指头摇摆之，向胸内摆为补，向外摆为泄。又医将一手拿病者曲池，将一手拿病者总心经处，揉摆之为摇胛肘，亦向胸内为补，外泻。

《小儿推拿广意》：赤凤摇头：法曰将儿左手掌向上，医左手以食中指轻轻捏儿胛肘，医大中食指先掐儿心指（即中指），朝上向外顺摇二十四下，次掐肠指（即食指），仍摇二十四下，再掐脾指（即大指）二十四，又捏肺指（即无名指）二十四，末后捏肾指（即小指）二十四，男左女右，手向右外，即男顺女逆也。再此即是运胛肘，先做各法完后做此法，能通关顺气，不拘寒热，必用之法也。

《幼科推拿秘书》：赤凤摇头：此消膨胀、舒喘之良法也。通关顺气，不拘寒热，必用之功。其法以我左手食中二指，掐按小儿曲池内，作凤二眼，以我右手仰拿小儿小食无名四指摇之，似凤凰摇头之状。

《按摩经》：以两手捏儿头而摇之，其处在耳前少上，治惊也。赤凤摇头，助气长。

二十六、凤凰鼓翅法

1. 功用主治 具有和气血之功效，主治黄肿、痰鸣、昏厥。

2. 操作方法 医生一手托患儿肘部，另手握患儿腕部，用拇食二指分别按掐患儿腕部桡尺骨头前陷中，左右摇动，摇 20～30 次。

3. 文献记载

《按摩经》：凤凰鼓翅：掐精宁、威灵二穴，前后摇摆之，治黄肿也。

《保赤推拿法》：凤凰鼓翅法：……治黄肿，又治暴死，降喉内痰响。

《厘正按摩要术》：……所谓凤凰转翅也治黄肿。（法同按摩经）

二十七、老虎吞食法

1. 功用主治 具有开窍镇惊之功效，主治昏厥、惊证。

2. 操作方法 医生用拇指、食指掐患儿足跟仆参穴或昆仑穴，以患儿苏醒为度。

3. 文献记载

《小儿推拿方脉活婴秘旨全书》：仆参穴：治小儿吼喘，将此上推、下掐，必然苏醒。

如小儿急死，将口咬之，则回生，名曰老虎吞食。

二十八、揉脐及龟尾并擦七节骨法

1. 功用主治 具有调理肠腑、止泻导滞之功效，主治泻痢、便秘。

2. 操作方法 患儿仰卧，医生一手揉脐，另手揉龟尾，揉毕，再令患儿俯卧，自龟尾推至第 2 腰椎为补，反之为泻，操作 40～50 次。

3. 文献记载

《幼科推拿秘书》：此治泻痢之良法也。龟尾者，脊骨尽头间尾穴也；七节骨者，从头骨数第七节也。其法以我一手用三指揉，又以我一手托揉龟尾，揉讫，自龟尾擦上七节骨为补。水泻专用补。若赤白痢，必自上七节骨擦下龟尾为泄，推第二次再用补，盖先去大肠热毒，然后可补也。

二十九、开璇玑法

1. 功用主治 具有开通闭塞、降逆止呕、助运止泻、镇惊止搐之功效，主治喘促痰闭、呕吐腹泻、发热惊搐。

2. 操作方法 医生用两手拇指自患儿胸肋部由上而下分推至季肋后，从胸骨柄下端向脐处直推，再用右手掌摩挪患儿腹部，而后从脐向下直推，最后推上七节骨。

3. 文献记载

《幼科集要》：璇玑者，胸中、膻中、气海穴（在脐下）也……医用两手大指蘸姜葱热汁，在病儿胸前，左右横推，至两乳上近胁处，361 次。璇玑推毕，再从心坎用两大指左右分推至胁肋 64 次，再从心坎推下脐腹 64 次。

三十、按肩井法（总收法）

1. 功用主治 具有提神、开通气血之功效，主治感冒、上肢酸痛。

2. 操作方法 医生一手中指掐按患儿一侧肩井穴，再以另手紧拿患儿之食指、无名指，使其上肢伸直并旋转摇动，摇 20～30 次。

3. 文献记载

《幼科铁镜》：肩井穴是大关津，掐此开通血气行，各处推完将此掐，不愁气血不周身。

《幼科推拿秘书》：诸证推毕，以此法收之，久病更宜用此，永不犯。其法以我左手食指掐按儿肩井陷中，乃肩膊眼也，又以我右手紧拿小儿食指无名指，伸摇如数，病不复发也。

三十一、龙入虎口法

1. 功用主治 性温，主治发热、吐泻。

2. 操作方法 左手托患儿掌背，右手叉入虎口，用大拇指向内或向外推揉患儿板门。

3. 文献记载

《按摩经》：板门穴，往外推之，退热、除百病；往内推之，治四肢掣跳。用医之大拇指，名曰龙入虎口。

三十二、运水入土

1. 功用主治　具有健脾之功效，主治腹泻、二便闭结。

2. 操作方法　医生用拇指外侧缘自肾水（肾经）沿掌根运向大指端脾土（脾经）。

3. 文献记载

《幼科推拿秘书》：运水入土法。土者胃土也，在板门穴上，属艮宫；水者肾水也，在小指外边些。运者以我大指，从小儿小指侧巅，推往乾坎艮也。此法能治大小便结，身弱肚起青筋，痢泻诸病，盖水盛土枯，推以润之，小水勤动甚效。

《按摩经》：运水入土：以一手从肾经推去，经兑、乾、坎、艮，至脾土按之，脾土太旺，水火不能既济，用之，盖治脾土虚弱。

《小儿推拿广意》：运水入土：身弱肚起青筋，为水盛土枯，推以润之。

《小儿推拿方脉活婴秘旨全书》：运水入土：能治脾土虚弱、小便赤涩。

三十三、运土入水

1. 功用主治　具有滋肾之功效，主治小便赤涩、频数。

2. 操作方法　医生用拇指外侧缘，自患儿脾土穴（脾经）沿患儿掌边缘运向小指端肾水（肾经）。

3. 文献记载

《按摩经》：运土入水：照前法（运水入土）反回是也。肾水频数无统用之，又治小便赤涩。

《小儿推拿广意》：运土入水：丹田作胀、眼睁，为土盛水枯，推以滋之。

《幼科推拿秘书》：运土入水补。土者脾也，在大指；水者，坎水也，在小天心穴上。运者从大指上，推至坎宫。盖因丹田作胀、眼睁，为土盛水枯，运以滋之，大便结甚效。

《万育仙书》：运土入水……凡推俱要自指尖推至指根方向。

第七节　夏锡五的提法

夏锡五，字常福，正白旗满族人。生于 1880 年，卒于 1960 年。夏氏在 20 岁时被选入上驷院绰班学习医学理论，学习的主要内容为《医宗金鉴·正骨心法要旨》，一生从事中医骨科的临床工作。现介绍他所创用的提法。

一、背提法

令患者坐凳子上。一助手或二助手按住患者两侧大腿根部，勿使患者起立和移动。医生站于患者身后，两手由患者两腋下伸向前方，环抱于患者胸前。医生略侧身，以一侧胯部抵住患者腰部，向后上方用力牵住，使患者臀部离凳，以达到对抗牵提的目的。此法主要用于闪腰、岔气。

以下是经过长时间的摸索，郭宽和主任医师对夏锡五的提法进行改进后的操作方法：

1. 背提法第一式 本法用于治疗腰椎间关节损伤。患者坐于凳上。医生侧身站于患者身后，嘱患者右臂抬起屈肘，手扶于枕部，左臂放于胸前，左手放于腋下季肋部；医生右手经患者右腋下向前握住患者左手腕，左手扶于患者左肩背部，侧身以右胯臀部抵住患者腰背部的损伤处，将患者轻轻提起，略停，嘱患者腰部放松向下坐，当感到患者腰部确已放松时，即突然向后上方背提，闻及腰椎关节的响声，即达到治疗目的。

2. 背提法第二式 本法用于岔气的治疗。其法如第一式，只是胯臀部所抵的位置不同。所抵的部位因疼痛的部位不同而异。选择的方法是，以所抵部位为支点，在上提时，使患处受到最大限度的牵拉和舒展。在提起时，先令患者深吸一口气憋住，再向后提起。胸部直接暴力挫伤禁用此法。

3. 端提法 本法用于治疗颈椎病。患者坐于低凳上。医生站立于患者身后。先对患者颈部做常规按摩，使肌肉放松，再重点对痛点和筋结处进行按摩达到舒筋活络、流畅气血的目的。医生再站于患者右侧，屈膝略下蹲，抬右臂屈肘，用右肘部平托于患者颌下，右手托扶患者左侧颈部，左手扶患者枕部。轻轻上提拉紧，做轻度的前后摇晃，嘱患者颈部肌肉放松，随即突然向上方端提，闻及关节牵开的响声，即达目的。在此基础上，对于侧向移位者，顶住偏歪棘突的拇指可向对侧推按以使颈椎复位。

二、搭提法

医生与助手互相握住右手腕部。患者少腹俯卧于医生与助手相握之手上，腰部放松，上身和下肢自然向地面下垂。医生与助手左手分别扶持患者臀部和肩背部，使患者保持平衡，相握之手略抬使患者足离地，稍停，待患者腰部放松后，瞬间、小幅度向上提起，使患者腰部突然上升，曲度增大，随即扶持患者慢慢站立。此法可使腰椎关节得以舒张，主要用于治疗腰椎椎间关节损伤。对于高血压病患者慎用。

第八节 曹泽普《按摩实用指南》中的手法

曹泽普，河北名医，著有《按摩实用指南》。书中介绍了开导按摩法、放通按摩法、收抚按摩法、补助性按摩法、和络按摩法、顺循按摩法、推动按摩法、揉和按摩法、捶击按摩法。具体操作方法如下。

一、开导按摩法

此法用于施术之始。医生身体贴病者卧位之侧而站立。使病者端正而舒卧。必着单薄无厚之衣，松其约束之带。静卧勿言谈。医生在病者左侧站立。以左手食指、中指、无名指、小指扶托病者之左肋下，向腹部迎捧，以大拇指轻按胸尖窝而不动。以右手中指尖按其喉骨下窝处，大拇指尖按其左胸部第二肋缝，食指尖按其右胸部第二肋缝至一二分钟许。随将右手大拇指移按胸尖窝，其右手之食指、中指、无名指、小指亦移于右肋下向腹捧迎。大拇指尖挨按其于左大指尖之上方，以大指轮流向腹中央之直下，而按至于少腹尽处为止；其左右之四指亦随捧腹侧而下移至少腹尽处为止。将两手抬放再以两手之大指肚点按腿额缝（腹股沟）一两分钟，两手同离，而两手面按其腿面，次第下移至膝盖，以手面揉按两膝盖一分钟。仍以两手面按其膝下小腿之正面向下移动至足踝处为止。再以左右大拇指尖抟其内踝后之筋二三数。此法对于腹部及身前面而行之。用此开导法三四次，再施他法。开导法之功效专为使病者之气血向下贯通，病者因其脏腑藏闭必致气滞上逆，身体不舒而现各种病状也。初施手术如不先用此法而用别法，唯恐郁滞而无循行之路，而招痛苦，反致无功。初按摩时用力宜轻，随渐加重，选用诸法将毕时，亦须复减其力而使病者恢复原状。此开导法即为压迫性之法也。压点于各痛处，或局部之痛处，确有镇痛之效能。使局部之肌肉变改为瘫（即放松），能致血液流通增加，能改良筋肉之荣养，能增进筋部之收缩力。

二、放通按摩法

放通按摩法系由开导法后随而用之。医生仍在患者之身左侧站立，面冲病者之头，以左手四指伏按胸部肋骨下，右手四指亦伏按其胃脘，向下摩擦放扒，两手轮流移动，不可两手同离。须扒放至少腹尽处为止。此法初施须力轻，逐渐增力。必须放通四五番，方为有效。此法亦为腹部之病而用之。对于局部关节之疾亦最有效。其术须用手指肚强压痛处，而放擦之，此法之功效能将凝滞放通而下行，扶助胃脘之消化，怯离废渣崃出（即排出）；能促瘀血及癖块破裂；能除发炎所生之质（炎症导致的肿胀）碎裂，传入络脉与淋汗管者，促其被变。施于各部能刺激血运，能使各组织内渗出之废物驱逐于周围之健康部，而速吸收也。

三、收抚按摩法

收抚按摩法在开导法第 2 周之前。医生两手掌面，或一掌面，或用两手之四指，或用拇指之根部，均可按其病者手足之末梢尖，做逆回收抚至心部。及按摩毕时，须用收抚法四五周为有效。此法之功效能使血运回流向心；能使被驱逐之气血归复原址，由其病者自然气官之运动而排除之；能增加表面之血运进步；能催行毛汗管中之渗入质，其部受短时之力收抚法而身觉安舒，延久收抚则受激惹矣。

四、补助性按摩法

补助性按摩法施于贫血虚痨体弱者。应施于腹脐处，或局部患处，寒冷木胀者有效。可命病家预备新粗白布一方，其面积约七八寸即可。折叠四层，将布覆于腹脐或他部之患处，勿移动。施术者或命别人均可，施之须用平均之气，不得忽长忽短，以口对贴脐之布上向患处哈气四十九数。将布取除，医生用手掌按抚受术处而轻揉之，使掌做环绕状而揉动，催其气速于布散周身。每用于手术毕时再用此法。

五、和络按摩法

和络按摩法须对于风寒湿痹、瘫、麻木不仁者而设。可施于周身。其手术有数种。医生一手持患者之手，一手使其臂部做弯曲折伸之状，及手指各关节弯折，或肩关节环绕式，如纺车轮形，能使其关节活泼，脉络疏通，并能随意增筋之健康。此法如用于腿部，使病者伏卧，医生右手掌点按腰眼，左手搬托持其病者之足面，助其向后弯折数次，使其气血畅行。又法，医生对病者之患处，或局部，或全身，医生以手指掐抓病者之一部而颤动数次，再移新处，挨而（依次）颤动之。

六、顺循按摩法

顺循按摩法施于各部皆有成效。能引气血畅行，易于流通津液活泼，增加病者精神，而显舒展。其用式对于前身部：医生以右手面轻按病者之脐部，勿令病者移动，医生以左手面伏按病者之左腋下，向下顺行而轻顺至足部数次，医生右手仍按脐而不移，使左手面移至左腋下轻推至足部。以照此式，往返顺逆轻顺毕。即令病者伏身而卧，医生以右手面按其腰窝部，以左手面先按病者之左背腋处下，而顺行数次，右手按腰仍不移动。以左手面先由左腋下之肋侧，向下而轻顺行至足跟数次，而将左手移于左腋下肋侧，依照前施轻顺之。假如手肢部，医生以右手持取病者之手指以左手面由臂肩向下于手痛部顺行轻顺毕，再将左手称于右腋下肋侧。如照前法而行之。假如头部而用顺循按摩法时，如左部用术以右手按定额部，以左手之指面轻按痛处之左边。如右边而痛，医生之左手指按定额部，以右手指面轻按右痛处，而顺行之。不足各部均仿此式而施之可也。

七、推动按摩法

推动按摩者系对于郁结、条块、癥瘕积聚证而用之。能使瘀块化柔化消，而悚离。是法之妙非循常之法也。盖用此法时，假如腹部积块诸症，令病者仰卧，医生先施开导法，次施放通法，后再用此法。医生之两手掌根按定患处而下推，由患块之边沿搜寻而轻推，渐加重力，以此覆推动数次，续用开导法一二次，但不可初施时，即以重力，致使病者痛苦不能忍受，而反增重也。

八、拿复按摩法

拿复法为正骨之手术也。但此法对于挫折、损伤、跌仆、骨臼脱槽及骨碎折者为佳。须知人之骨节居位并骨之形样，深明全身之解剖而后施术，确可立效。假如人之腿膝部脱臼而不能移动，疼痛异常，临施术时先细察受损伤者膝下之小腿的形像，其足尖或向里歪或向外歪。医生目观即知。如左足尖向外反者，医生以左手面持住患者膝盖之上，以右手持定膝盖之下相当之处，相里而拿使患部入槽，再以布缠数绕令患者勿轻动，安卧而静养。倘别处各部之脱臼，细察患处之旧状，照法而拿之，总使患者起居注意，百日内夫妇万勿行房事，防止精血元神耗消，不能复元，遗留后祸也。

九、揉和按摩法

揉和按摩法对于风麻痹瘫不仁之证而用，较和络按摩法效大。轻揉能致血管开张，使气血易于舒通；重揉能止痛，并能解抽。其施术法，医生之全手指面如握物式，抓其患处，使肌肉离开筋骨，而揉动如摇推形与旋转状数次，再移改别处，次第行之。如上肢部用一手即可，如施手指部，只以大拇指与食指面而施之即可。假如施于腿部，移至膝处，离手拨揉膝后弯曲处数次，仍移膝下而至足面部而止焉。

十、捶击按摩法

捶击法者，施于全身前后面及四肢，皆可行之。对于麻木、瘫、痹、气郁、血闭者皆有特效。有掌扣法，其掌扣用于背部；有拳（原书为掌，根据前后文改为拳）扣法，拳扣法用于肋腰之侧及手足部；指扣者须施于头部。其掌之式，令患者或仰卧或俯卧，医生以两手掌面由上部而向下方移扣之，或一掌而扣，或两掌轮流扣击。拳扣法，令病者侧卧或坐均可，医生握拳以尺骨面向下，桡骨面向上而扣之。指扣者，用一指尖侧或用两指尖侧，次第而扣之。此扣法于按摩毕时用，为防其气不顺行，向各处攻注而抽搐之弊也。

第九节 俞天农的挤拧疗法

在卢英华所著《按摩疗法》一书的后面附有俞天农的"挤拧疗法"。挤拧疗法是流传于民间的一种急救疗法，俗称"扭痧"，对许多疾病都有一定的治疗作用和缓解作用。此种疗法有施术简单、疗效迅速、不用器械、无需药物四个特点。

适应证：头胀头痛，不耐烦嚣，反复不宁，中恶猝倒，四肢厥逆，腰酸背痛，腹部作痛，颈项强急，肩如重负，肢节酥软，全身挛急，伤食停滞，气闷饱胀，恶心泛逆，吐泻不止，发冷发热，晕船晕车，水土不服。

挤拧疗法施用部位：项部正中线（哑门至大椎）、项部两侧（自风池向下）、两肩胛之上部、背部足太阳膀胱经、面部（太阳、鱼腰、头维）、颈部正中（廉泉至天突）、颈部两侧（人迎至气舍）、腹部正中线（鸠尾至神阙）、腹部旁开 2 寸之侧线（不容至太乙）、脐周、腕掌侧（太渊至神门）、肘横纹（尺泽至少海）、膝关节后侧（委阳至阴谷）。

1. 拧法 以右手食中二指的第 1 指间关节，蘸水使其湿润，将治疗部位皮肤夹住，一拉一放，直到被拧的部分透现红紫色，称痧痕透露。在治疗时医生手指与患者的皮肤之间必须保持湿润。

2. 挤法 医生两手的拇指或食指蘸水，在治疗部位的皮肤上一挤一放，直到被挤的部位出现透露出红紫色斑痕。

第十节 王文、王雅儒《脏腑图点穴法》中的手法

清同治年，河北雄县王文（1840—1930 年）中年咯血，多方医治无效，后遇一道人，以手法为其治愈顽疾，并送《推按精义》一书。其后王文苦读并广为实践，成为名闻河北的一代名医，1910 年收王雅儒为单传弟子。王雅儒从师学习 10 余年，于 60 年代口授，写成《脏腑图点穴法》一书。该书以推按点穴为主要手法，以腹部操作为主，重视脾胃方面的治疗，注重调理阑门穴，贯通上下气机，是治疗脏腑疾病的重要手法。

一、《脏腑图点穴法》的九种基本手法

1. 补法 以中指或食指按住腹部的某一穴位，向右旋转为补法。或以拇指、中指并按两穴，或以食指、中指和无名指并按三穴，向右旋转亦为补法。

2. 泻法 以中指或食指按住腹部的某一穴位，向左旋转为泻法。或用拇指、中指并按两穴，或以食指、中指和无名指并按三穴，向左旋转，亦为泻法。

3. 调法 以中指或食指按住腹部的某一穴位，往还旋送，为调法。或以拇指、中指并按两穴，或以食指、中指和无名指并按三穴，往还旋送亦为调法。

4. 压法 以中指或食指按某穴，如中指按住某穴不动，用食指内侧面压于中指之上，向右侧微微下捺，或微用力捺，为压法（以中指捺穴，侧压于无名指侧面，以助力）。又如用手掌或手背侧压、正压少腹，亦为压法。

以上四法均用右手各指。补法、泻法、调法适用于任脉和腹部的穴位。压法专用于任脉。

5. 推法 按而送之，为推。力分指力及掌力。有斜推、直推、分推三种。

（1）斜推 适用于腹部，用右手的食指和中指，从某穴位向右斜推至另一部位。

（2）直推 适用于腹部和背部。用食指和中指或手掌，由某一穴位向下直推至另一部位。在腹部直推，用右手的食指和中指推。在背部直推，用手掌推。

（3）分推 适用于背部。将左右手叉开，用拇指由某一穴位分向两侧往下斜推至另一部位。

6. 拨法 按而动为拨。分拧拨、顶拨、提拨、俯拨、仰拨。

（1）拧拨 适用于腹部任脉旁开穴位。用右手的食指和拇指并按两穴，食指和中指向右旋引，同时拇指乘势挑送。

（2）顶拨 适用于背部。用两手拇指端顶按住两个穴位的筋，顺其筋势，慢慢地向下拨弄至另一部位。

（3）提拨 适用于背部。用两手拇指插于相同部位，扣住这个部位的筋，向上拨弄。

（4）俯拨 适用于臂、腿部分筋法。用大指按住某一部位的筋，顺筋势，拇指向外侧慢慢地拨动至另一部位。

（5）仰拨 适用于臂、腿部分筋法。用食指和中指托按住某一部位的筋，顺筋势，由

外侧或内侧慢慢地拨动到另一部位（食指和中指的力有向上托的力）。

7. 分法　有分法和分拨法两种。

（1）分法　用拇指或食指的指端，按住某一穴位的筋挑送。适用于足三里、三阴交等穴。

（2）分拨法　用指端按住某一穴位的筋，以指端挑送，或来回左右拨弄。适用于面部、手部和足部的穴位。亦可用两手的拇指按住患者腕部的正面，将两食指屈曲，用食指的中节，合按患者腕部背侧的筋，向两侧搬弄。适用于治疗小儿疾患。

8. 扣法　用拇指、中指或拇指、食指作半月形，扣住两穴或两部位进行治疗。适用于胸腹部、背部和四肢。

9. 按法　用指按穴，向下微捺，为按。用两手的拇指、食指、中指和无名指，或用一指、两指，或用三指，按穴而微捺之。

二、胸腹部及任脉点穴法

1. 患者仰卧，暴露胸腹部。医生坐在患者的右侧。用右手中指按住阑门穴，旋转推按；左手拇指迎住巨阙部位，右手中指旋转推按至指下感到气通为止（以下简称"气通为止"）。

2. 右手中指按住水分穴，旋转推按；左手拇指迎住巨阙部位。以水分穴气通为止。本式治疗腹胀、泄泻、五更泻、水肿等症。

3. 用右手中指按住建里穴，旋转推按；左手大指迎住巨阙。以建里气通为止。

4. 患者仰卧。医生在患者的右侧，用左手拇指迎住右石关，食指和中指迎住左梁门；右手中指按住气海，旋转推按不可过久，以指下觉气通为止。其后右手中指按住关元穴旋转推按，气通为止。

5. 两手放两带脉。用左手食指、中指和右手大指，同时按住阑门、水分；同时左手拇指、右手食指和中指，扣住腹部两侧带脉，往里拢拨，以阑门感觉跳动为止。拢拨时右手食指和中指微微有向里斜托之意；但扣住的部位不能移动。

6. 用右手拇指按住阑门穴，中指按住左章门，旋转推按，气通为止；同时左手拇指迎住巨阙。推按毕，用右手食指和中指由章门穴往下偏右斜推，至少腹；最多不能超过三次。

7. 右手中指按住左梁门，拇指按住右石关穴，同时旋转推按，气通为止。推按毕，大指和中指仍按以上两穴，同时拧拨一至三次，多至五次；左手拇指迎住巨阙。

8. 左手无名指扣天突穴，中指按璇玑穴，食指按华盖穴；右手中指按住巨阙，旋转推按，气通为止。

9. 用右手中指按住左幽门，旋转推按；同时左手中指反扣左腋靠近胸部的筋，使气不能上冲咽喉。右手指下感到幽门的气稍平，随即用左手拇指按住巨阙，食指和中指的指端扣扳倒数第三四肋间，使气不能上冲胸肋部，气通为止。

10. 用右手食指按上脘，中指按中脘，无名指按建里，同时旋转推按；并用左手中指和食指，迎住巨阙。感到中脘、建里部位气通为止。其后重复第一步。对于腹胀、泄泻、五更泄、水肿等症还需治疗阑门、水分两穴，即食指按阑门，中指按水分，同时旋转推按，气通为止。

11. 用右手拇指按住右天枢，中指按住左天枢，同时旋转推按，气通为止。推按毕，拇指、中指仍按以上两穴，同时拧拨（食指中指向右旋引，拇指乘势挑送之）一至三次；左手拇指迎住石关，食指迎住左梁门。

12. 按照第四步，推按气海一次后，并压三次。其手式为右手中指按气海，无名指和小指屈曲，靠住患者少腹，自右少腹右侧缓缓压推至小腹正中线；中指和食指屈曲，按压少腹，自左少腹左侧缓缓压推至小腹正中线；用手背缓缓向下压推至关元部位，只做一次。

三、胸腹部专用手法

1. 升津法 患者仰卧。左手食指和中指按住左梁门；同时右手食指和中指，插向背后左侧的倒数二三肋骨间，托住，往上搬托。患者感觉舌根微有凉意，津液即能上达。

2. 放水法

（1）第一式 患者仰卧。用左手食指和中指按住左梁门。

（2）第二式 同时右手食指和中指顺左肋骨边，插入背后软肋尽头三尖骨的空隙处（与左手食指和中指所按处，上下相对），向上顶抖 3～5 次。这时如系停水，胃中即作水响。

（3）第三式 接上法，右手各指由背后肋骨边，顺势往前面斜推，送至少腹为止。这样反复操作，不超过 3 次。但用此法时必须先将阑门、章门、左梁门、右石关放通。气分理顺，才能使用，否则往往有呕吐现象。

如暴饮暴食，胃中食物积滞，胀饱不能忍，放阑门等穴亦不能导下时，可用第二式顶抖法催吐，不能用第三式斜推。

3. 放腋下法

（1）第一式 患者仰卧。先用左手握患者的手腕，右手拇指端分拨合谷穴。放左腋下，拨左手合谷；放右腋下，拨右手合谷。

（2）第二式 放右腋下法：用左手食指和中指握患者右手脉门，将右臂扬起；用右手拇指按住腋下的筋，拨按。侯左手食指和中指感到脉门跳动为止。放左腋下法与放右腋式同，左右相反而矣。

4. 带脉与三阴交齐放法 患者仰卧。用左手拇指扣住右边的带脉穴，往里拨；食指和中指按住阑门，往下按，同时右手拇指按住右三阴交。左手食中指感觉阑门部位跳动或指下如有流水感即止。左边做法与右边做法相同，左右相反而矣。

5. 引气归元法 左手捏住建里穴，右手捏住气海，同时提起。患者即感到呼吸舒畅。

6. 或中与阴陵泉齐放法

（1）第一式 患者仰卧。用左手拇指和中指扣住两或中穴。先用右手食指和中指，由巨阙部位向下直推至阑门穴，连续 3 次；仍用右手拇指，将左阴陵泉部位的筋按住，拨开；再将右阴陵泉部位的筋按住，拨开。患者胸部可有轻松感。

（2）第二式 左手拇指和中指仍扣住两或中，右手拇指、食指和中指，扣按或中以下两旁肋骨缝间，自或中穴向下，一点一点地按至腹部肋边的尽处。连续操作三五次。

（3）第三式 再用左手掌侧，按右石关部位；右手食指和中指托背后左肋下，与幽门、梁门相对处，同时动作。左掌向右旋转，托送至左幽门、梁门部位；右手食指和中指顶托向前，推送至章门部位，恰与左手同时相交。遂即两手向下，同推至气海部位为止。

7. 治痰厥气闭法　患者盘膝坐。医生蹲、站均可。用右手无名指的指端，扣住天突向下微按；并用该指中节，微微拨弄咽喉。患者出现瞪眼摆头，或闭目等现象时，无名指扣拨不停止，俟将痰吐出，即愈。如拨弄 1 分钟患者的头不摆动，可能气已断绝。至 2 分钟，患者仍无反应，可判定气已断绝，不能挽救。

8. 涌泉、大敦等穴的治法　涌泉穴的治法：患者仰卧。医生以左手食指和中指托住足跟，右手食指和中指抚按足背部，拇指顶按涌泉穴。

9. 大敦、公孙、金门、足三里四穴的治法　患者姿势不限。医生对各穴进行按压。

四、腰背部及督脉点穴法

1. 用两手食指和中指扣住患者的两肩井穴，右手大指缓推风府、哑门 10 余次。

2. 用两手食指和中指仍扣住两肩井穴，用右手拇指按住百劳穴，左手拇指加按右拇指上；两手食指和中指往里扣，拇指往下按，至患者有感觉时为止。

3. 两手食指和中指仍扣两肩井，两手拇指捺住两风门，缓缓推按。

4. 用左手拇指和食指，扣住两膏肓穴的大筋，右手拇指及食指扣住两风门的大筋，顺其筋脉向下缓缓往里拨弄至两膏肓扣住不动，随即用左手拇指和中指扣住两脾俞的大筋，右手仍扣住两膏肓穴的大筋，顺其筋脉向下缓缓推至两脾俞穴为止。

5. 用右手中指按百劳穴，左手拇指、食指和中指扣住肾俞，往里合按不动。

6. 两手拇指扣住两风门，两手食指和中指再扣两肩井，向上提拨数次。

7. 用两手拇指扣住两肩头，两手食指和中指扣住两腋前面的筋，分拨数次。

8. 两手食指和中指按住两肩头，两手拇指从背后插向腋下，用大指提拨腋下后面的筋 3～5 次，随即顺其筋脉缓缓向下拨送至两肘，如此 3 次。

9. 用两手食指和中指插向两肋，扣住不动，两拇指扣住两膏肓穴的大筋，往里合按，患者胸部感觉轻松即止。

10. 用两手食指和中指扣两肋，两拇指扣住两膏肓穴的大筋，两手均如半圆形，顺其肋缝，缓缓左右往下分至两肾俞穴，或两大肠俞穴为止。如泄泻则至肾俞穴为止，不可至大肠俞穴。

11. 两手握拳按挤背部两大筋，自风门穴起，顺其筋脉徐徐向下按至两肾俞穴，或大肠俞穴为止。如泄泻，则至肾俞穴，不可至大肠俞穴。

12. 右手食指和中指扣住右肩井，用左手掌按住大椎向下推送至尾闾部位 3～5 次为止。随即用左掌从左肩起，向下推至左肾俞穴 3 次，再从右肩起，推至右肾俞穴 3～5 次即止。

13. 散风：用右手拇指及食指、中指并按住两风池穴，捏按数十次。

14. 治肺俞：用两手食指和中指扣住两肩井部位，两拇指端扣住两肺俞穴的筋，扣拨 3～5 次。

15. 治心俞：用右手中指按住百劳穴，左手拇指和中指扣住心俞穴，往里扣拨两心俞穴的筋。治膈俞、肝俞、胆俞、胃俞等亦用本式手法。

16. 治命门法：用右手中指按百劳穴，左手拇指及食指和中指反扣两肾俞穴。扣拨后，即用左手拇指在命门穴按 2～3 次。

17. 治大小肠俞：两手拇指按住两大肠俞穴，两手食指和中指扣住少腹后面胯上，用拇指端往里向下扣按，以患者少腹感觉舒适为止。治小肠俞手法与此相同。

第十一节　《刘寿山正骨经验》中的手法

已故老中医刘寿山先生在治疗骨折、脱位、伤筋方面有许多宝贵的经验，以下介绍接骨八法、上髎八法、治筋八法，以及治疗腕部伤筋的八面缝手法。

一、接骨八法

整复有移位的骨折时运用接骨八法，即：把、托、拿、掐、推、接、续、整。

1. 把托　又称拔伸法。把与托是指助手的拿伤姿态而言。位于肢体近端者称为把，而位于肢体远端者则称托。两助手相对用力牵引称为拔伸。

2. 拿掐　拿与掐是医生施用手法时的拿伤方法之一。即医生用手拿住骨折的两断端，用整个手掌来拿伤叫拿，拿法要求把力"灌"满整个手掌，多用于肢体形状粗大的骨骼。用两个手指拿伤的叫掐，掐法要求力"灌"指尖，多用于形体细小和身体浅表部位的骨折。

3. 推　骨折对位不佳或仍存有侧方或成角移位，则可用推法，是矫正骨折移位的方法。左右用力称推，上下用力称按，自下而上用力称为挺。

4. 接续　医生用两手分别拿住骨折的两断端，采用推、按、挺、摇动、旋转归挤的方法，使"断者复续"。

5. 整　医生用正骨手法使"歪者复正，岗者复平，塌者复起，断者复续，碎者复完"，恢复其骨骼的完整。

二、上髎八法

上髎八法是治疗关节脱位的手法，它包括提、端、捺、正、屈、挺、扣、捏。

1. 提端　提法与端法是整复关节脱位的一种连续性动作。复位时应先顺畸形方向牵引，克服痉挛，然后使脱位的关节顺利复位。

2. 捺正　是医生运用各种手法将移位的关节纠正到正常位置的手法。捺正是治疗侧方移位的手法。

3. 屈挺　是使脱位的关节在拔伸牵引状态下，进行被动屈伸活动，达到复位目的的手法。

4. 扣捏　是医生与助手在整复脱位时固定伤肢的方法，多用于四肢关节的脱位。

三、治筋八法

治筋八法是治疗伤筋和骨折脱位后所致肌肉痉挛、关节功能受限的八种手法。治筋八法包括拔、戳、捻、散、捋、顺、归、合。

1. 拔戳 拔法是使肢体或关节相对牵引做被动伸展的手法。戳法即戳按的意思，用手指或手掌在受伤处用力按压。戳法与拔法连续运用称为拔法戳按。

2. 捻散 捻即揉捻。医生用指腹或整个手掌，或用大小鱼际、掌根等部位，在患处做均匀、和缓的揉捻动作。散法即为快速的揉捻，所用的力及作用范围比捻法大。如指间关节捻法、肩关节散法、颈部揉捻法、腰背部双手揉散法、腰背部单手揉散法。

3. 捋顺 由肢体的远端推向近端称为顺法，多用于肢体的内侧。由肢体的近端推向远端称为捋法，多用于肢体的外侧。两者常连续交替运用。

4. 归合 归法是医生用两掌或两手指相对归挤患处的手法。合法是在归挤的同时，两掌或两手指稍向上提，并沿肢体表面滑动做逐渐合拢动作的手法。

【按语】在施用治筋八法之前，可做准备手法，如摇晃法。摇晃法即医生拿住肢体远端，以关节为轴，使肢体做被动的回旋环转及屈伸运动。各部位之摇晃法请参见前面有关章节。

四、治疗腕部伤筋的八面缝手法

1. 拔戳法 患者正坐，伤腕伸出，虎口向上。医生站在伤腕外侧，用一手由掌侧握住前臂下端，并用拇指扣住第1腕掌关节桡侧，另一手拿住第1掌骨及拇指，由外向里环转摇晃6~7次后拔伸。在保持拔伸力量的同时，再将拇指向桡侧屈（拇指外展），同时拿腕之手的拇指向下戳按。本法可治疗桡骨茎突部狭窄性腱鞘炎、腕桡侧副韧带损伤、第1腕掌关节扭挫伤等。

2. 屈戳法 患者正坐，伤腕伸出，掌心向上。医生站在患者前方，一手自小指侧握住伤腕，并用中指扣住第一腕掌关节掌侧，另一手拿住拇指及第一掌骨，自外向里环转摇晃6~7次，然后拔伸，在拔伸的情况下，将腕部屈曲，同时握腕之手中指向下戳按。本法治疗桡侧腕屈肌腱鞘炎、桡掌侧韧带撕裂伤、第1腕掌关节扭挫伤等。

3. 合筋法 患者正坐，伤腕伸出，掌心向下。医生站在患者前方，用一手自拇指侧握住伤腕，并用中指扣在第5腕掌关节尺侧，另一手自小指侧拿住食、中、无名、小指，由内向外，或由外向内环转摇晃6~7次，然后拔伸。在保持拔伸力量的同时，先使腕部向桡侧屈，而后再快速向尺侧屈，同时握腕之手的中指向桡侧戳按。本法治疗腕尺侧副韧带损伤、尺侧伸腕和屈腕肌腱炎、第五腕掌关节扭挫伤。

4. 屈转法 患者正坐，伤腕伸出，掌心向上。医生站在患者前方，一手自拇指侧握住伤腕，并用中指扣住第5腕掌关节掌侧，另一手自小指侧拿住食、中、无名、小指，由外向里环转摇晃6~7次，然后向桡侧斜上方拔伸，再向尺侧屈，同时拿腕之手的中指，向下戳按。本法治疗尺腕掌侧韧带损伤、尺侧屈腕肌腱损伤及腱鞘炎。

5. 顺筋法 患者正坐，伤腕伸出，虎口向下。医生站在伤腕外侧，一手自背侧握住伤腕，并用拇指扣住第5腕掌关节尺掌侧；另一手自背侧拿住手掌，环转摇晃6~7次，向尺侧拔伸，然后使伤臂向上高举（手心向前），拿手掌之手使腕关节掌屈，拿腕之手的拇指向下捋顺所伤之筋。本法治疗尺侧腕屈肌腱损伤及腱鞘炎、腕尺侧副韧带损伤。

6. 顿筋法 患者正坐，伤腕伸出，掌心向下。医生站在患者前方，一手自小指侧握住伤腕，并用拇指扣在腕背侧正中，另一手自拇指侧拿住食、中、无名、小指，由内向外环转摇晃6~7次，然后先将腕关节掌屈拔伸，再迅速背屈，同时拇指向下戳按。本法治疗腕指总伸肌腱损伤、腱鞘炎、腱鞘囊肿。

7. 插指法　患者正坐，将伤腕伸出，五指张开，掌心向前。医生站在患者前方，一手自拇指侧握住伤腕，拇指扣在腕背侧正中，另一手五指与患者伤手五指相对交叉扣紧，由外向里环转摇晃6~7次，然后使腕关节掌屈并拔伸，再迅速背屈，同时拿伤处之拇指向下戳按。本法治疗腕指总伸肌腱损伤、腱鞘炎、腱鞘囊肿。

8. 借力顺筋法　患者正坐，伤腕伸出。医生站在患者前方，将患者伤手掌置于医生胸部，医生用一手由小指侧握住伤侧手掌，另一手自拇指侧拿住伤腕，拇指按住腕掌侧正中，令患者用力推医生之胸部，医生拿手掌之手迅速将伤臂高举，同时将伤腕掌屈，拿腕之手的拇指向下，做顺筋法。本法治疗深、浅屈指肌腱损伤。

第十二节　曹锡珍《中医按摩疗法》中的古代按摩手法

曹锡珍（1898—1978年），字聘忱。河北人，是著名的中医按摩专家。著有《外伤中医按摩疗法》、《中医按摩疗法》、《防治按摩》。以下介绍其在《中医按摩疗法》中的古代按摩八法。

一、阳型刚术

1. 推荡法（又名推动法）
（1）推　用掌根或手指在身体某部位做推进活动。
（2）摇　用手掌或手指压住某个部位进行摇动。
（3）挪　在腹背等面积较大部位，先将手掌平压在按摩部位上，然后握拳拿住一块肌肉，稍停，再放手，前移，再握拳，再放开，再前移，如此类推。
（4）拢　用两手掌的尺侧夹一块肌肉稍停，放开，再夹，也可托到一定高度摇动几下，再放手，再夹。此法多用于腹部。
（5）托　医生用两手或一手将患处托起的手法叫托；常与拢法并用，叫做托拢。
（6）捋　用手掌轻压在按摩部位上做短促的活动，可以前后左右移动着进行，俗称捋掌。

2. 疏散法（又名开导法）
（1）按　用手掌向下按，按一次要稍停一段时间，然后再按下一次，不论一手或两手均须用力按。
（2）扼　轻压在按摩部位上，然后用两手掌侧面拢住一块肌肉切压片刻；或用一手拇指和其余四指用力扼在一块肌肉上或某器官上，停留片刻，以起到扼止气血过盛的作用。
（3）拿　用一指或数指，或握拳，在按摩部位上依次点压，停片刻再放开。拿、摸二小手法常用在一起。

（4）摸 用一手从一边向另一边推动，摸索推进。此法也可以帮助诊察。

（5）抵和抑 抵和抑常常结合使用，是一手掌侧面向下按不动，另一手挤一块肌肉，互相抵抑；也可用两手掌根压挤按摩部位。

3. 舒畅法（又名抚摩法）

（1）抚 重力平掌顿挫行止进行按为抚。

（2）摩 用手掌分段反复摩擦。

（3）拭 用手掌成直线或套环形反复摩擦。

（4）运 用手掌成圆形反复摩擦。

（5）搔 五指并拢用指爪搔爬。

（6）压 按压片刻，起而移动再压，与按法相似，但时间较长些，用力亦较重一些。

4. 叩攴法（又名捶击法）

（1）叩 五指并拢成空心拳或半屈指用指节捶击，手法较重。

（2）攴 用指尖、指掌或指背轻打，如雨点下落，手法较轻。

（3）捶 轻轻握拳捶击，手法较重。

（4）击 用数指或一指侧面击打，如击鼓，手法较轻。

（5）拍 用手掌或手背拍打。

（6）打 紧握拳重打，多用来治疗严重麻木，但亦不可过猛地打。

二、阴型柔术

1. 贯通法（又名放通法）

（1）拂 伸指轻力掠越表皮为拂。

（2）擦 用手掌或手指反复曲折摩擦，用力较重。

（3）抿 用一两个手指指腹顺直轻擦，多用于眉目、头部和肋间。

（4）抹 用手掌或手指抹，路线较宽而长，比拭法重些。

（5）押 用指腹压在局部片刻不动，比压法轻得多。

（6）搯 用力握住指或趾，然后急拉滑开，指或趾关节发出"粹"声，在头和面部，则用全手掌搯面或头。

2. 补气法（又名顺气法）

（1）振 手掌重力按压在按摩处，上下急剧振动。

（2）颤 手掌轻力按压在按摩处，左右急剧振动，比振法速度快、频率高，常与振法合用，故名振颤法。

（3）抖 手掌按压，左右急剧振动，幅度较大。

（4）提 把肢体抬起，摇几下，然后向上顿两三次，放下。每提顿一次，其关节常发出响声。用此法治上肢的腕、肘、肩关节扭、闪、脱、错、新老外伤，以及肩和背部肌筋的扭伤，效果良好。

（5）拉 向上提顿叫提，平面拉扯叫拉，多用于四肢。此法与提法类似。

（6）扶 用各种姿势扶持伤肢或躯体。因是伤肢所以扶法复杂，要依病情而定。

3. 揉捏法

（1）揉　用一指、数指、手掌或握拳等方式揉，方式不限，只要能起到揉活（放松）的作用即可。

（2）捏　按部位大小不同，用三指或全手捏。此法常与揉法结合应用。

（3）把　用力把持肢体片刻，然后移换位置再做；与拿法相似，但用力较轻。

（4）捧　用两手掌捧，多用于腹部。

（5）扭　用两三指反复扭转，扭处常出现紫红色（排除风邪），多用于肩颈部和腰背部，与揪法相似（揪法只揪，不转动），相当于拧的动作。

（6）搓　用一指或数指，也可用手掌反复搓，以皮色变成红润为度。

4. 和络法（又名舒筋法）

（1）抱　用臂和肩抱住伤肢进行按摩和运动。

（2）扯　医生握住伤肢（伤肢平伸，放松），上下左右前后来回反复进行扯。

（3）拉　同补气法中的拉法。

（4）拽　拉小关节用拽；拉大关节用拉。

（5）颠　医生一手或两手握住伤肢的手指或足趾，上下颠动，这时患肢有如波浪起伏似的振动。

（6）握　一手或两手握手指或足趾，随松随握，反复进行。

第十三节　董好魁《脏腑经络按摩》中的手法

董好魁是河北名医，在学习、继承、研究前人理论与实践的基础上，结合自己的经验，著成《脏腑经络按摩》一书。书中有许多宝贵经验。现介绍疏皮疗法。

疏皮疗法即在经络学说中的十二皮部理论指导下，医生在患者体表进行捻转、提分、推拉等手法，运动皮肤而达到防治疾病目的的疗法。

十二皮部是十二经脉机能活动反映于体表的部位，也是络脉之气所输注和布散的地方。人体皮肤的分布各有所属，这与经脉的循行有密切关系。《素问·皮部论》中记载"皮有分部，脉有经纪……欲知皮部，以经脉为纪者，诸经皆然"。意为：经脉循行和到达人体皮肤的地方，不论是哪一经，其皮肤的部位就属于该经的皮部。此外十二经络脉所行止的皮肤部位，也是十二经络脉在皮部的分属部位，这正所谓《素问·皮部论》中所述"凡十二经络脉者，皮之部也"。由于皮部与经脉、络脉存在极为密切的关系，故体内有病必定能反映到体表，通过在体表施用各种手法，也一定能治疗体内各种疾病。

实践证明，疏皮疗法可以起到治病和防病的作用。现代研究表明疏皮疗法与其他按摩推拿疗法具有以下作用：清除皮肤衰老的细胞；调节体温；增强感觉传导；增强皮肤的光泽和弹性；促使毛细血管扩张，改善皮肤营养，促进血液和淋巴液的循环；调节肌张力；对神经的兴奋与抑制有调节作用。

一、疏皮疗法常用的几种力

1. 提力　医生用手指把机体表面的皮肤捏着向上提起。可用于全身所有的皮肤，方向不限。

2. 捻转摩擦力　医生用手指将皮肤提起后，往返捻转摩擦，部位和方向不限。

3. 拉推、提分力　用手指将皮肤提起后，用双手向前推，向两边分，向两边拉。一般多用于腹部和背部。

二、疏皮疗法常用的几种手法

1. 提捻法　医生用一手或两手拇指、食指、中指把皮肤提起，往返捻转数次放开，再提，再捻，再放，反复操作。本法适用于全身各部位。

2. 提推法　医生用两手拇指、食指、中指提起皮肤往前直推或分推。本法多用于胸腹部和背部。

3. 提拉法　用两手拇指、食指、中指，提起皮肤，向两边拉，拉时用力要均衡、迅速、灵活，不宜过猛，开始时用力宜轻缓，逐渐增加力量。本法适用于腹部、背部、腰部和四肢。

4. 提捏法　医生用两手拇指、食指和中指提起皮肤，往前滚捏。做滚捏的动作时，边提，边捏，边推进，反复操作。本法多适用于背部，由下而上，自尾闾骨端开始，一直提捏到风府穴。

下篇 治疗篇

第八章

成人按摩推拿治疗

按摩推拿疗法是通过缓解痉挛、温通经络、滑利关节、整复错位等起治疗作用的，它对于伤科、内科、男科、妇科、儿科的多种疾病都有很好的治疗作用。

在治疗时应力求以最小的力量，用最简单的方法，使患者痛苦最小，疗效最好，疗程最短。

治疗前应向患者说明治疗情况，使患者放松，配合治疗；同时应妥善安排患者的体位，使患者尽量处于放松状态接受治疗。治疗中应随时观察、体会患者的反应，调整手法，以达到最好的治疗效果。治疗后应向患者讲明注意事项、锻炼与休息要点、起居调养、饮食调养等内容。

第一节 伤科病证

一、颈椎病

【概述】

颈椎病（cervical spondylosis）是指由于颈椎及其之间的关节、关节囊、韧带、椎间盘发生退行性改变，出现颈椎失稳，产生骨质增生、韧带与关节囊肥厚或钙化等病理变化，刺激或压迫了颈部神经根、椎动脉、脊髓、交感神经，从而产生的一系列症状，又称颈椎退行性骨关节病、颈椎综合征。本病多发生在 30~60 岁，以长期伏案工作的人多见，如会计、绘图工作者。

中医将本病归为痹证、痿证、头痛、眩晕、项强、肩背痛。

依损伤组织不同，可将颈椎病分为颈型颈椎病、神经根型颈椎病、椎动脉型颈椎病、脊髓型颈椎病、交感型颈椎病、混合型颈椎病。

反复出现落枕，常是颈椎病的前兆。

【解剖】

1. 颈椎

（1）颈椎的构成（图 8-1）　　颈椎有 7 个。第 1 颈椎称为寰椎，第 2 颈椎称为枢椎，第 7 颈椎称为隆椎。除第 1 颈椎以外，每个颈椎都是由椎体和椎弓组成。在椎弓上有 7 个突起，分别是 1 个棘突、2 个横突、2 个上关节突、2 个下关节突。椎体和椎弓围成椎孔，所有椎孔在上下方向上构成椎管。

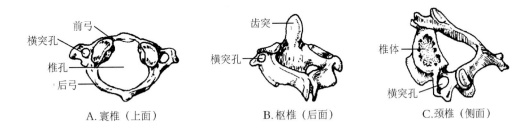

A.寰椎（上面）　　　　　　B.枢椎（后面）　　　　　　C.颈椎（侧面）

图 8-1　颈椎

（2）颈椎结构上的特点

①钩椎关节（图 8-2）　　钩椎关节也叫颈椎滑膜关节、Luschka 关节、椎体半关节、神经弓椎体关节。它由下位椎体后上外的钩突和上位椎体后下外的斜坡构成。此关节位于椎间盘的后外方、神经根的前内侧。因此钩椎关节可防止椎间盘向后外侧突出压迫神经根。但因

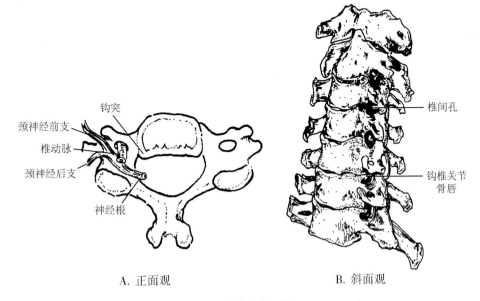

A. 正面观　　　　　　　　　　　B. 斜面观

图 8-2　钩椎关节、椎间孔

退变、磨损，此关节可出现增生，刺激周围组织，进而压迫神经根。钩椎关节的外侧是椎动脉，当钩椎关节向两侧增生或因颈椎退变在此关节上发生移位时，即可直接或间接刺激椎动脉，使椎动脉管腔变窄，影响椎动脉供血区的血液循环。

②椎间孔　椎间孔是一个斜行、椭圆形的骨性通道。其间有神经根通过。因其为斜行，要观察椎间孔的形状需要看颈椎的斜位片。椎间孔的上下径大，前后径小，神经根仅占椎间孔的一半，因此当颈椎退变、椎间隙变窄时，并不会马上刺激到神经根；而当颈椎退变，出现颈椎水平方向的半脱位时，神经根极易受到刺激。椎间孔的内侧壁为钩椎关节，外侧壁为颈椎的椎间关节，上下壁为椎弓根的切迹，故椎间孔是一个骨性通道。当椎间孔的内侧壁（钩椎关节）和外侧壁（椎间关节）出现增生或移位时，即可刺激到椎间孔内的神经根。另外枕骨与颈 1 之间、颈 1 和颈 2 之间无椎间盘及椎间孔，故第 1 和第 2 颈神经根无椎间孔的保护，易受损伤。

③棘突　颈椎棘突短而分叉，便于肌肉附着。第 1 颈椎无棘突，第 2 颈椎棘突粗大，第 7 颈椎棘突长且不分叉。第 2 和第 7 颈椎的棘突常作为颈部的骨性标志。

④横突和横突孔　颈椎的横突较小，仅为腰椎的 1/5 ~ 1/4，这一解剖特点有利于颈部的活动。横突上有横突孔。横突孔内有椎动脉通过。横突孔位置及其大小的变异、颈椎移位的方向，与椎动脉型颈椎病的发生及其症状的轻重有着密切关系。

⑤椎孔　椎孔呈三角形，横径（即左右径）大，前后径小，二者之比为 1.5 : 1 ~ 2 : 1。由于横径大而且侧壁为不活动的椎弓根，因此临床上不易因横径的改变而发生神经根和脊髓受压。但前后径的改变易造成颈部脊髓受压。

⑥关节突关节　颈椎的关节突关节呈半水平位，关节面与水平的夹角为 40 ~ 50° 左右。这样的关节有利于颈椎做屈伸运动。但同时也应注意这样的关节有不稳定的趋势。当颈椎极度屈伸、关节退变或出现挥鞭样损伤时，常可使颈椎关节突关节发生脱位、半脱位、一过性脱位，造成颈椎椎间盘突出、脊髓受压。

⑦颈屈　从侧面看颈椎呈生理前屈。其测量方法为：测量椎体后缘的连线与齿状突后上缘到第 7 颈椎后下缘连线之间的最大距离。其正常值为 7 ~ 17mm。由于颈椎为生理前屈，因此颈椎之椎间隙应为前宽后窄。在观察颈椎生理曲度时，应注意颈椎生理曲度有无减小、消失、反张、加大、中断、成角或呈 S 形。

⑧韧带（图 8 - 3）　连接颈椎的主要韧带：前纵韧带、后纵韧带、黄韧带、棘上韧带、棘间韧带。

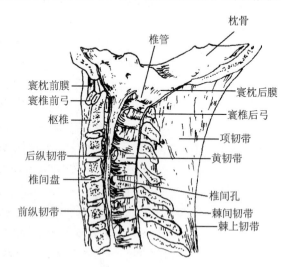

图 8 - 3　连接颈椎的韧带

2. 椎动脉（图 8 - 4）　椎动脉为锁骨下动脉的第一个分支，有时来自主动脉弓或无名动脉。两侧椎动脉不对称，一般左侧大，右侧小。椎动脉可分为以下四段：

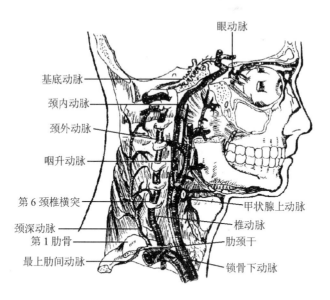

图 8 - 4　椎动脉

（1）第 1 段（颈部）　　自锁骨下动脉发出，在前斜角肌和颈长肌的裂隙内上行，进入第 6 颈椎的横突孔。其后方有椎静脉、颈内静脉、颈总动脉和甲状腺上动脉横过，后方有第 7、8 颈神经前支和第 7 颈椎横突，与交感神经干和星状神经节相邻，此神经节发出交感神经纤维与椎动脉伴行，故临床上前斜角肌痉挛时可出现椎动脉受压症状，椎动脉型和交感型颈椎病症状易同时出现。

（2）第 2 段（横突孔部）　　从第 6 颈椎横突孔向上至第 1 颈椎横突孔为第 2 段。这段椎动脉位于第 2 ~ 6 颈神经前支的前方，周围有神经丛和静脉丛。椎动脉的内侧为钩椎关节，当该关节增生或椎体发生位移时易刺激、牵拉、压迫椎动脉，使椎动脉歪斜扭曲，造成椎动脉管腔狭窄、阻力增大，严重时出现梗阻，发生猝倒。

（3）第三段（头下部）　　自寰椎横突孔穿出后，椎动脉向后绕过寰椎的侧块，至寰椎后弓上面的椎动脉沟内，再转向前方，穿过寰枕后膜的外缘上行，经枕骨大孔入颅腔。此段的椎动脉迂曲较大，因此该动脉易因头颅转动而受牵拉，产生缺血症状。

（4）第四段（颅内部）　　自枕骨大孔向上绕到延髓偏内侧上行，在桥脑下缘两侧椎动脉汇合形成基底动脉。颅内的分支有椎动脉的终末部、脊髓前动脉、小脑下后动脉、脊髓后动脉、内耳动脉。内耳动脉（迷路动脉）是椎 - 基底动脉的细长迂回分支，供应内耳的血运，故患椎动脉型颈椎病时，因椎动脉供血不好，临床上患者可出现耳鸣、听力减退等症状。

3. 颈部脊髓

（1）脊髓位于椎管内，呈扁圆柱状，上端粗大，在枕骨大孔处和延髓相接，下端逐渐变尖呈圆锥形，故叫脊髓圆锥。圆锥的尖端伸出一条细长的索条，称为终丝，其周围伴有腰骶神经根，称马尾。颈髓因与延髓相连，在内部结构和生理机能上亦与低位延髓难以截然分开，高位颈髓损伤时亦可出现昏迷。

（2）颈部脊髓前后径小，横径大。颈2~胸2处有颈膨大，以颈5~6处最为明显（这是因为此处的脊髓支配上肢和手，其功能多而复杂）。

4. 脊神经　脊神经由前根、后根组成，前后根位于椎管内，于椎间孔处汇合后称脊神经。脊神经出椎间孔后分为前支和后支，每支都包括感觉纤维和运动纤维。颈部的脊神经除上述两种纤维外还包括来自椎旁节的交感神经纤维，因此是运动、感觉、内脏活动的混合神经。颈部脊神经共有8对。

（1）后支　第1颈神经的后支称为枕下神经，支配椎枕肌。第2、3颈神经的后支是所有脊神经后支中最大最长者，支配最长肌、夹肌、半棘肌。第2颈神经后支的内侧支为枕大神经，该神经长、粗、浅，故受压迫的机会最多。头面部的皮肤感觉除三叉神经支配外，其余部位均系颈神经支配，故颈椎病易出现头痛及耳面部痛。其他颈神经后支都分为内侧支和外侧支，分布于颈项、枕部皮肤、支配颈部的半棘肌、最长肌、夹肌。

（2）前支（图8-5）

1）颈丛　由第1~4颈神经的前支组成，位于胸锁乳突肌深面，分为皮支和肌支。

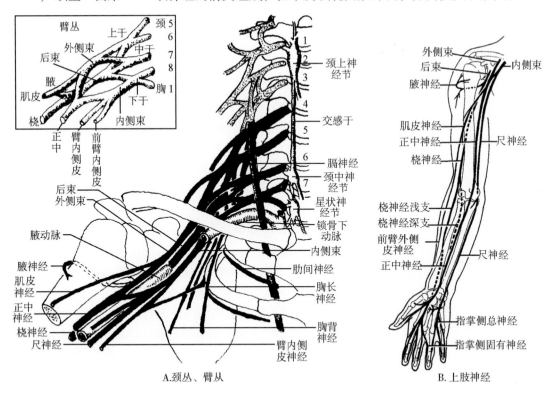

A.颈丛、臂丛　　　　　　B.上肢神经

图8-5　颈丛、臂丛及上肢神经

皮支：有枕小、耳大、锁骨上、颈皮神经。从胸锁乳突肌后缘中点附近穿出，呈放散状分布到枕部、耳廓、颈前区、肩部皮肤，管理该部位的皮肤感觉。在颈部手术时，可在胸锁乳突肌后缘中点（扶突）进行颈部皮神经的阻滞麻醉。

肌支：分布到颈部深肌群、舌骨下肌群和膈肌等。其中最重要的分支是膈神经。膈神经为一混合神经。沿斜角肌前面进入胸腔，在心包两侧过肺根前方下降，分布于膈。支配膈肌的运动和本体感觉以及膈上、下胸、腹膜之感觉。其感觉纤维还分布到纵隔胸膜和肋胸膜以及心包。右侧膈神经的感觉纤维还分布到肝的被膜和胆囊。

2）臂丛　由第5～8颈神经的前支及第1胸神经前支的一部分组成，分布于上肢的肌肉和皮肤。自斜角肌间隙走出，行于锁骨下动脉的上方，经锁骨之后进入腋窝。在腋窝内围绕腋动脉形成内侧束、外侧束及后束。以锁骨为界将臂丛分为锁骨上部及锁骨下部。在锁骨中点上方及腋窝内臂丛较集中，可在手术时进行麻醉。

①锁骨上部　发出一些短支，分布于胸壁、背部及肩部的肌肉。

胸长神经：分布于前锯肌。前锯肌以数个肌齿起于上8个或9个肋骨的外面，肌束斜向后上内方，经肩胛骨的前面，止于肩胛骨下角及其脊柱缘的内面。其作用为：使肩胛骨下部旋向外，助臂上举；也可使肩胛骨向前紧贴胸廓，有固定肩胛骨的作用。若肩胛骨固定，则可提肋助深吸气。若前锯肌瘫痪，则肩胛骨下角与其脊柱缘离开胸廓而突出于皮下，从外表看似蝶翼状，产生所谓的"翼状肩胛"。

胸背神经：沿肩胛骨腋缘到背阔肌。背阔肌位于背下部及胸部后外侧皮下，为全身最大的阔肌，胸腰筋膜主要起于下6个胸椎的棘突、全部腰椎棘突及髂嵴后部，肌束向外上方集中，止于肱骨小结节下方的骨嵴。其作用是使肱骨内收、旋内和后伸，上肢上举被固定时，则上提躯干（引体向上）。

②锁骨下部　发出数条长的神经，分布到上臂、前臂及手的肌肉及皮肤。

臂内侧皮神经：由内侧束分出，分布于臂内侧的皮肤。

前臂内侧皮神经：由内侧束分出，随腋动脉及肱动脉下行，在臂中、下1/3交界处穿深筋膜到皮下，分布到前臂内侧的皮肤。

③尺神经　发自内侧束，沿肱二头肌内侧沟随肱动脉下降至臂中部转向后，经过肱骨内上髁后方的尺神经沟，进入前臂。在前臂尺侧腕屈肌深面随尺动脉下行至手掌。其分支有：肌支：支配尺侧腕屈肌和指深屈肌的尺侧半、小鱼际肌、拇内收肌、全部骨间肌及第3、4蚓状肌。皮支：在掌侧供应小鱼际的皮肤和尺侧一个半手指皮肤。在背侧分布于手背尺侧半以及尺侧两个半手指皮肤（第3、4指毗邻侧只分布于第1节）。尺神经损伤时：运动障碍表现为屈腕能力减弱（尺侧腕屈肌瘫痪）；拇指不能内收；其他手指散开和并拢无力，尤其是第4、5指，因而无法夹紧纸片；各掌指关节过伸（骨间肌萎缩），第4、5指的指间关节屈曲（第3、4蚓状肌瘫痪），小鱼际肌及骨间肌萎缩，呈现"爪形手"；感觉障碍以小指最明显。

④肌皮神经　发自外侧束，支配喙肱肌、肱二头肌及肱肌。其末梢成为前臂外侧皮神经，分布于前臂外侧。

⑤正中神经　由来自内侧束和外侧束的两个根合成。沿肱二头肌内侧沟伴肱动脉下降到肘窝，然后在前臂浅深屈肌之间沿前臂中线下行至手掌。正中神经在上臂部不分支，在前臂分支到尺神经支配肌以外的前臂前群肌，在手掌分支有：肌支：支配鱼际肌群（拇收肌除

外）及第 1、2 蚓状肌；皮支：分布于手掌桡侧 2/3 皮肤，桡侧 3 个半手指的掌面皮肤以及其背面末两节的皮肤。正中神经损伤时：运动障碍表现为前臂不能旋前（旋前肌瘫痪）；屈腕能力减弱，拇指、食指不能屈曲，中指也屈曲无力（屈指、屈腕肌瘫痪）；拇指不能对掌；鱼际肌萎缩，手掌变平坦，称为"猿手"，感觉障碍表现于正中神经在手上的分布区，尤以拇、食、中指的末节最明显。

⑥桡神经 为臂丛的最大分支，起自后束，在肱三头肌深面紧贴肱骨体中部后面，绕桡神经沟向下外行，到肱骨外上髁前方分为浅支、深支并至前臂和手背。桡神经在上部发出：肌支：支配臂部后面肌肉；皮支：支配臂部、前臂背侧皮肤。桡神经浅支：在肱桡肌深面与桡动脉伴行，至前臂下 1/3 处转向手背，分布于手背桡侧半的皮肤，以及桡侧两个半手指第 1 节背面皮肤。桡神经深支：穿至前臂背侧，分支支配前臂所有的伸肌。桡神经损伤时表现为不能伸腕伸指，抬前臂时呈"腕下垂"姿态，拇指不能外展；感觉障碍以手背桡侧半明显。

⑦腋神经 起于后束，绕过肱骨外科颈后侧，分支到三角肌、小圆肌以及肩部和臂部的外侧皮肤。

5. 颈部交感神经（图 8-6） 分以下四部分：

（1）颈上神经节 位于第 2、3 或第 4 颈椎横突的高度，此节发出的节后神经主要进入上部三个颈神经。发出的神经丛有：颈内动脉神经、颈内静脉神经、颈外动脉神经、喉咽支、心上神经以及交通支。

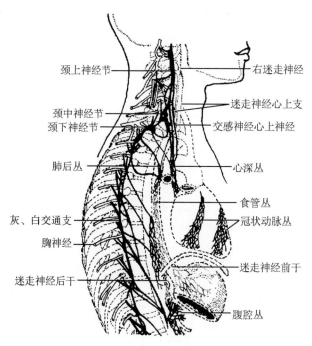

图 8-6 颈部交感神经

（2）颈中神经节 位于第6颈椎高度，此节发出的节后神经纤维主要进入第4、5颈神经，其节后发出的神经有：颈总动脉丛、心中神经、甲状腺丛、气管支和食管支。

（3）颈中间的神经节 亦称椎动脉神经节，位于椎动脉根部的前方或前内方，相当于第7颈椎高度。此节发出的节后神经纤维进入第4、5颈神经。

（4）颈下神经节 位于第7颈椎横突与第1肋骨颈之间。颈下神经节与第1胸神经节合并而成星状神经节。此节发出的节后神经纤维主要进入下部三个颈神经。其节后发出的神经主要有心下神经、锁骨下丛，有时星状神经的节后神经纤维合并成一条椎神经与椎动脉伴行，再分支进入第4~7颈神经。

【病因病理】

1. 慢性损伤、退变 颈部慢性损伤，如长期伏案工作的人，可以导致颈椎退变。颈椎的退变是发生颈椎病的基础。椎间盘的退变使得椎间隙变窄，关节囊和前后纵韧带松弛，脊柱的稳定性下降，脊柱发生代偿性增生，增生可发生在钩椎关节、椎间关节和椎体。当增生刺激或压迫神经根、椎动脉、脊髓、交感神经时，就会产生一系列症状。增生的骨质可直接压迫颈部神经、血管；也可刺激周围组织，使得周围组织发生充血、肿胀等无菌性炎症，形成间接压迫并产生症状，临床以后者居多。

2. 急性损伤 各种急性损伤，如扭伤、碰撞伤、挥鞭样损伤，都可造成椎间盘、韧带、后关节囊等组织不同程度的损伤，从而使脊柱稳定性下降或造成颈椎脱位，直接或间接刺激、压迫神经、血管，产生一系列症状。

3. 畸形 某些颈椎先天畸形，也可导致颈椎病，如隐性颈椎裂、自发椎体融合、颈椎横突肥大、颈肋、齿状突发育不良或缺如等。这些畸形由于改变了颈椎受力状态，在病变椎骨的相邻椎骨产生应力集中或活动度加大，加速了退变过程。

【临床表现】

1. 颈型颈椎病 也称上颈椎综合征，主要累及第1~4颈神经根，有时难以与神经根型颈椎病截然分开。有以下症状和体征：

（1）颈部酸痛，颈肌痉挛，颈项僵硬。

（2）可出现一侧头皮感应痛，出现偏头痛，有时疼痛可达前额和眼周。

（3）常累及交感神经而有头昏，眩晕，耳鸣，视物模糊。

（4）可表现为反复落枕、寰枢椎半脱位等。

2. 神经根型颈椎病 本型最为常见，多为单侧，亦有双侧发病者，本型约占颈椎病的60%。有以下症状和体征：

（1）颈肩部的不适伴有上肢的疼痛或麻木，常波及至手指。其疼痛表现为钝痛、酸痛、胀痛，或隐隐作痛，或过电样放射痛。可因劳累或落枕使上述症状加重。

①第4~5颈椎间病变 压迫第5颈神经根；疼痛从颈肩放射到腕部而不到手；压痛点位于第4、5颈棘突和冈上肌；感觉方面：颈后耳下区域及前臂掌侧中线区感觉功能下降。

②第5~6颈椎间病变 压迫第6颈神经根；疼痛从颈肩、前臂放射到拇指；压痛点位于颈5、6棘突及肩胛内上角区（同侧）；前臂桡侧及拇指感觉功能下降；肱二头肌肌力减

弱，肱二头肌腱反射（图 8 - 7）降低。

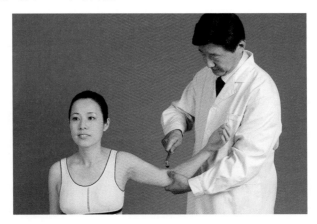

图 8 - 7　肱二头肌腱反射

③第 6～7 颈椎间病变　压迫第 7 颈神经根；疼痛从颈肩放射到食指、中指；压痛点位于第 6、7 棘突及肩胛内中部区、胸大肌；食中指区感觉功能降低，肱三头肌肌力减弱，肱三头肌腱反射（图 8 - 8）降低。

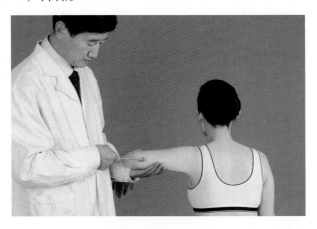

图 8 - 8　肱三头肌腱反射

④颈 7～胸 1 椎间病变　压迫第 8 颈神经根；疼痛从颈肩放射到无名指及小指；压痛点位于肩胛内下角区及第 7 颈椎棘突；尺侧二手指感觉功能降低；握力减弱，骨间肌萎缩。

第 4～7 颈神经的任何一根神经根受刺激或压迫，都可引起颈前斜角肌（由第 4、5、6、7 颈神经根支配）痉挛，继而压迫臂丛神经常产生第 8 颈神经根区（即尺神经区）症状，出现无名指及小指区麻木、感觉减退或骨间肌萎缩。应特别注意。

（2）可有头晕、头沉、颈部酸困、背部有重物压迫感。

（3）颈项活动受限，头颈歪斜；颈肌痉挛；日久亦可出现肌肉萎缩。

（4）可出现植物神经血管营养和功能障碍：表现为上肢发冷、发热、皮肤潮红、发白、发绀或肿胀、指甲变形、无光泽、易于脆裂。

（5）Eaton's 征、Spurling's 征、Jackson's 征阳性。

3. 椎动脉型颈椎病 本型占颈椎病的20%左右。其症状如下：

（1）颈性眩晕：头部位于某一角度时出现眩晕，故称为位置性眩晕。眩晕呈发作性、间歇性，眩晕可为旋转性的、浮动性的、摇晃性的或下肢发软站立不稳，有地面倾斜或地面移动等感觉。常伴有复视、眼震、耳鸣、耳聋、恶心、呕吐等症状。

（2）猝倒：可在颈部活动或眩晕剧烈时发生，四肢突然麻木、软弱无力而跌倒，但神志清楚，多能自己起来。

（3）头痛：多为发作性，持续数分钟、数小时、数日，疼痛多位于枕部、顶枕部、颞部，多呈跳痛或胀痛，可向耳后、面部、牙部、顶枕部、甚至眼区放射。由于椎 - 基底动脉供血不足而侧支循环血管扩张引起头痛。

（4）眼部症状：如视物模糊、复视、幻视、失明等视力障碍。其特点为与颈部症状有关，在颈部运动时，眼部有不适感。

（5）可出现延髓麻痹及其他颅神经症状，如语言不清、吞咽困难、咽反射消失，喝水反呛、软腭麻痹、声音嘶哑；也可出现面神经麻痹；肢体瘫痪；平衡障碍。

（6）感觉异常：可有面部、口周、舌体、四肢或半身麻木，针刺感、蚁走感，有的可出现深感觉障碍。

（7）检查可发现颈肌痉挛、压痛、颈部活动受限、棘突偏歪。

（8）椎动脉扭转试验阳性。

4. 脊髓型颈椎病 发病年龄多在40～60岁，发病慢，约20%的患者有颈部外伤史，其症状特点为：

（1）先有下肢症状：单侧或双侧下肢麻木、困重，随后行走困难，走路不稳。

（2）后出现躯干症状：出现第2～4肋以下感觉障碍，胸腹骨盆区发紧。

（3）最后出现上肢症状：表现为一侧或双侧上肢麻木、疼痛、无力，不能做精细动作，甚至不能自己进食。

（4）颈后伸或侧屈受限，棘突压痛，椎旁肌压痛。

（5）可出现肌张力增高，腱反射亢进，出现髌震挛、踝震挛。浅反射减弱或消失，深反射存在。出现病理征，如 Hoffman's 征（图8-9A）阳性、Babinski's 征（图8-9B）阳性。

5. 交感型颈椎病

（1）交感兴奋型 头痛，头晕，眼裂增大，视物模糊，瞳孔散大，心率加快，心律不齐，心前区疼痛，血压升高，肢体血管痉挛，肢体发凉，局部温度减低，多汗，耳鸣，胃肠蠕动减慢等。

（2）迷走兴奋型 头痛，头晕，霍纳征（病变同侧出现的由眼睑下垂、瞳孔缩小与半侧面部不出汗），流泪，鼻塞，心率变慢，血压下降，胃肠蠕动增加或嗳气等。

（3）混合型颈椎病 具有两型或两型以上颈椎病症状者称为混合型颈椎病。

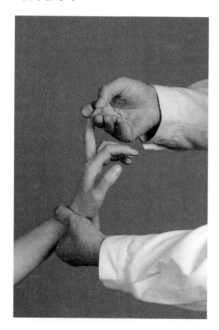

A. Hoffman's 征

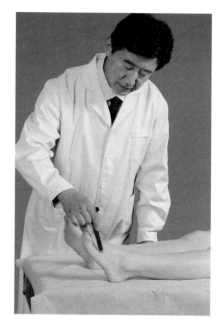

B. Babinski's 征

图 8 - 9　病理征

【诊断要点】

1. 有慢性损伤史。

2. 好发于 40 岁以上中年人，长期低头工作者，呈慢性发病。

3. 颈、肩背疼痛，头痛，头晕，颈部发板、发硬，上肢麻木。

4. 颈部运动功能受限，病变颈椎棘突、患侧肩胛骨内上角常有压痛，可摸到条索状硬结。

5. 病理分型：

（1）颈型　枕颈部痛，颈部活动受限，颈肌僵硬，有相应压痛点。X 光片显示：颈椎生理曲度在病变节段改变。

（2）神经根型　颈肩部的不适伴有上肢的疼痛或麻木，常波及至手指。颈后伸时加重，受压神经根皮肤节段分布区感觉减弱，腱反射异常，肌肉萎缩，肌力减退，颈活动受限，臂丛牵拉试验、椎间孔挤压试验阳性。颈椎 X 光正位片可有如下显示：颈椎侧凸，钩椎关节增生，两侧关节不对称。侧位片可有如下显示：颈椎曲度改变（减小、消失、反张、呈"S"形、上段变直），椎间隙改变（前后等宽、前窄后宽、椎间隙变窄），椎体前缘增生（增生较重时可形成骨桥），椎体后缘增生，椎体后缘边线轻度不连续，项韧带钙化等。斜位片可有如下显示：椎间孔横径变小，钩椎关节增生，椎间关节增生。CT 可见椎体后有赘生物及神经根管变窄等征象（图 8 - 10）。

（3）脊髓型　早期下肢发紧，行走不稳，如履沙滩，后期可出现一侧下肢或四肢瘫痪，二便失禁或尿潴留。受压脊髓节段以下感觉障碍，肌张力增高，腱反射亢进，锥体束征阳性。X 光片侧位片显示：椎间隙狭窄，椎体后缘增生较严重并突入椎管。CT、MRI 检查显示：椎管变窄，椎体后缘增生物或椎间盘膨出压迫脊髓。

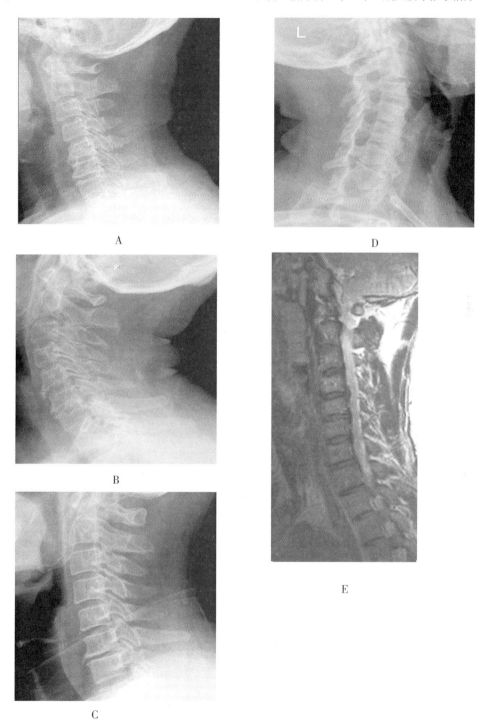

图 8-10　颈椎病影像学表现

A. 曲度减小　B. 增生和项韧带钙化　C. $C_{6\sim7}$椎间隙变窄

D. $C_{6\sim7}$椎间孔变小、钩椎关节增生　E. $C_{4\sim5}$、$C_{5\sim6}$椎间盘突出硬膜囊受压

（4）椎动脉型　颈性眩晕即头部位于某一角度时出现眩晕，耳鸣，耳聋，视物不清，猝倒，颈椎侧弯后伸时，症状加重。X光片显示：横突间距变小，钩椎关节增生。CT检查可显示左右横突孔大小不对称，一侧相对狭窄。椎动脉造影见椎动脉迂曲，变细或完全梗阻。

（5）交感神经型　眼睑无力，视力模糊，瞳孔扩大，眼窝胀痛，流泪，头痛，偏头痛，头晕，枕颈痛，心动过速或过缓，心前区痛，血压增高，四肢凉或手指发红发热，一侧肢体多汗或少汗等。X光片见钩椎关节增生，椎间孔狭窄，颈椎生理曲度改变或有不同程度错位。

【手法治疗】

本病以松筋、祛瘀、通经、整复、展筋、助动、宣散为治疗原则。

1. 按揉松筋　采用一指禅推法、㨰法、拿法、拨法，作用于颈部、后枕部、肩部，以缓解肌肉痉挛、改善颈部血液循环。治疗的顺序为从上到下，从中央到两边，从健侧到患侧，力量由小到大，层次由浅至深，使颈部、后枕部、肩部充分放松。

2. 点揉痛点　可在颈部、肩部痛点部位重点做点揉，以活血祛瘀、缓解痉挛、分解粘连。对于椎动脉型颈椎病的患者，在上颈段点揉的力量不宜太大。

3. 对症治疗

（1）颈型颈椎病　参考神经根型颈椎病的点穴治疗。

（2）神经根型颈椎病　辅以通经、展筋。

①点穴通经　依次点揉、弹拨以下穴位：缺盆、肩井、天宗、肩外俞、肩中俞、曲垣、肩贞、极泉、臂臑、曲池、手三里、小海、内关、外关、合谷、后溪。点穴的目的在于通经活络，调畅气血，治疗手指的麻木、疼痛。

②捻法疏通　在手指部做捻法，以疏通皮部，治疗手指麻木疼痛。

③牵拉展筋　医生将患肢肩关节上举，肘关节伸直，腕关节背伸，并使患指指向后，牵拉臂丛神经，可预防、分解神经根处的粘连，有明显的缓解上肢麻木、疼痛的作用。

（3）椎动脉型颈椎病　辅以镇静安神、调养神志。

①轻抹前额：医生坐在患者的头侧，用拇指的罗纹面自印堂至前发际，交替地施用抹法。

②分推前额：医生以两手拇指末节的桡侧自前额正中向两旁推至太阳，并在太阳穴处稍做点揉。如此反复操作。

③点揉太阳、头维、角孙、百会、四神聪等穴。

④梳头栉发：两手十指屈曲，从前至后做梳头动作。

（4）脊髓型颈椎病　辅以通经。除颈肩部及上肢部手法以外，还应点揉下肢穴位，如涌泉、昆仑、太溪、绝骨、三阴交、承山、委中、委阳、阳陵泉、足三里、环跳、秩边等穴，用以疏通下肢经脉，行气活血，治疗下肢麻木、无力。

（5）交感型　因交感型颈椎病症状较多，涉及的部位也较广，因此手法应根据患者症状，对症点穴并在局部做一些手法，如心率变快，心前区疼痛，可点揉内关，并在胸部、心前区做摩法、分推法。

4. 扳法复位 若有棘突偏歪可做颈椎定位旋转扳法。对于椎动脉型颈椎病、脊髓型颈椎病患者应慎用或禁用扳法。

5. 端提治乱 若有颈椎在冠状轴、矢状轴的旋转可做颈部端提法。

6. 拔伸减压 做颈部拔伸法以减轻椎间盘的压力，增大椎间隙，扩大椎间孔，减小对神经、椎动脉、脊髓的压迫，使损伤组织得以康复。

7. 摇法助动 可做颈部摇法以恢复颈椎屈伸和旋转功能。但椎动脉型颈椎病患者应慎用摇法，以免加重眩晕。

8. 侧扳助动 若有颈椎侧屈功能受限，可做颈椎侧扳法。

9. 推擦宣散 在背部督脉及足太阳膀胱经两条侧线处自上而下做推法，在肩部沿手太阳小肠经和手少阳三焦经做擦法，以宣散气血、温通经络，亦可在肩部做侧击法，以舒筋通络。

【其他治疗】

1. 针灸治疗 疏经通络，活血止痛。以局部取穴和循经取穴为主，局部取穴宣通局部气血，循经取穴疏通病变区域的经络。采用平补平泻。处方：颈部夹脊穴、风池、肩井。随症用穴：①上肢：合谷、后溪、内关、曲池、少海、小海。②下肢：内庭、足临泣、太溪、昆仑、委中、足三里、环跳。③胸部：膻中。④腹部：中脘、梁门、天枢、关元。⑤头部：印堂、太阳、百会、四神聪、头维。

2. 药物治疗

（1）痹证型颈椎病

①风寒型 祛风散寒，通络止痛；桂枝附子汤加减。颈项强直者加葛根；手麻者加鸡血藤，木瓜。

②虚寒型 温阳益气，通络止痛；黄芪桂枝五物汤加味。颈项强痛者加葛根；气虚者加党参、白术；疼痛者加制附子、延胡索；头晕者加钩藤。

（2）眩晕型颈椎病

①肝阳上亢型 平肝潜阳，通络止痛；天麻钩藤饮加减。心悸头晕目眩耳鸣者加龙骨，牡蛎；口苦，咽干加菊花、麦冬、白蒺藜。

②气血亏虚型 益气养血，通络止痛；归脾汤加减。血瘀者加桃仁、红花；偏寒者加肉桂、生姜；热者加柴胡、白芍、黄芩；失眠者加远志、炒枣仁；心悸者加麦冬、五味子。

③痰湿中阻型 化痰利湿，通络止痛；温胆汤加减。恶心呕吐者加代赭石；郁而化热者加柴胡、郁金；失眠者加菖蒲、远志、莲子肉。

（3）痉证型颈椎病 益气养血，舒筋通络止痛；黄芪地龙汤加减。气虚者加太子参或黄芪；血虚者加阿胶、鸡血藤；偏寒者加附子、肉桂；麻木疼痛者加川乌、草乌。

3. 中药外敷 可用伤科腾药（当归、羌活、红花、白芷、防风、乳香、没药、骨碎补、续断、宣木瓜、透骨草、川椒、桂枝、葛根）热敷颈部。

【注意事项】

应嘱患者注意休息和保暖，避免长时间伏案工作；避免颈部外伤；注意日常生活中颈部的功能锻炼；注意睡卧姿势，避免使用过高或过低的枕头。患有椎动脉型颈椎病的患者不适宜从事驾驶、电作业、高空作业、水下作业等工作。

二、落枕

【概述】

落枕（stiff neck）是指睡卧当风引起颈部疼痛、功能受限，又称为"失枕"。本病四季均可发生，但以秋冬两季最多；男女发病均等；左右发病机率相当。从损伤部位来看，可有颈部肌肉损伤、韧带损伤、椎间关节的损伤。

【解剖】

1. 胸锁乳突肌　起于胸骨柄和锁骨胸骨端，肌纤维自前下向后上走行，止于乳突。其作用是：两侧收缩使头后伸；单侧收缩使头向同侧侧屈，面向对侧旋转。

2. 斜方肌（图 8-11）　起于枕外隆凸、项韧带及全部胸椎棘突及棘上韧带，上部肌束向外下，中部肌束平行向外，下部的肌束斜向外上方；止于锁骨的肩峰端、肩胛骨的肩峰及肩胛冈。其作用是：牵引肩胛骨向脊柱靠拢；若肩胛骨固定，一侧收缩可使头向同侧侧屈，两侧收缩可使头后仰。

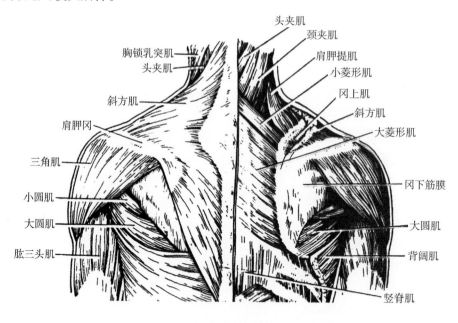

图 8-11　颈肩部肌肉

3. 肩胛提肌　位于项部两侧，部分被斜方肌和胸锁乳突肌所遮盖。起于上 4 个颈椎的横突，止于肩胛骨的内侧角及其脊柱缘的上部。其作用是上提肩胛骨，若肩胛骨固定则使头颈向同侧屈曲。

4. 菱形肌　位于斜方肌的深部，为菱形的扁肌。起于第 6、7 颈椎及第 1、2、3、4 胸椎的棘突，肌束斜向外下方，止于肩胛骨脊柱缘的下半部。其作用是使肩向脊柱缘靠拢，并使其略向内上方。

5. 夹肌 夹肌分为头夹肌和项夹肌,起于项韧带的下半部、第7颈椎棘突、上部胸椎棘突及棘上韧带,纤维向上向外,头夹肌止于颞骨乳突后缘及枕肌上项线,项夹肌止于上3个颈椎横突后结节。

6. 颈椎的椎间关节 颈椎椎间关节又称关节突关节,即通常所说的颈椎小关节。关节面近似水平位,关节面与水平夹角为40°~50°,这样的关节有利于颈椎屈伸运动。当颈椎出现退变,或极度前屈,或极度后伸,或外伤时,易造成关节脱位或半脱位。

【病因病理】

1. 睡眠姿势不良 是造成落枕的主要原因。可导致颈部肌肉、关节、韧带的损伤。睡眠时,绝大部分时间是侧卧,若因枕头过高或过低,均可造成一侧肌肉受牵拉而损伤。

2. 与寒凉有关 这是次要因素或是诱因。因寒凉刺激可使颈部血管收缩,导致肌肉缺血,产生疼痛、痉挛,两侧肌肉张力不一致而产生症状。

【临床表现】

1. 颈部疼痛:其特点为:①疼痛多为剧烈疼痛;②疼痛在睡眠后出现;③疼痛多在一侧,亦可两侧疼痛;④疼痛在颈部活动时明显加重;⑤较重的向上可波及至头,向下可波及到上肢。

2. 功能受限:颈部可出现不同程度的功能受限,各方向功能均可受限,但以向患侧旋转受限为主。

3. 颈部可因疼痛出现颈部歪斜,也可见到"头向前冲"等现象。

4. 颈肩部肌肉痉挛、压痛。

5. 可出现颈部棘突偏歪、颈椎生理曲度减小或反张、两侧有不对称感。

【诊断要点】

1. 因睡眠姿势不良或感受风寒后所致。

2. 急性发病,睡眠后一侧颈部出现疼痛,酸胀,可向上肢或背部放射;活动不利,活动时伤侧疼痛加剧,严重时头部歪向病侧。

3. 患侧常有颈肌痉挛,胸锁乳突肌、斜方肌、菱形肌及肩胛提肌等处压痛。在肌肉紧张处可触及肿块和条索状的改变。

【手法治疗】

本病以通经、松筋、整复、助动、温通为治疗原则。

1. 点穴止痛 先点按两侧合谷、外关和落枕穴以通经止痛;每穴点按半分钟至1分钟;强刺激;点穴的同时应嘱患者活动颈部。待疼痛缓解后再进行以下手法治疗。

2. 按揉松筋 在颈部施用一指禅推法、㨰法、点揉、拿法,使颈部及肩部肌肉放松。放松的重点是胸锁乳突肌和斜方肌。放松时应从上到下,从中央到两边,从健侧到患侧,力量从小到大,作用层次由浅至深,改善局部血液循环,从而缓解痉挛、达到止痛的目的。

3. 扳法复位 若有棘突偏歪可做颈椎定位旋转扳法。

4. 端提治乱 若有颈椎沿矢状轴或额状轴的旋转可做颈部端提手法纠正错位，同时也可缓解颈部肌肉痉挛。

5. 摇法助动 针对颈部功能受限可做颈部摇法，以增加颈部活动范围，恢复其正常功能。

6. 侧扳助动 若有侧屈受限可做颈椎侧扳法。

7. 擦法温通 在颈肩部做擦法以透热为度，用以改善局部血液循环，缓解肌肉痉挛，达到温通经络的作用。

【其他治疗】

1. 中药外敷 颈部可用中药热敷（当归、羌活、红花、白芷、防风、乳香、没药、骨碎补、续断、宣木瓜、透骨草、川椒、川芎、片姜黄），使痛得热而解。

2. 针灸治疗 可选用局部穴配远端穴。局部穴可选用阿是穴、风池、肩井等，远端穴选合谷、后溪、养老、外关、阳陵泉、悬钟。采用泻法。

3. 拔罐 在局部涂少量按摩乳后拔罐，可改善局部血液循环，缓解局部痉挛。

【注意事项】

1. 在诊断本病时应对病位、病性进行诊断。

2. 本病治疗后应注意休息，避免再受寒凉刺激。

3. 如果反复发生落枕，有可能是颈椎病的先兆。

4. 当颈部发生扭伤时，一般可按落枕进行治疗。但如果扭伤较重，特别是中年人的扭伤、运动损伤，要特别注意有无颈椎椎间关节脱位、一过性脱位、脊髓损伤。

附：胸廓出口综合征

胸廓出口综合征是指发生在胸廓上口（图 8 - 12）的臂丛神经、锁骨下动、静脉压迫症候群。造成本病的原因很多，临床上常以压迫的原因命名。

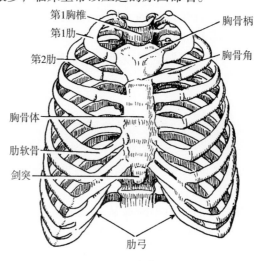

图 8 - 12　胸廓上口

本病的病因多为颈肋；第七颈椎横突过长；脊柱侧弯；前或中斜角肌止点异常、肥大或痉挛；各种原因引起的胸廓出口与肩胛带之间关系的异常，如肋锁综合征、超外展综合征等。

本病多见于 30 岁以上的女性患者。臂丛神经受压时，患侧颈肩臂痛向手的尺侧放射，有的则为发麻、沉重感。患者常因手或上肢的持续活动而加重。严重者可出现握力减弱，精细协调动作不灵活，鱼际及骨间肌萎缩。锁骨下动脉受压时，可引起肢体发凉、怕冷、软弱无力、易疲劳、手上举时苍白。如果锁骨下静脉受压则可产生患肢水肿，浅静脉怒张，手指僵硬。

症状反复出现。尺神经支配区感觉减退。Adson's 征阳性，超外展试验阳性，肋锁试验阳性。

症状较轻时应适当休息，减少上肢过度外展及提重物之类的操作，加强提肩胛肌肉的锻炼。推拿、理疗、止痛药物对解除症状有帮助。病程长而非手术治疗无效者或症状较重，出现肌肉萎缩者，可采取手术治疗。如经腋路第一肋切除术，前斜角肌切断术，颈肋切除术等，可分别根据不同情况选择不同的手术方案。手术效果良好。

附：寰枢椎半脱位

寰枢椎半脱位是指寰椎前弓的后方与枢椎齿状突构成的关节（图 8 – 13）发生半脱位。可出现在落枕、扭伤中，也有些患者不能描述其病因。

本病主要症状为颈痛；颈部左右旋转不对称；颈 1、2 处压痛；触摸颈 1、2 的两侧时有不对称感，即一侧为骨性的隆起，一侧为软性的凹陷。颈椎张口位 X 线片可明确诊断。颈椎定位旋转扳法是治疗的有效手法。治疗后应嘱患者注意颈部不要做剧烈运动。

三、胸胁屏伤

【概述】

胸胁屏伤（jnjury of chest and hypochondrium）是由于不协调地用力导致的肋椎关节和/或胸椎椎间关节错位、肋间肌损伤。本病又称"岔气"，是胸部常见损伤，好发于成年人。

【解剖】

1. 肋椎关节（图 8 – 14） 肋椎关节由肋小头关节和肋横突关节组成。这两个关节均为平面关节，关节周围有坚强的韧带，正常呼吸运动中，肋椎关节活动范围很小。不协调地用力可导致此关节损伤。

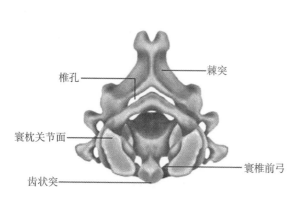

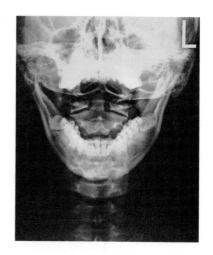

椎孔　棘突

寰枕关节面　寰椎前弓

齿状突

A　B

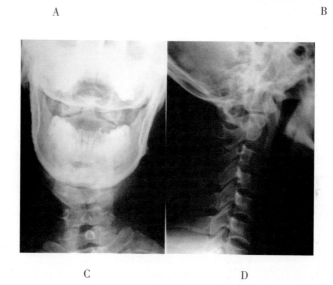

C　D

图 8-13　寰枢关节

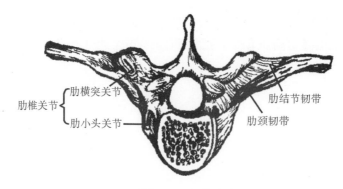

肋椎关节 { 肋横突关节　肋结节韧带

肋小头关节　肋颈韧带

图 8-14　肋椎关节

2. 胸椎椎间关节 由上位椎骨的下关节突和下位椎骨的上关节突构成；关节面呈冠状面，近乎垂直，较为稳定。

3. 肋间肌 包括肋间外肌和肋间内肌。

（1）肋间外肌 位于各肋间隙的浅层，起自各肋的下缘，肌束斜向前下，止于下位肋骨的上缘，其前部仅达肋骨与肋软骨的结合处，在肋软骨间隙处，肌纤维退化而代以结缔组织膜。收缩时可上提肋骨，扩大胸廓，帮助吸气。

（2）肋间内肌 位于各肋间外肌的深面，肌束方向与肋间外肌交叉，其前部可达胸骨外侧缘，后部只到肋角，自此再向后则移行为腱膜。收缩时使肋骨下降，缩小胸廓，帮助呼气。

【病因病理】

本病多因用力不协调（搬运、投掷东西用力过猛）导致肋椎关节和（或）胸椎椎间关节紊乱或肋间肌的损伤；亦有在睡眠中发生的。

【临床表现】

1. 疼痛：胸肋部疼痛，咳嗽或呼吸时疼痛加重，尤其在吸气末最重。疼痛多为刺痛。疼痛也可从背部放散到胸前。因疼痛患者常出现呼吸表浅，不能用力吸气。

2. 压痛：压痛可出现在胸椎棘突、棘突旁（胸椎椎间关节、肋椎关节）、肋间肌的损伤处。

3. 可出现胸椎棘突偏歪、也可出现棘突间距离改变。

4. 肋间肌损伤处可有肿胀，甚至有瘀斑。

【诊断要点】

1. 有外伤史，多表现为投掷、搬运重物时用力过猛。

2. 一侧胸肋部疼痛，咳嗽或吸气时疼痛加重。疼痛可为刺痛。疼痛也可从背部放散到胸前。因此，疼痛患者常出现呼吸表浅。

3. 压痛：压痛可出现在肋椎关节、棘突或肋间肌损伤处。

4. 可出现胸椎棘突偏歪，也可出现棘突间距离改变。

5. 肋间肌损伤处可有肿胀。

【手法治疗】

本病以整复、通经、消肿、舒筋为治疗原则。

1. 整复错位 对于肋椎关节、胸椎椎间关节紊乱者，可采用背部按法、胸椎提抖法、扩胸牵引扳法、胸椎对抗复位法进行复位，有立竿见影之效。

2. 肋间肌损伤者

（1）点穴止痛 疼痛较重时点揉以下穴位：合谷、内关、阳陵泉等，以达止痛、通经的目的。

（2）手法消肿 在局部施用摩法、揉法、擦法以消除局部肿胀、缓解疼痛。

（3）推捋舒筋 用推法、捋法在损伤处，沿肋间隙反复推捋，以达舒筋的目的。

【其他治疗】

1. 针灸疗法 针灸疗法对于肋间肌损伤有很好的疗效，对于关节错位者也有止痛的作用。中医辨证为瘀血内停，治宜活血通络、行气止痛。取足厥阴、太阴、手足少阳经穴；针用泻法。选用太冲、支沟、阳陵泉、大包、三阴交、膈俞、血海。

2. 外用药 可在损伤局部适当应用一些外用药，如伤湿止痛膏、红药油等以达活血、止痛的目的。

【注意事项】

本病经手法治疗后，应嘱患者注意休息，避免搬运重物。

四、肋软骨炎

【概述】

肋软骨炎（costal chondritis）指肋软骨的非化脓性疼痛，局限肿胀，又称非化脓性肋软骨炎、肋软骨增生病，1921 年 Tietze 首先描述此病，故也称泰齐病（Tietze's disease）。本病好发于成年人，女性多见，第 2 ~ 5 肋软骨多见，偶尔发生在肋弓部；多为单侧。本病在 2 ~ 3 个月后逐渐减轻或消失；有的病例可反复发作；肋软骨肿大可持续多年。

【解剖】

肋软骨（图 8 – 15）连接肋骨与胸骨，并与胸骨的肋骨切迹构成胸肋关节。胸肋关节可做轻微的滑动。

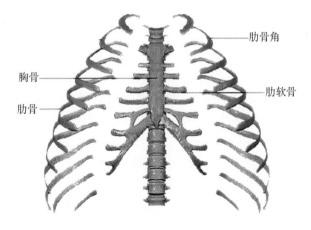

图 8 – 15 肋软骨

【病因病理】

本病病因不明，因患者在发病前多有上呼吸道感染病史，因此认为本病与病毒感染有关。也有学者认为本病与胸肋关节、韧带的慢性损伤有关。

【临床表现】

间歇性胸痛，多为钝痛或是锐痛，局部肿大隆起，有压痛，可因上肢活动、负重或咳嗽等牵拉胸大肌而使疼痛加剧。患者可有低热，极少有全身症状。

【诊断要点】

1. 好发于第 2 ~ 5 肋软骨。

2. 好发于 40 岁以下的成年人，患病前多有病毒感染的病史。

3. 间歇性胸痛，多为钝痛，或是锐痛，局部肿大隆起。

4. 压痛：压痛位于肋软骨和肋骨的交接部。

5. 可因上肢活动、负重或咳嗽等牵拉胸大肌而使疼痛加剧。患者可有低热，极少有全身症状。

6. X 光片：胸部 X 光片检查多无异常发现。胸部 X 光片可用以与肋骨骨髓炎、胸壁结核相鉴别。

【手法治疗】

本病以通经、消肿为治疗原则

1. 点穴止痛　采用点穴达到通经止痛的目的。点按患侧内关、合谷，并嘱患者配合缓慢的深呼吸，至疼痛缓解。

2. 指摩消肿　采用指摩法，以改善局部血液循环，消除局部肿胀。在做摩法时，应在局部涂少量按摩乳或红花油，用以加强手法的作用。

【其他治疗】

西医学对于本病做对症治疗，如服用镇痛药、局部理疗和普鲁卡因局部封闭。全身及局部应用肾上腺皮质激素也有助于减轻症状。长期药物治疗疼痛并未缓解，影响患者日常生活和工作，或不能排除局部恶性肿瘤者，可考虑施行肋软骨切除术。

【注意事项】

应嘱患者在治疗期间避免局部受寒凉刺激、避免感冒、避免上肢用力提拉重物、避免局部受压。

五、腰椎间盘突出症

【概述】

腰椎间盘突出症（Lumbar prolapse of intervertebral disc）是由于腰椎间盘变性，纤维环失去弹性，产生裂隙；在外力作用下，造成椎间盘膨出、突出或纤维环破裂髓核脱出；压迫神经根产生腰腿痛等症状。本病好发于 20～50 岁的中青年人，男多于女。以 $L_{4\sim5}$ 椎间盘突出最多，占 50% 左右；$L_5\sim S_1$ 椎间盘突出约占 45%；$L_{3\sim4}$ 椎间盘突出最少。若发生在 $L_{1\sim2}$ 或 $L_{2\sim3}$ 之间称为"高位椎间盘突出"。

就某一椎间隙而言，腰椎间盘突出多发生在椎间盘的后外侧，在后外侧突出中，又以偏内侧突出居多。有些椎间盘突出位于椎间盘后侧正中，称为"中央型椎间盘突出"。也有的髓核经软骨板突入椎体形成许莫（Schmorl's）结节。

Mixter 和 Barr 在 1934 年首先报告了手术治疗腰椎间盘突出症。1952 年方先之和杨克勤分别报告了手术治疗腰椎间盘突出症的病例。1981 年《中华骨科杂志》曾设专刊讨论本病。

【解剖】

1. 椎间盘（图 8-16）　也叫椎间纤维软骨盘，它由纤维环、髓核、软骨板三部分构成。其作用为缓冲震荡、连接椎骨。整个脊柱有 23 个椎间盘。成人腰部椎间盘为腰部脊柱长度的 30% ~ 36%。腰椎椎间盘位于椎间孔和神经根的前内侧，当椎间盘向后外侧突出时，可压迫神经根，从而产生腰腿痛的症状。

（1）椎间盘各部结构

①纤维环　由纤维软骨构成，其排列成同心的环层，其纤维在椎体之间斜行，每一环层的纤维与其邻层纤维的斜行方向相反，交叉成角。这种排列方式有利于脊柱在各方向做大范围的运动，但也限制脊柱的过度旋转。接近中央的纤维环，由软骨板起始后向外斜行，绕过髓核又走向中心而止于对侧的软骨板，使髓核呈椭圆形。最外层的纤维与前后纵韧带相融合。纤维环周边的纤维，越过软骨板的边缘进入椎体的骨质内，被称为 Sharpey's 纤维。深部纤维止于椎间盘两端的软骨板。

②髓核　髓核位于纤维环中央稍后，为乳白色半透明胶状体，有弹性，占椎间盘体积的 1/2 ~ 2/3。髓核含水量高达 80%，但随年龄的增加，其含水量逐渐减小。任何外力传到髓核，立即被平均地分布到各方向。

③软骨板　构成椎间盘的上下壁。椎间盘的营养主要靠椎体内血管经软骨板弥散而来。椎间盘的弹性及张力取决于软骨板的通透性（半渗透膜作用）和髓核的渗透能力，椎间盘这种吸液性能如发生改变，不仅影响椎体间的稳定，而且还与椎间盘的变性有关。当有退行性病变时，软骨板可出现裂隙，髓核突入椎体，形成 Schmorl's 结节；这是由于在 8 岁以前有一血管经软骨板进入纤维环，至 8 岁时这个血管闭合，在这里形成一个解剖弱点。

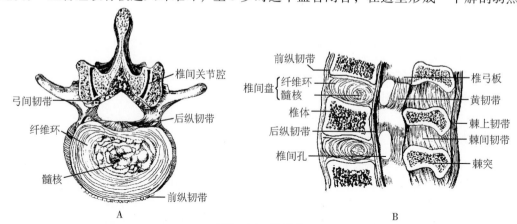

图 8 – 16　椎间盘

（2）椎间盘的营养供给　髓核及纤维环所需的营养靠通过纤维环四周小血管及椎体内血管渗透而来的淋巴液。在脊柱活动时，血管内容物被挤出椎间盘；在脊柱不动时，椎间盘内压力减小，血管内容物通过分子扩散形式进入椎间盘，因椎间盘内有较大对抗液体流动的力量，故人每行走一步，可增加 10% ~ 30% 的交换量。

（3）运动时的椎间盘　椎间盘含有 80% 的水分，在脊柱运动时，它有可变性，但只有变形而不是变小，在变形后其容积仍是同样大小。

（4）椎间盘的生物力学特性　椎间盘强度测试表明，椎体前后部的椎间盘强度比两侧高。中间髓核强度最低。沿纤维环走行方向的强度是水平方向的 3 倍。椎间盘对于压力的耐受较椎体高。椎间盘突出的主要原因是椎间盘内的应力分布不均。在脊柱前屈时椎间盘的前后部均向前；后伸时椎间盘的前后均向后方突出（图 8 - 17）；当侧屈时两侧均向凹侧膨出。椎间盘水平方向剪切强度大，因此单纯剪切暴力很少造成纤维环破裂。纤维环破裂多是弯曲、扭转、拉伸的综合作用的结果。

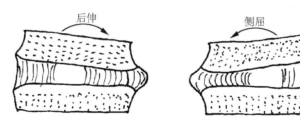

图 8 - 17　椎间盘的生物力学特性

（5）椎间盘的退变　人至 30 岁时，椎间盘发育至最高峰，其后椎间盘出现不可逆的退变。表现为软骨板的半渗透膜作用减低，软骨板变薄，使得纤维环因软骨板破坏而失去附着，使椎间结构的稳定性受损，同时也使得纤维环、髓核营养来源减少，加快了椎间盘退变。

2. 骶丛 （图 8 - 18、图 8 - 19）　由第 4 ~ 5 腰神经和全部骶神经以及尾神经的前支组成。位于小骨盆腔内紧贴梨状肌的前面。主要分支有：

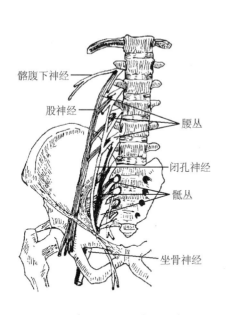

图 8 - 18　腰丛、骶丛

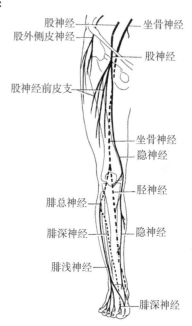

图 8 - 19　下肢的神经

（1）坐骨神经　从梨状肌下孔出骨盆，至臀大肌深面。在坐骨结节和股骨大转子之间下行至大腿后面，沿途分支到大腿后肌群。在腘窝上角处分为胫神经和腓总神经。

①胫神经　沿腘窝中线向下，在小腿后面的浅、深层肌肉间伴胫后动脉下行，通过内踝后方至足底，分成足底内侧神经和足底外侧神经。胫神经分支分布于小腿后群肌，足底肌和小腿后面及足底的皮肤。胫神经损伤时足不能跖屈，走路时足跟不能抬起，趾不能屈曲，不能内翻足底（小腿后

群肌肉瘫痪）。由于拮抗肌作用占优势，主要表现为仰趾，足底外翻，感觉丧失主要表现在足底面。

②腓总神经　沿腘窝上外侧缘下降，绕腓骨颈达小腿前面，分为腓浅神经及腓深神经。腓浅神经行于小腿外侧肌群内，支配腓骨长肌、腓骨短肌、并分布于小腿前外侧面下部及足背的皮肤。腓深神经在小腿前群肌深面，伴胫前动脉下降，支配小腿前群肌及足背肌，其末支至第1、2趾毗邻侧背面的皮肤。腓总神经在腓骨颈处，位置最浅，易受损伤。损伤后足和趾不能背伸，表现为足下垂，不能外翻足底，感觉丧失区在小腿外侧面和足背。

（2）阴部神经　经梨状肌下孔出骨盆，再经坐骨小孔至坐骨直肠窝，沿窝的外侧壁向前分为阴茎（蒂）背神经及会阴神经。阴茎背神经走在阴茎背面，分支到阴茎内，做阴茎手术时需阻滞此神经。阴茎背神经在女性则为阴蒂背神经，分布于阴蒂。会阴神经分布到阴囊（唇）皮肤及会阴肌肉。阴部神经在坐骨直肠窝时，分出肛门神经，分布于肛门外括约肌及肛门附近皮肤。

（3）臀上神经　由梨状肌上孔出骨盆，支配臀中肌、臀小肌及阔筋膜张肌。

（4）臀下神经　由梨状肌下孔出骨盆，支配臀大肌。

（5）股后皮神经　由梨状肌下孔出骨盆，在坐骨神经内侧，向下行分布于大腿后面的皮肤。

3. 突出的椎间盘与神经根关系（图8-20）　腰椎间盘突出以后外侧为多。在后外侧突出中当偏内侧突出时常压迫下一神经根，如 $L_{4~5}$ 椎间盘偏内侧突出时，压迫 L_5 神经根；若突出偏外侧，则压同一阶段的神经根，如 $L_{4~5}$ 椎间盘偏外侧突出时，压迫 L_4 神经根。

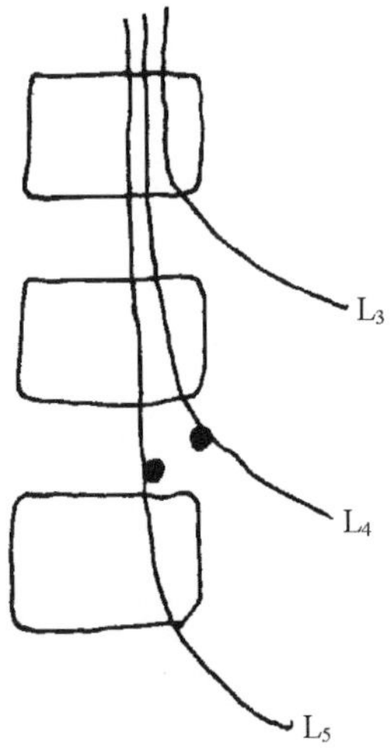

图8-20　突出的椎间盘与神经根关系

【病因病理】

1. 椎间盘的退行性改变及外伤　椎间盘的退行性病变是内因，损伤是椎间盘突出的外因。日常生活中，腰部的劳损及轻微损伤是造成椎间盘退行性变的主要因素。退变多发生在30岁以后，表现为水分和营养成分减少，弹性下降，胶原纤维增多，随之椎间隙逐渐变窄，使其周围的韧带松弛，椎体间过度活动；椎间盘的退变还包括生化方面的改变。症状亦可即刻出现于一次较严重的损伤之后，或因不协调运动造成急性椎间盘突出，压迫神经根产生腰腿痛。

2. 与受寒凉有关　在原有损伤、退变的基础上，因腰部、足部受凉，肌肉紧张，增加了对腰椎间盘的挤压力。当椎间盘内的应力分布不均匀时，即可导致椎间盘突出。受凉也是本病复发的重要原因。

椎间盘突出的病理表现为：①纤维环后部断裂，细胞变大或成空泡，整个纤维环出现横行、纵行的裂隙，一部分纤维变粗或钙化。②髓核已不明显，其中有一些细胞无核而膨大。③软骨板也有裂隙，一部分软骨细胞核消失。在椎间盘内无肉芽组织，在前纵韧带下也未见有巨细胞反应。这充分说明椎间盘破裂后其自身无修复功能。

【临床表现】

1. 腰痛伴有下肢放射痛或麻木、发凉，常波及至足。多数患者先有数周或数月的腰痛史，腰痛多为酸痛或剧痛。其后出现沿坐骨神经支配区一侧下肢放射痛，麻木感多在疼痛减轻或消失后出现。当站立、行走、久坐、咳嗽、打喷嚏、用力排便、甚至呼吸时症状明显加重。若为高位椎间盘突出，则出现沿股神经和闭孔神经支配区的放射痛。若为中央型椎间盘突出则有马尾神经受压症状，鞍区麻痹。若突出发生在同一间隙的两侧，开始时放射痛可两侧交替出现，其后两侧均有症状，但无马尾神经受压症状。注意：$L_5 \sim S_1$ 椎间盘突出时患者常以臀部疼痛为主，应与梨状肌综合征相鉴别。

（1）$L_{3 \sim 4}$ 突出时疼痛以骶髂部、髋部、小腿前侧及小腿后外侧为主。

（2）$L_{4 \sim 5}$ 突出时疼痛以骶髂部、髋部、大腿及小腿后外侧为主。

（3）$L_5 \sim S_1$ 突出时疼痛以骶髂部、髋部、大腿和小腿后侧、后外侧及跟部为主。

2. 腰椎生理曲度减小、消失、甚至反张。这一点与椎间盘的生物力学特性有关。

3. 脊柱侧凸（图 8-21）：若突出物在神经根内侧（即在后外侧突出中偏外侧突出，也称"腋下型"，较为少见），患者向健侧侧屈疼痛加重，若向患侧侧屈则无疼痛。当突出物位于神经根的外侧（即在后外侧突出中偏内突出，也称"肩上型"，较为多见），脊柱向健侧侧屈时无疼痛，向患侧侧屈时则疼痛加重。若突出物顶起神经根或两者之间有粘连，则无论向哪一侧侧屈均有疼痛。中央型椎间盘突出脊柱侧凸不明显。

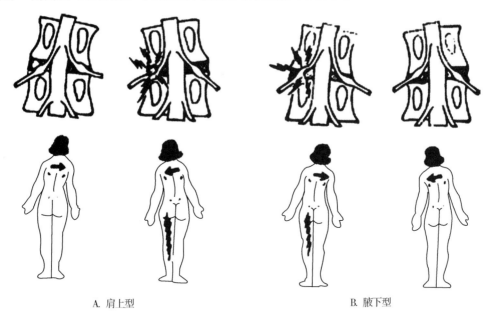

A. 肩上型　　　　　　　　　B. 腋下型

图 8-21　脊柱侧凸

4. 腰功能受限：腰部各方向运动（屈伸、侧屈、旋转）均可受限，尤以后伸和向患侧侧屈受限最为明显。

5. 压痛伴有放射痛、叩痛伴有放射痛，压痛点位于患侧，与病变间隙相平的脊柱旁开 $1 \sim 2cm$ 处。

6. 坐骨神经牵拉性试验阳性。这类试验的机理是牵拉受压的神经根，从而产生疼痛。最常用、最典型的是：直腿抬高试验及 Laseque's 征、Yeoman's 征、Fajerztain's 征、屈颈试验、Lindner's征、腘神经压迫试验。

7. 腹压增高性试验阳性。这类试验的机理是通过增加椎管内压力，刺激神经根产生疼痛。最常用、最典型的试验为：挺腹试验及挺腹加强试验、Naffziger's征。

8. 跟、膝腱反射对称引出或减弱或消失。

（1）L$_{3～4}$椎间盘突出时，患侧膝腱反射（图8-22A、图8-22B）减弱或消失。

（2）L$_{4～5}$椎间盘突出时，两侧膝腱反射和跟腱反射（图8-22C、8-22D）可对称引出。

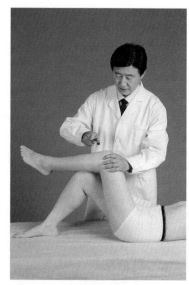

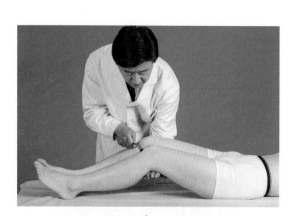

A

B

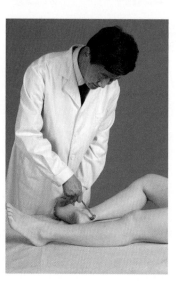

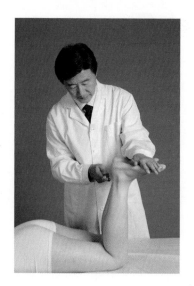

C

D

图8-22　膝反射

A、B为膝腱反射　C、D为跟腱反射

（3）$L_5 \sim S_1$椎间盘突出时，患侧跟腱反射减弱或消失。

9. 肌力改变：肌力改变表现为肌力减弱。

（1）$L_{3 \sim 4}$椎间盘突出时，患侧伸膝无力。

（2）$L_{4 \sim 5}$椎间盘突出时，患侧足拇趾背伸无力，有时可出现踝关节背伸无力。

（3）$L_5 \sim S_1$椎间盘突出时，一般肌力改变不明显，有时可有足跖屈无力。

10 受累神经支配区域（图8－23）感觉改变。感觉（包括痛觉、温度觉和触觉）的改变多为减退，也有过敏者。

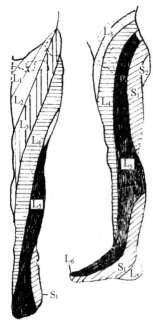

图8－23 神经根支配下肢节段图

（1）$L_{3 \sim 4}$椎间盘突出时膝及小腿前内侧，L_4神经支配区感觉减低。

（2）$L_{4 \sim 5}$椎间盘突出时大腿外侧、小腿外侧和小腿后上外、足背内侧足拇趾，L_5神经支配区感觉减低。

（3）$L_5 \sim S_1$椎间盘突出时大腿后外侧、小腿后侧、小腿下段外侧、足背外侧、小趾，S_1神经支配区感觉减低。

11. 日久可出现肌肉萎缩。在椎间盘突出1～2个月后，即可出现患侧臀部、大腿、小腿肌肉明显萎缩，萎缩程度与神经受压程度、病理变化有关。

12. X光片检查：应拍腰椎正侧位片。

（1）正位片可见 ①脊柱侧弯；②病变椎间隙变窄，两侧不等宽。注意：$L_5 \sim S_1$的椎间隙在正位片上正常时就看不到。

（2）侧位片可见 ①生理曲度减小、消失、甚至反张；②椎间隙变窄，前后等宽或前窄后宽；③椎体后缘后翘；④椎体前缘磨角唇变；⑤突出部位椎骨不稳定，表现在上位椎骨向后滑脱；⑥椎体后半部分出现浅凹弧形压迹；⑦偶尔在突出间隙后缘有一黄豆大的小高密度点，游离在椎管内；⑧亦可看到Schmorl's结节。注意：$L_5 \sim S_1$椎间隙正常时就窄，但一定是前宽后窄，一旦出现前后等宽、前窄后宽，则提示$L_5 \sim S_1$椎间盘肯定有病变存在。

13. CT、MRI（图8－24）可出现相应病理改变。

（1）正位X片 脊柱侧凸，椎间隙不等宽。

（2）侧位X片 曲度减小，椎间隙等宽，$L_{4 \sim 5}$不稳。

（3）CT片 椎间盘突出。

（4）MRI图像 $L_{3 \sim 4}$、$L_{4 \sim 5}$、$L_5 \sim S_1$椎间盘突出。

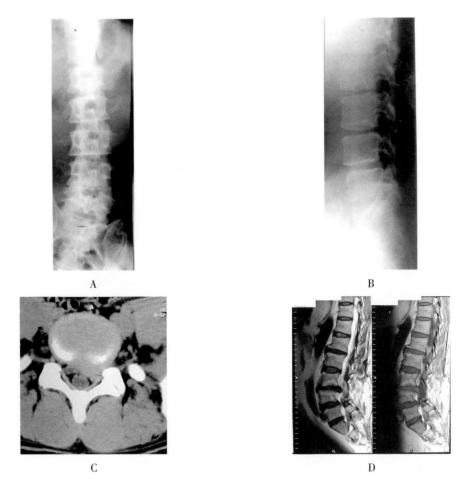

A   B

C   D

图 8 - 24　影像学表现

【诊断要点】

1. 有腰部外伤、慢性劳损或受寒史。大部分患者在发病前有慢性腰痛史。

2. 常发生于 20～50 岁的人。

3. 腰痛伴有下肢放射痛或麻木、发凉，常波及至足。

4. 腰椎生理曲度减小、消失、甚至反张。

5. 腰椎侧凸（弯）。

6. 腰功能受限：腰部各方向运动均可受限，如屈曲、后伸、侧屈、旋转均可受限，尤以后伸和向患侧侧屈受限最为明显。

7. 压痛伴有放射痛、叩痛伴有放射痛，压痛点位于患侧，与病变间隙相平的脊柱旁开1～2cm处。

8. 坐骨神经牵拉性试验阳性。

9. 腹压增高性试验阳性。

10. 跟、膝腱反射对称引出或减弱或消失。

11. 肌力改变。

12. 受累神经支配区域感觉（包括痛觉、温度觉和触觉）改变。

13. 日久可出现肌肉萎缩。

14. X光片、CT可出现相应病理改变。

【手法治疗】

本病以松筋、祛瘀、通经、整复、展筋为治疗原则。

1. 理顺夹脊 采用掌推法疏通背部督脉、夹脊及足太阳膀胱经。患者取俯卧位。医生用掌推法从上至下分别推背部督脉及两侧夹脊、足太阳膀胱经。先做健侧，再做患侧，每条经推3~5遍。督脉从大椎推至长强；膀胱经从大杼、附分推至昆仑。

2. 手法松筋 采用掌揉法、按揉、㨰法作用于脊柱两侧放松腰背部肌肉。重点作用于腰骶部，力量由小到大；层次由浅到深；先做健侧，后做患侧；使脊柱两侧特别是腰骶部肌肉放松。

3. 弹拨痛点 采用拇指拨法弹拨痛点以达活血祛瘀、通经止痛的目的。弹拨时两手拇指重叠，左右弹拨，力量要大，位置要准，弹拨1分钟。

4. 点穴止痛 采用点法点按臀部及下肢穴位，以达疏通经脉的目的。依次点按秩边、环跳、居髎、承扶、殷门、委中、委阳、承山、风市、阳陵泉、绝骨、昆仑、太溪、涌泉等穴。点穴力量要大，以局部有酸、胀、热感为最佳。

5. 按压腰骶（图8-25） 采用按压法恢复腰椎生理屈度。一助手固定患者肩部，另一助手双手握住患者两踝关节，两助手相对用力，牵引患者腰部，并使患者腹部略抬离床面。医生两掌重叠按于患者腰骶正中，用力向下有弹性地按压5~10次。若无助手，可将患者上腹部及小腹部垫起，使腹部抬离床面。

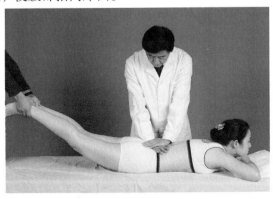

图8-25 按压腰骶

6. 纠正错位 采用腰部三扳法纠正腰椎骨错位，使椎间盘还纳。腰部三扳法包括腰部后伸扳肩法、后伸扳腿法及侧扳法。除腰部三扳法以外，还可采用腰椎定位旋转扳法。在做扳法时，要求定位准，使扳法产生的力量集中在突出的间隙。在做扳法时，出现弹响音最好，但不要强求弹响音，本法目的在于通过改善腰椎之间的关系，解除突出物对神经根的压迫，解除突出物与神经根的粘连。

7. 牵拉坐骨神经 采用坐骨神经牵拉法，以舒展经筋，解除神经根与椎间盘粘连。患者取仰卧位。医生两手协调用力，使患者在伸直膝关节的情况下，被动抬起患侧下肢以牵拉坐骨神经。

8. 其他 可根据病情，酌情选用后伸背法，侧背法，腰部抖法以恢复腰部功能。也可采用牵引疗法、自身重力悬吊牵引法加大椎间隙，减轻对神经根的压迫。

【其他治疗】

1. 针灸疗法 治法：通经活络，散风止痛。以足太阳膀胱经、足少阳胆经经穴为主。处方：肾俞、气海俞、$L_{3~5}$夹脊、次髎、秩边、环跳、阿是穴。随症配穴：太阳经痛加殷门、委中、承山；少阳经痛加阳陵泉、阳交、绝骨。刺灸方法：针用泻法，或加灸法，或加拔罐法。

2. 穴位注射 用10%葡萄糖注射液10~20mL，加维生素$B_1$100mg、维生素B_{12} 2μg混合液，注射$L_2~S_1$夹脊及秩边等穴，每穴5~10mL，每次2~3穴。进针后在出现强烈放射感时，稍向上提，再将药液推入，隔日1次，疼痛剧烈时亦可用1%普鲁卡因注射液5~10mL，注射阿是穴或环跳穴。

3. 电针 取$L_3~S_1$夹脊，阳陵泉或委中。采用密波和疏密波，刺激量由弱到强，每日1次，每次10~15分钟。

4. 中药外敷 可用伤科腾药（当归、羌活、红花、白芷、防风、乳香、没药、骨碎补、续断、宣木瓜、透骨草、川椒、牛膝、杜仲、桑寄生）热敷腰部。

5. 手术疗法

（1）手术的指征 ①反复发作者。②经过系统保守治疗无效者。③中央型椎间盘突出者。④伴有椎管狭窄、椎间孔狭窄者。

（2）手术方法 1940年以前以切除半椎板或切除全椎板为主，在硬膜外或经硬膜切除突出的椎间盘组织。1940~1960年以"开窗"手术为主。1970年以后又出现了显微外科手术、经皮腰椎间盘切除术。

【注意事项】

患有腰椎间盘突出的患者急性期应严格卧床休息，且应卧硬板床休息。卧床休息的目的在于解除体重对椎间盘的压力，使患处放松，从而有利于炎症消退。缓解期应注意站、坐、行走和劳动的姿势，加强腰背肌及腿部肌肉锻炼。注意腰部、足部保暖。

六·腰部软组织劳损

【概述】

腰部软组织劳损（lumbar muscle strain）是指腰部软组织长期受到慢性、损害性刺激，造成腰部肌肉、韧带、筋膜等组织慢性损伤，出现缺血、变性、渗出、粘连等病理变化，并产生局部疼痛，本病常被称为腰肌劳损。事实上，腰部软组织的劳损除肌肉劳损外，还包括韧带劳损和筋膜劳损。本病好发于成年人，缺乏体育锻炼的人发病率更高。

【解剖】

1. 竖脊肌（图8-26） 为背肌中最长、最粗大者。与夹肌同是腰背部深层肌肉中的一部分。它纵列于脊柱两侧的棘突和肋角的沟内。在背部位于斜方肌、背阔肌、肩胛提肌、菱形肌的深层。是强有力的伸肌。起点有筋膜和肌性两部分，筋膜部分和胸腰筋膜后层相融合，肌性部分起于骶髂韧带和髂嵴上部，纤维向上，至肋下缘稍上延展成为3柱，其中只有最长肌上升止于头部。

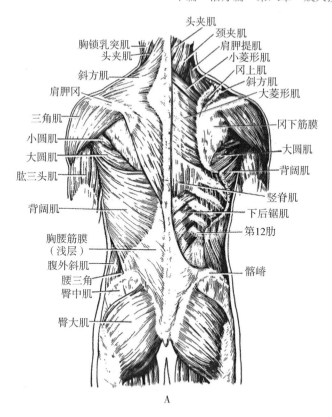

A

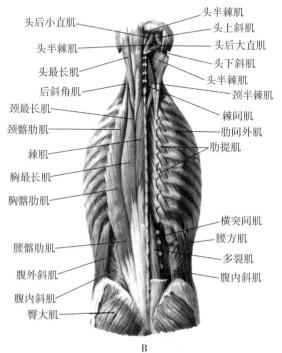

B

图 8 - 26　腰背部肌肉与筋膜

（1）髂肋肌　为外侧柱。分以下3组：①腰髂肋肌：由肌的总腱向上止于下数肋角。②胸髂肋肌：起自下数肋角止于上数肋角。③颈髂肋肌：起自上数肋角止于下数颈椎横突后结节。这3部分纤维彼此重叠。其主要作用是收缩时使脊柱侧屈。

（2）最长肌　为中间柱，相关3柱中最宽最厚者，分以下3组：①胸最长肌：止于腰椎的副突和横突、胸椎的横突尖及其附近的肋骨部分。②颈最长肌：位于胸最长肌的上内侧，起于上6个胸椎止于第2~6颈椎横突后结节。③头最长肌：起自上数胸椎横突与下数颈椎关节突，成一宽条，在头夹肌和胸锁乳突肌的深面，上行止于颞骨乳突后部和下部。最长肌恰巧将肋骨结节与胸椎横突间的关节遮盖，因此在做肋骨小头切除时，必将最长肌自其上牵开。下胸神经后支的外侧支即从髂肋肌与背最长肌的缝隙中穿过。其作用是伸直脊柱。

（3）棘肌　为内侧柱，为3柱中最短者，主要为筋膜部分构成，约宽1cm，扁平，紧附于棘突的两侧，起于下数棘突，止于上数棘突，自上腰部一直延展至下颈部。

2. 竖脊肌深层的肌肉（图8-27）　为横突棘肌（半棘肌、多裂肌、回旋肌）。更深的肌肉包括枕下小肌群、棘突间肌、横突间肌和肋提肌。

3. 胸腰筋膜　是竖脊肌周围的深筋膜在腰部增厚而成，分浅、深两层，分别位于竖脊肌的浅面和深面，并在肌的外缘处相合，构成竖脊肌的鞘，并成为腹内斜肌、腹横肌、背阔肌的起始部。胸腰筋膜起保护肌肉，加强对腰部支持的作用。

4. 髂腰韧带（图8-28）　为肥厚而强韧的三角形韧带。起自第4、5腰椎横突，止于髂嵴后部。

【病因病理】

1. 积累性损伤　在日常生活和劳动中，长期维持某种不平衡的体位，如木工推刨子，搬运工长期用一侧肩部扛重物，再如长期从事弯腰工作的劳动者，使得腰部肌肉、韧带长时间受到牵拉，不能得到足够的营养和充分休息，造成腰部软组织积累性损伤。

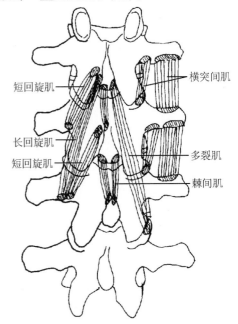

图8-27　竖脊肌深层肌肉

（图中标注：横突间肌、短回旋肌、长回旋肌、短回旋肌、多裂肌、棘间肌）

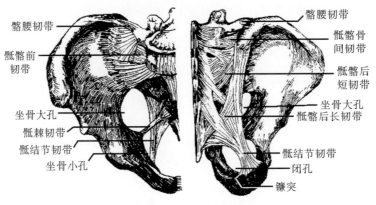

图8-28　腰骶部的韧带

（图中标注：髂腰韧带、骶髂前韧带、坐骨大孔、骶棘韧带、骶结节韧带、坐骨小孔；髂腰韧带、骶髂骨间韧带、骶髂后短韧带、坐骨大孔、骶髂后长韧带、骶结节韧带、闭孔、镰突）

2. 陈旧损伤　急性腰肌损伤后，在急性期治疗不当或治疗不彻底，导致损伤组织修复不良，产生较多的瘢痕和粘连，使腰部功能减低且易出现疼痛。

3. 其他原因　先天性脊柱畸形、下肢功能性或结构性缺陷，都可导致腰背部软组织劳损，产生腰背痛。体弱、缺乏体育锻炼的人、脏器病变、妊娠也可造成腰部肌肉的慢性损伤。

【临床表现】

1. 腰部酸痛　其特点为一侧或两侧广泛酸痛，以酸为主，痛为辅；疼痛反复发作；劳累后加重，休息后减轻；晨起轻，夜间重。患者常诉不能坚持弯腰工作，甚至不能洗脸，常被迫时时伸腰，或以拳击打腰部以缓解疼痛。

2. 压痛　其特点为广泛压痛，以酸为主，痛为辅。压痛点位于脊柱两侧腰肌或韧带或筋膜起止点处。压痛点的位置提示劳损部位，如竖脊肌压痛，提示竖脊肌劳损。

3. 腰功能正常　患者腰部功能多为正常，但活动时可能有不适感。在急性发作时，脊柱可有侧弯，可出现下肢牵涉痛。

4. X 光片　多无阳性表现。部分患者 X 光片有脊柱侧弯，生理曲度减小。骨质增生的程度与年龄、病程成正比。X 光片有助于除外脊柱先天畸形，如脊柱裂、腰椎骶化，骶椎腰化、脊柱侧弯、椎体畸形。

【诊断要点】

1. 有长期腰痛史，反复发作。

2. 一侧或两侧腰骶部酸痛不适。时轻时重，缠绵不愈。劳累后加重，休息后减轻。

3. 一侧或两侧竖脊肌轻度压痛，腰腿活动一般无明显障碍。

【手法治疗】

本病以松筋、温通为治疗原则。

1. 理顺夹脊　采用掌推法疏通背部督脉、夹脊及足太阳膀胱经。患者取俯卧位。医生用掌推法从上至下分别推背部督脉（大椎至长强）及两侧夹脊、足太阳膀胱经（大杼至昆仑、附分至昆仑），每条经推 3～5 遍。

2. 㨰法舒筋　采用㨰法作用于腰骶部，以达松解肌肉僵硬，改善局部血液循环的目的。医生用㨰法作用于患者背部及腰骶两侧肌肉。在滚动时，要求做到广泛、深透。

3. 拨法松筋　采用拨法作用于腰骶部软组织以达到松解腰骶部软组织的目的。医生用两手拇指拨法、掌指拨法，左右弹拨竖脊肌或其他肌肉，弹拨时要求垂直于肌腹，用力要深沉。

4. 擦法温通　采用擦法作用于腰骶部，以温通经脉。在患者腰骶部涂适量按摩乳，左右或上下施以擦法。擦时用力要深沉，达到热向深层组织渗透的目的，即达到"透热"的效果。

5. 牵拉腰背肌　采用腰背肌牵拉法，以展筋并松解腰背部软组织。在牵拉腰背肌的同时，可左右环旋摇动患者腰部。

【其他治疗】

1. 针灸疗法　局部取穴：肾俞、气海俞、大肠俞、关元俞、小肠俞及同水平的夹脊穴；远端取穴：委中、昆仑。毫针刺入，得气后留针 20 分钟。每日 1 次或隔日 1 次，10 次为 1 疗程。亦可采用电针、拔罐治疗。

2. 物理治疗　TDP、红外线等各种导热疗法对于本病都有很好的治疗作用。

【注意事项】

1. 应嘱患者注意坐姿和劳动姿势。

2. 加强腰背肌锻炼：每日坚持练习飞燕点水。时间大约 20 分钟，开始练习时可适当缩短时间。本法虽然简单，但若每天坚持锻炼，效果十分明显。

七、急性腰部软组织损伤

【概述】

急性腰部软组织损伤（lumbar strain）是指人们在日常生活和工作中，由于腰部肌肉不协调地收缩，导致腰部肌肉、韧带、筋膜的急性损伤。急性腰部软组织损伤多见于成年人，以青壮年最多，老年及少年较少，男性多于女性，以体力劳动者多见。平素缺乏体育锻炼者也常发生。

本病通常称为急性腰扭伤。扭伤这一病因发生于腰部时可造成肌肉、韧带、筋膜、腰椎、椎间盘的损伤。为了更明确损伤的部位和性质，将病名定为急性腰部软组织损伤。

【解剖】

参见慢性腰部软组织劳损。

【病因病理】

本病致伤的方式较多，常见的有：腰部用力时姿势不当，如膝关节伸直弯腰搬动重物；走路时不慎失足滑倒；一手过度用力提重物；举、推、拉重物时用力过猛；两人抬重物时配合不当等，均可引起腰部软组织损伤。

在软组织损伤中，常见竖脊肌起点处骨膜撕裂，筋膜等组织附着点撕裂。

【临床表现】

1. 腰痛：部分患者在损伤时感到腰部有一响声或有"撕裂感"，损伤后即感腰部剧烈疼痛，呈刀割样或撕裂样疼痛；疼痛多在一侧，也有两侧均感疼痛；疼痛多位于腰骶部，较重者可有臀部及下肢牵涉痛，其部位及疼痛性质较模糊。为减轻腰部疼痛，患者常以两手扶住腰部以固定。

2. 腰部运动功能及负重功能受限：腰椎各方向活动均有可能受限。

3. 腰椎生理曲度减小或消失，脊柱可有侧凸。

4. 肌肉痉挛与压痛：整个腰部肌肉痉挛，呈强直状。压痛点常在腰 4～5、腰 5～骶 1 旁、竖脊肌起点处、腰 3 横突处，按压时常为剧烈疼痛，痛点固定。

5. 直腿抬高试验可以是阴性，也可以为阳性，但 Laseque's 征一定是阴性。

6. 神经系统检查阴性：双下肢感觉检查对称，跟、膝腱反射对称，无肌力改变。

7. X光片：需拍腰椎正侧位片。正位片可见脊柱侧弯。侧位片可见生理曲度减小，甚至消失。X光片检查有助于观察有无先天畸形、横突骨折、关节突骨折、棘突骨折、骨刺骨折以及其他骨病。屈曲侧位片则有助于诊断是否有棘上、棘间韧带断裂。

【诊断要点】

1. 有腰部扭伤史，多见于青壮年。

2. 腰部一侧或两侧剧烈疼痛，活动受限，常保持一定强迫姿势，以减少疼痛。

3. 腰肌和臀肌痉挛，或可触及条索，损伤部位有明显压痛，脊柱生理曲度改变。

【手法治疗】

本病以通经、松筋、复位、助动为治疗原则。

1. 点穴止痛（图8-29） 采用点法以达疏通经络、祛瘀止痛的目的。患者取俯卧位。医生双手拇指点按患者双侧委中、绝骨以止痛，点按的力量要大。在点按委中时，嘱患者双手支撑床面，由俯卧位改为跪坐位，再俯卧于床上，如此反复5~10次。

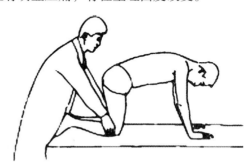

图8-29 点委中

2. 㨰揉松筋 采用㨰法、揉法、拨法作用于腰骶部，达舒筋通络、缓解肌肉痉挛的作用。对于本病，在腰部施用手法时力量应由小到大，应从健侧到患侧，从损伤的周围到损伤的局部。

3. 纠正错位 采用腰椎侧扳法、腰椎定位旋转扳法等，达到调整腰椎椎间关节的目的。

4. 牵拉腰背肌 采用腰背肌牵拉法，以展筋并松解腰背部软组织。在牵拉腰背肌的同时，可左右环旋摇动患者腰部。

5. 背法助动 如果有后伸受限可采用后伸背法。如果有侧屈受限可采用侧背法。

6. 其他 经过上述治疗仍有疼痛，可采用腰部牵抖法以整复错位。

【其他治疗】

针灸治疗可选用以下穴位：水沟、攒竹、后溪、委中、阳陵泉、绝骨、昆仑等。毫针刺入，得气后嘱患者活动腰部。选用阿是穴时，得气后施用泻法。亦可采用委中和（或）阿是穴放血。

【注意事项】

治疗后，应嘱患者充分卧床休息，使损伤组织彻底修复。康复后应加强腰背肌锻炼，并嘱患者在日后生活工作中注意搬运重物的姿势，应量力而行。

当患者以腰部扭伤（或损伤）为主诉就诊时，损伤的部位可以是肌肉、韧带、筋膜、椎间盘、腰椎（第3腰椎横突的骨折、腰椎压缩骨折），因此要详细询问病史、受伤姿势、疼痛部位，仔细查体，以做出正确的诊断。

八、退行性脊柱炎

【概述】

退行性脊柱炎（retrograde spondylitis）是指中年以后由于脊柱的退变，出现骨质增生；增生的骨质直接或间接刺激周围组织所产生的病症，本病又称脊柱骨关节炎、增生性脊柱炎、肥大性脊柱炎。退行性脊柱炎发病率最高的为腰椎，其次的为颈椎，再次是胸椎。骨质增生好发于生理曲度的最高点，且在凹侧多发。颈部好发于 C_5，胸椎好发于 $T_{7~10}$，腰椎好发于 $L_{3~4}$。

颈椎的退变在颈椎病中论述，现重点论述腰椎退变后所产生的症状及治疗。

腰椎退行性病变好发于 50 岁以上，男多于女，体力劳动者多于脑力劳动者。

【解剖】

腰椎有 5 个，上接胸椎，下连骶椎。各腰椎借椎间盘、韧带、关节相连。各椎体的前面为前纵韧带，后面为后纵韧带；棘突之间有棘间韧带，棘突之上有棘上韧带；椎板之间有黄韧带。椎体与椎体之间借椎间盘相连。腰椎的椎间关节亦由上位椎体的下关节突和下位椎体的上关节突构成。上关节突偏外，关节面朝内；下关节突偏内，关节面朝外。椎间关节呈矢状位。

从正面看，自上而下腰椎依次增大；第 3 腰椎横突最长，第 4 腰椎横突最小呈尖刀状，第 5 腰椎横突宽大。正常时腰 4~5 椎间隙通过髂嵴最高点连线。腰椎棘突居中线，较长，下端略膨大，呈水滴状。

从侧面看，腰椎呈生理前屈，第 3 腰椎位于生理曲度的最高点。第 5 腰椎和髂嵴相重叠。正常时腰椎椎管前后径大于 15mm，椎板厚度小于 4mm。

【病因病理】

由于腰部长期负重、过度活动、外伤及劳损，致使椎间盘变薄，弹性减低，Ely 周围韧带松弛，脊柱原有的力学平衡被打破，脊柱出现代偿性保护，产生骨质增生。骨质增生是椎骨对压力的反应，是骨组织对压力所产生的代偿，是对脊柱的一种保护性反应。但骨质增生也可作为一种病理因素刺激或压迫周围组织，引起局部性炎症。

脊柱退行性改变有以下类型：①椎间盘退变；②椎体边缘骨质增生；③关节突关节增生；④韧带钙化。

【临床表现】

1. 腰痛，部分患者可有下肢放射痛。其特点是：①始动痛：晨起或处于某一位置较长时间后，开始运动时疼痛，活动片刻后疼痛缓解，活动过久再次出现疼痛。②负重痛：负重时疼痛明显。③主动活动痛：主动活动时因肌肉收缩较被动活动（检查）时疼痛。④休息痛：在某一位置长时间不动时出现疼痛，也称静止痛。与静脉血液回流不畅，造成髓腔及关节内压力增高有关，需要变换体位才可以缓解。⑤与天气变化有关，可因劳累、受凉及外伤而加重，持续数日或数周。

2. 腰椎生理曲度减小，或消失，或反张；部分患者还可有脊柱侧凸。

3. 腰部压痛。

4. 直腿抬高试验可为阴性，也可为阳性，但 Laseques's 征一定为阴性。

5. 腰骶关节试验阳性。

6. Ely's 征阳性。

7. X 光片：正位片可见脊柱侧弯，椎体上下缘的两侧骨质增生，甚至可形成骨桥。侧位片可见腰椎生理曲度减小，甚至消失，椎间隙变窄，椎体前后缘骨质增生，关节突增生（下位椎骨上关节突的上端超过上位椎骨椎体的下缘），椎体前缘增生较重的可形成骨桥。正侧位片亦可见到骨质疏松的表现。

【诊断要点】

1. 好发于 50 岁以上的人。体力劳动者多见。

2. 长期的、反复的腰痛，可因劳累、受凉及外伤使疼痛加重，持续数日或数周。

3. 腰椎生理曲度减小，或消失，或反张；部分患者还可有脊柱侧弯，腰部压痛。

4. 直腿抬高试验可为阴性，也可为阳性，但 Laseque's 征一定为阴性。腰骶关节试验或称骨盆回旋试验阳性；Ely's 征阳性。

5. X 光片出现退行性变的表现。

【手法治疗】

本病以松筋、通经、温通为治疗原则。

1. 局部松筋 采用㨰法、揉法作用于腰骶部，以缓解肌肉痉挛。

2. 点穴通经 采用点法疏通腰骶部及下肢经脉。依次点揉大肠俞、关元俞、秩边、环跳、殷门、委中、承山、阳陵泉、绝骨、昆仑、太溪等穴。

3. 横擦腰骶 采用擦法作用于腰骶部，以温通经络、温肾补肾。在腰骶部涂少量按摩乳，用鱼际擦法或掌根擦法横擦腰骶。

4. 牵拉腰背肌 采用腰背肌牵拉法，以展筋并松解腰背部软组织。在牵拉腰背肌的同时，可左右环旋摇动患者腰部。

【其他治疗】

1. 针灸疗法 治宜舒筋活血，补肾壮腰。以足太阳膀胱经、足少阴肾经经穴为主。选用肾俞、大肠俞、小肠俞、委中、太溪。采用平补平泻，可针上加灸。

2. 内服药法 偏阳虚者治宜温补肾阳；偏阴虚者宜滋补肾阴。偏阳虚者以右归丸为主（熟地、山药、山萸肉、枸杞子、杜仲、菟丝子、当归）。方中熟地、山药、山萸肉、枸杞子培补肾精，为阴中求阳；杜仲强腰益精；菟丝子补益肝肾；当归补血行血；以上诸药共奏温肾壮腰之功。偏阴虚者以左归丸为主（地黄、枸杞子、山萸肉、龟板胶、菟丝子、鹿角胶、牛膝）。方中地黄、枸杞子、山萸肉、龟板胶以填补肾阴；菟丝子、鹿角胶、牛膝以温肾壮腰，肾得滋养则虚痛可除。

3. 耳针疗法 取患侧腰椎、骶椎、肾、神门；强刺激；嘱患者运动腰部，做举手、弯腰、转侧动作。

4. 中药外敷法 可用伤科腾药（当归、羌活、红花、白芷、防风、乳香、没药、骨碎补、续断、宣木瓜、透骨草、川椒、牛膝、杜仲、桑寄生）热敷腰部。

【注意事项】

应嘱患者适当进行腰部功能锻炼，用以改善腰椎及腰部肌肉血液循环，预防并治疗骨质疏松，从而缓解腰痛。还应注意腰部保暖。

九、第 3 腰椎横突综合征

【概述】

第 3 腰椎横突综合征是指由于第 3 腰椎横突过长，或因第 3 腰椎横突周围软组织损伤，刺激了神经，产生腰及臀部疼痛等一系列症候群。本病好发于青壮年，男性多于女性，重体力劳动者居多，大部分继发于腰部外伤及劳损。本病好发于左侧。

【解剖】

第 3 腰椎（图 8 - 30）位于腰椎生理曲度最高点，其活动度大，横突最长，因此该横突所承受的牵拉力最大，较其他横突损伤机会多。另外，在第 3 腰椎横突的背侧，有第 1 ~ 3 腰神经的后支。股外侧皮神经干从第 3 腰椎横突前方通过。

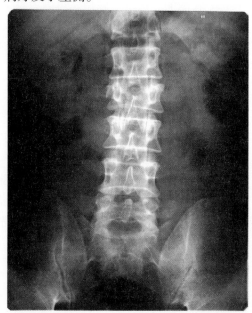

图 8 - 30 腰椎

【病因病理】

1. 外伤 腰部外伤使附着于第 3 腰椎横突上的肌肉受到牵拉而损伤，刺激周围组织产生腰痛。

2. 劳损 因长时间的牵拉，使得横突端部出现无菌性炎症，刺激神经而产生腰痛。

3. 诱因 劳累、受凉、外伤可为本病的诱因。

由于横突过长，其端部长期刺激腰大肌筋膜引起横突周围的纤维织炎，横突越长发生率越高。股外侧皮神经干恰好从其前方通过，因此易被累及而出现大腿外侧及膝部疼痛。

【临床表现】

1. 腰痛 可为一侧也可为两侧；较重时疼痛可连及臀部、大腿外侧，但痛不过膝。腰痛多为酸痛或刺痛，腿痛多为隐痛，咳嗽、打喷嚏时对疼痛无影响。

2. 压痛 压痛点位于第 3 腰椎横突端部，并可触及条索状硬结。

3. 活动受限 腰功能一般正常，但症状较重时，腰部各方向活动均可受限，以侧屈受限最为明显。

【诊断要点】

1. 有急性损伤，长期慢性劳损或腰部受凉史。

2. 多见于从事体力劳动的青壮年。

3. 一侧慢性腰痛，晨起或弯腰时疼痛加重，久坐站起困难，有时可向下肢放射至膝部。

4. 第 3 腰椎横突处压痛明显，并可触及条索状硬结。

5. X 光片显示第 3 腰椎横突过长或左右不对称。

【手法治疗】

本病以祛瘀、松筋、助动为治疗原则。

1. 点揉痛点 采用指揉法作用于第 3 腰椎横突端部，达到活血祛瘀、通经止痛的目的。医生以单手或双手拇指重叠，点揉患侧的第 3 腰椎横突端部，并可左右弹拨。但无论是点揉还是弹拨，拇指轻触第 3 腰椎横突即可，不可施以暴力点揉，以免加重损伤。

2. 对症治疗 可根据患者的疼痛部位，在腰骶部、下肢外侧施用掌揉法、滚法等，以达松筋、活血的目的。

3. 侧背法 若有侧屈受限可施用侧背法。

【其他治疗】

1. 第 3 腰椎横突痛点阻滞术 在第 3 腰椎横突尖端、腰大肌外缘压痛明显处垂直进针，针尖抵达横突后稍向外侧，使之达到横突尖端，此时患者可有明显的沉胀感，回吸无血后注入局麻剂、激素混合液 10 ~ 15mL。注药时患者有向同侧股外侧及膝部放射感、胀感，提示阻滞部位准确。每周可 2 ~ 3 次，连续 5 次为 1 个疗程。

2. 功能锻炼 腰部功能锻炼对缓解疼痛、提高疗效有很好作用。嘱患者进行飞燕点水、仰卧起坐练习。

【注意事项】

本病手法治疗时切忌暴力点揉。本病可因劳累或受凉而复发，故应嘱患者注意休息，注意腰部保暖，适当进行腰部功能锻炼。

十、隐性脊柱裂

【概述】

脊柱裂（bifid spine）系因胚胎期成软骨中心或成骨中心发育障碍，导致两侧椎弓在后侧未愈合，因而在棘突与椎板部产生不同程度的先天性裂隙，裂隙被软组织填充。

若脊柱裂只累及骨骼，称为隐性脊柱裂，其缺损处出生后无软组织肿物，较为常见；若同时伴有脊膜或脊髓膨出，称为显性脊柱裂，在新生儿发生率约为 1‰。

脊柱裂在整个脊柱上均可发生，以腰骶椎最多，颈椎次之，胸椎最少。脊柱裂多见于第一胎，母亲年龄越大，发生这种畸形的机会就越大。Moore 对 385 例脊柱裂分析，发生在腰椎者占 35%，发生于骶椎者占 23%，同时发生在腰骶椎者占 29%，发生在颈椎者占 9.5%，发生在胸椎者占4.5%，另外有2例发生在枕部。

【解剖】

腰椎解剖请参见"退行性脊柱炎"。

骶骨（图8-31）幼年时为5块，其间以软骨互相结合，成年后则融合成为一块骶骨。骶骨略呈扁平三角形。底向上称为骶骨底。其后外侧有一对向上伸出的上关节突，与第5腰椎下关节突形成关节。底的前缘明显向前突出称骶骨岬，为女性骨盆测量的重要标志。尖向下称骶尖，下接尾骨。

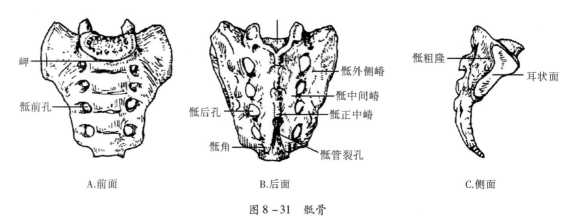

A.前面　　　　　　　B.后面　　　　　　　C.侧面

图8-31　骶骨

骶骨的两侧有耳状关节面称为耳状面。骶骨中央有一纵贯全长的三棱形管道，称为骶管，向上与椎管延续，向下开口形成骶管裂孔。骶管裂孔两侧有向下突出的骶角。

骶骨的前面略凹而平滑称骨盆面，有四对骶前孔。后面粗糙不平，称为背面，有四对骶后孔。骶前孔、骶后孔都与骶管相通，有骶神经前后支及血管通过。骶骨后面正中的纵行隆起称为骶中嵴，为第1~4骶椎棘突遗迹。

【病因病理】

脊柱裂多与下列因素有关：神经管不闭合，神经组织大量增生，脊髓积水压力相对增高，麻疹等。通过动物实验证明，脊柱裂还与以下因素有关：深部X线照射，注射胰岛素、皮质素，硝酸铅，多精子受精，卵子畸形等。

椎弓是在出生后一年左右开始由对称的左右椎弓板向背侧延伸愈合而成。如愈合不全，椎管背侧便遗留一个缺口，即为脊柱裂。

【临床表现】

1. 腰痛　急性期腰骶部正中疼痛，疼痛较重时可向臀部、下肢放散。腰骶部皮肤可有色素沉着，汗毛较多（图8-32），或有小陷窝。非急性期隐性脊柱裂可无任何症状。

2. X光片　脊柱裂可只累及一节脊椎骨，也可同时累及几节，甚至骶管后壁全部开放。脊柱裂的宽度轻者只有一个裂隙，重者整个椎板可完全缺失。正位片常有以下几种形式（图8-33）：

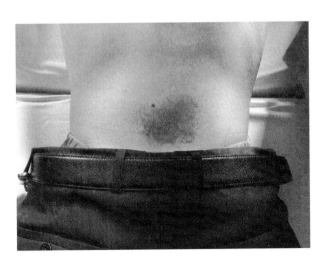

图 8 - 32　局部表现

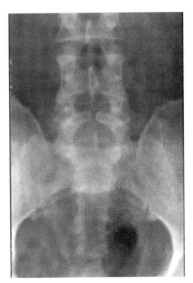

图 8 - 33　隐性骶椎裂

（1）一侧椎板发育不良，另一侧发育良好并与棘突愈合，此时裂隙较窄。

（2）两侧椎板均发育不良，此时裂隙较宽，棘突呈游离状态，称漂浮棘突；有时腰 5 的棘突与骶 1 的裂隙呈杵臼状。

（3）相邻几个椎骨的椎板均未愈合，棘突缺如，形成一个较长的裂隙，甚至骶管后壁全部开放。

（4）脊柱裂合并其他畸形，如一侧或双侧椎弓不连。

【诊断要点】

1. 急性期腰骶部正中疼痛，其缺损处出生后无软组织肿物。皮肤外观正常，偶尔腰骶部皮肤有色素沉着，汗毛较多，或有小陷窝。非急性期隐性脊柱裂可无任何症状。

2. X 光片：正位片有助于诊断，正位片有如下表现：

（1）一侧椎板发育不良，另一侧发育良好并与棘突愈合，此时裂隙较窄。

（2）两侧椎板均发育不良，此时裂隙较宽，棘突呈游离状态，称漂浮棘突；有时 L_5 的棘突与 S_1（亦可发生在其他两个椎骨之间）的裂隙之间呈杵臼状。

（3）相邻几个椎骨的椎板均未愈合，棘突缺如，形成一个较长的裂隙，甚至骶管后壁全部开放。

（4）脊柱裂合并其他畸形，如一侧或双侧椎弓不连。

【手法治疗】

手法以祛瘀、温通为治疗原则。

1. 手法止痛　在疼痛的部位（通常为腰骶部）施用广泛、深透的揉法、㨰法以达活血祛瘀止痛的目的。

2. 擦法温通　在局部涂少量的按摩乳，然后做长时间的擦法，时间大约 20 分钟，使局部产生透热，起到温通经络的作用。

【其他治疗】

1. 骶管阻滞术　以0.25%利多卡因、维生素 B_{12} 混合液13～18mL注入骶管，每周2次，疗程根据症状变化而定。

2. 温热性理疗　对于本病有一定的治疗作用。

3. 腰骶部功能锻炼　对于本病有一定的预防和辅助治疗作用。

【注意事项】

本病为先天性疾病，手法旨在促使局部炎症消除，是对症治疗。本病往往因过劳、寒凉刺激而复发，故应嘱患者注意腰部保暖，避免过度劳累及损伤。

附：腰椎管狭窄

腰椎管狭窄好发于中年男性。其主要症状为间歇跛行，即长时间走路时出现下肢无力、沉重感，迫使患者下蹲或坐下休息，片刻后症状消失，继续行走无任何症状，但走一段距离后症状又出现。本病所能查到的阳性体征并不一定很多。本病诊断需要依靠CT、MRI。本病非手术疗法疗效不确定。

附：腰椎滑脱

腰椎滑脱分为真滑脱与假滑脱。假滑脱是指上位椎骨向后滑动，提示腰椎失稳、椎间盘退变。真滑脱是指上位椎骨向前滑动，提示峡部裂（腰椎峡部是指上下关节突之间）。其主要症状除腰痛、腰部运动功能受限外，还有椎管狭窄的症状。检查时可见腰椎曲度变大，触摸时腰椎有台阶样感。腰椎X光侧位片可呈现滑脱的有无与轻重。当椎骨向前滑动椎体前后径的1/4时，称为Ⅰ度滑脱，向前滑动2/4时，称为Ⅱ度滑脱，以此类推。可通过腰椎斜位片确定腰椎峡部是否为骨性连接；当峡部不连时主要表现为"狗脖子戴项链"（图8-34）。

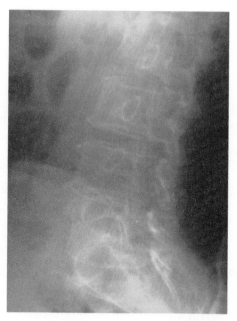

图8-34　狗脖子戴项链

十一、梨状肌综合征

【概述】

梨状肌综合征（pyaiformis syndrome）是指梨状肌急性或慢性损伤时，发生炎症反应，刺激或压迫坐骨神经而出现的臀部及下肢放射痛。本病也称梨状肌损伤、梨状肌狭窄综合征。本病是引起干性坐骨神经痛的常见原因。

【解剖】

1. 梨状肌

（1）位置（图 8 - 35）　起于第 2～4 骶前孔的外侧，向外经过坐骨大孔，止于股骨大转子上缘的后部。

（2）作用　梨状肌在伸髋时能使髋关节外旋；屈髋时可使髋外展外旋。

（3）相邻关系　梨状肌上缘有臀上动脉及臀上神经穿出；其下缘有臀下动脉、臀下神经、坐骨神经、阴部内动脉、阴部神经及股后侧皮神经等组织穿出。

（4）体表投影（图 8 - 36）　梨状肌在臀部体表投影为：自尾骨尖至髂后上棘连线中点到大转子尖画一线，此线的中内 2/3 即为梨状肌肌腹的下缘在体表的投影。

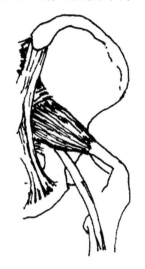

图 8 - 35　梨状肌

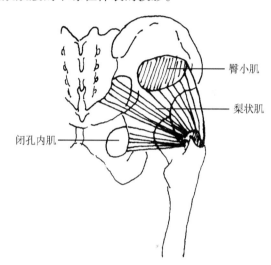

图 8 - 36　梨状肌体表投影

2. 韧带

（1）骶结节韧带　位于骨盆的后下部，从骶、尾骨的外侧缘至坐骨结节的内侧缘。

（2）骶棘韧带　位于骶结节韧带的前方，起自骶、尾骨的外侧缘，向外与骶结节韧带交叉后抵达坐骨棘。

3. 坐骨大孔、坐骨小孔　骶棘韧带与坐骨大切迹之间围成的孔称为坐骨大孔。骶棘韧带、骶结节韧带和坐骨小切迹之间围成的孔称为坐骨小孔（图 8 - 37）。

4. 梨状肌与坐骨神经的关系（图 8 - 38）　坐骨神经绝大部分从梨状肌下缘出骨盆（60%～89%），但存在以下形式的变异：①从梨状肌上缘出骨盆；②从梨状肌中间出骨盆；③腓总神经从梨状肌中间穿出而胫神经由梨状肌下缘穿出；④腓总神经从梨状肌上缘穿出而胫神经由梨状肌下缘穿出；⑤腓总神经从梨状肌上缘穿出而胫神经由梨状肌中间穿出；⑥腓总神经和胫神经均从梨状肌下缘穿出；⑦腓总神经由梨状肌上缘和下缘穿出的两部分构成；⑧骶丛穿梨状肌出骨盆再分出坐骨神经。

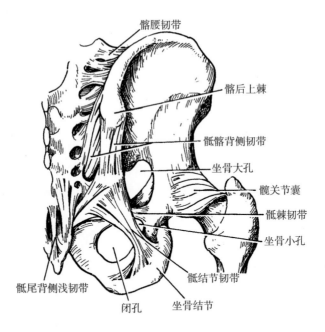

图 8-37　坐骨大孔与坐骨小孔

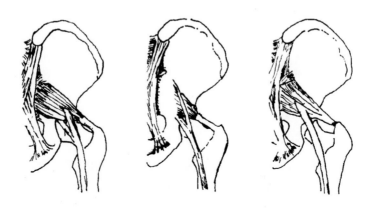

图 8-38　梨状肌与坐骨神经的关系

【病因病理】

　　1. 外伤　髋关节扭伤或不协调运动时（如下肢过度内外旋、下肢负重内收等），可使梨状肌损伤，导致梨状肌出血、肿胀、痉挛，从而刺激了坐骨神经产生臀痛及下肢放射痛。

　　2. 与受寒凉有关　因臀部受凉使梨状肌痉挛，刺激或压迫神经和血管，产生臀痛及下肢放射痛。

　　3. 继发　妇女盆腔炎或骶髂关节炎波及梨状肌；椎间盘突出，峡不连，刺激 $L_4 \sim S_2$ 神经根，或神经变性皆可引起该肌痉挛或肌营养障碍而出现症状。

【临床表现】

1. 臀痛伴有下肢放射痛：臀部剧烈疼痛、痛如刀割、夜间痛甚。疼痛向大腿后侧、小腿后外侧、足背或足外缘放射。患侧髋关节处于外展外旋位时或采用跪坐位以足跟抵于臀部或以硬物抵于臀部时疼痛可减轻。患者不能行走或走路呈跛行。疼痛多在损伤后数小时出现。

2. 压痛：梨状肌体表投影区有明显的压痛并伴有下肢放射痛。用力按压时可触及痉挛的梨状肌。

3. 患肢直腿抬高前 60°时臀及下肢疼痛较重，但抬腿不受限；超过 60°后疼痛反而减轻。

4. 梨状肌紧张试验阳性。

5. 损伤日久，失治误治时可出现臀部肌肉萎缩。

【诊断要点】

1. 有外伤或受凉史。

2. 常发生于中老年人。

3. 臀部疼痛，严重者患侧臀部呈持续性"刀割样"或"烧灼样"剧痛，多数伴有下肢放射痛、跛行或不能行走。

4. 梨状肌体表投影区压痛明显，并可触及条索状硬结。直腿抬高在 60°以内疼痛明显，超过 60°后疼痛减轻。

5. 梨状肌紧张试验阳性。

6. 损伤日久，失治误治时可出现臀部肌肉萎缩。

【手法治疗】

本病以通经、松筋为治疗原则。

1. 点穴止痛　采用点法以达通经止痛的目的。患者取俯卧位。医生两拇指点按患者的两侧委中穴和绝骨穴。点穴的力量要大，时间大约 3 分钟。

2. 揉法松筋　以前臂揉法作用于患侧臀部，力量由小到大，层次由浅到深，使得臀部肌肉放松。

3. 弹拨松筋（图 8-39）　医生以尺骨鹰嘴（肘尖）着力，垂直于梨状肌肌腹做弹拨的动作，即从外上向内下方向弹拨，用以缓解梨状肌的痉挛。

4. 摇髋松筋　患者取仰卧位。医生站于患侧，一手扶膝，一手扶踝，环旋摇动髋关节，并重点在髋关节的内收内旋位摇动，用以牵拉梨状肌，使梨状肌被拉长，从而达到使梨状肌放松的目的。

【其他治疗】

1. 针对原发病进行治疗　若为继发性梨状肌综合征应针对原发病进行治疗。

2. 梨状肌阻滞术　0.25% 利多卡因、维生素 B_{12} 500μg（或加氟美松 5mg）混合液 10～15mL。每周 1 次，2～3 次为 1 个疗程。

3. 电针疗法　选用秩边、环跳、委中、承山、阳陵泉、昆仑。每次选 2～3 穴，毫针刺入，得气后接通电疗仪，每次 10～15 分钟，每日 1 次，10 次为 1 个疗程。

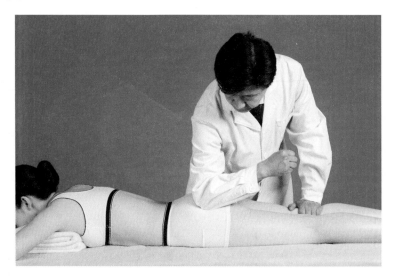

图 8 - 39　弹拨梨状肌

【注意事项】

急性期患者应卧床休息 1~2 周。局部应注意保暖并可配合热敷。

十二、肩关节周围炎

【概述】

肩关节周围炎（scapulohumeral periarthritis）简称肩周炎，是因肩部广泛粘连，以肩部广泛疼痛和功能广泛受限为特点的疾病。本病好发于 50 岁左右的人群，故又称"五十肩"；因患病以后，肩关节不能运动，仿佛被冻结或凝固，故又称"冻结肩""肩凝证"；因患者常感觉有冷气进入肩部，故又称"漏肩风"。女性患者较男性为多，左侧多于右侧。本病有一定的自愈性，一般需要 8 个月~2 年。

【解剖】

1. 肩部骨骼

（1）肱骨　肱骨位于上臂。肱骨的上端膨大，有半球形的关节面，称为肱骨头，偏向中后内侧，与肩胛骨的关节盂相关节。肱骨头关节面周缘的浅沟称为解剖颈，为关节囊附着处。解剖颈的外侧有一较大的隆起，称为大结节，其前方有一较小的隆起，称为小结节，两者都是肌肉的附着处。在大小结节之间有一纵沟，称为结节间沟。肱骨头与大小结节直下方较细的部分称为外科颈。肱骨的中段称为体，下端由肱骨的内外髁构成。

（2）肩胛骨　位于背部的上外方，上平第 2 肋，下平第 7 肋。肩胛骨呈底向上，尖向下的三角形，有三缘、三角、前后两个面。外侧邻近腋窝，称为腋缘；内侧与脊柱相对，故称为脊柱缘；上缘的外侧部有一切迹，称为肩胛切迹，切迹的外侧有一向前的屈指状突起称为喙突。三角分别为：内侧角，平第 2 肋；下角，平第 7 肋；外侧角最肥厚，其外侧面有梨形浅窝，称为关节盂。肩胛骨的前面与胸廓相对，构成肩胛胸壁关节。后面稍隆凸，近上部有一由内侧向外侧逐渐高起的堤状隆起称为肩胛冈。肩胛冈的外侧呈一扁的骨突，称为肩峰。肩峰的内侧缘有卵圆形关节面，与锁骨的肩峰端相关节。肩胛骨后面被肩胛冈分为上小下大的两个窝，上方的窝称为冈上窝，下方的窝称为冈下窝。

（3）锁骨 为 S 形弯曲的长骨，横跨胸廓的前上方，呈水平位。内侧端粗大，称为锁骨的胸骨端，与胸骨柄的锁骨切迹相关节，称为胸锁关节。外侧端扁平，称为锁骨的肩峰端，它与肩峰相接，形成肩锁关节。

2. 肩关节的构成（图 8 - 40） 肩关节包括盂肱关节、肩锁关节、胸锁关节、肩胛胸壁关节。

（1）盂肱关节即是通常人们所说的肩关节，是指肱骨头与肩胛骨的关节盂形成的关节。这一关节是肩部运动的主要承担者。

（2）肩锁关节是肩胛骨的肩峰与锁骨的肩峰端构成的一个关节。在这个关节上锁骨可以完成旋转运动。

（3）胸锁关节是胸骨柄上的锁骨切迹与锁骨的胸骨端构成的一个关节。胸锁关节是上肢与躯干连接的唯一的关节。在胸锁关节上锁骨可以沿矢状轴抬高，并沿冠状轴旋转。

（4）肩胛胸壁关节：在肩关节的运动过程中，肩胛骨的前面与胸壁的后方有一定的运动轨迹。两者之间虽无关节囊、关节软骨、关节腔，但其间的运动类似一个关节的运动，因此骨科上把这一部分称为肩胛胸壁关节。

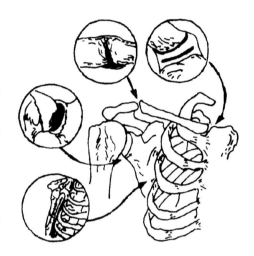

图 8 - 40 肩关节的构成

3. 肩关节运动的自律性 在肩关节的运动过程中，盂肱关节、肩锁关节、胸锁关节、肩胛胸壁关节之间是协同运动的，共同完成肩关节的运动。骨科上将一这现象称为肩关节的自律性。

（1）就盂肱关节和肩胛胸壁关节来说，当肩关节在最初的前屈 60°和外展 60°的过程中，是盂肱关节的运动，肩胛胸壁关节不动。但如果继续前屈或外展，则盂肱关节与肩胛胸壁关节的运动比例为 2∶1。也就是说，当肩关节从前屈 60°～75°的过程中，或从外展 60°～75°的过程中，盂肱关节完成 10°，肩胛胸壁关节完成 5°。换句话说，如果没有肩胛胸壁关节的 5°，就没有盂肱关节的 10°，也就没有从 60°～75°的运动。

（2）在肩关节外展 90°的过程中，锁骨要在胸锁关节上完成抬高 40°的运动。也就是说，如果没有胸锁关节的运动，就没有肩关节的外展运动。

（3）在肩关节的运动过程中，锁骨要在肩锁关节、胸锁关节上完成一个 20°的旋转运动。同样的道理，如果没有这个 20°的旋转，肩关节就不可能正常运动。

4. 肩部肌肉

（1）三角肌　位于肩关节的外侧，从前、外、后三面包裹肩关节，使肩部呈现圆隆的外观。起于锁骨外侧端、肩峰和肩胛冈，止于肱骨中段外侧的三角肌粗隆。其作用是使肩关节外展、前屈、后伸。

（2）冈上肌　位于肩背部的肩胛骨冈上窝内，被斜方肌覆盖。起于冈上窝，肌束向外跨过肩关节之上，止于肱骨大结节。其作用是使肩关节从0°位到外展15°，其后与三角肌共同使肩关节外展。因此冈上肌在肩关节开始外展的过程中尤为重要。当肩关节外展无力，特别是在开始外展无力时要考虑是否是冈上肌腱断裂。

（3）冈下肌　位于冈下窝中。起于冈下窝的骨面，肌束向外跨过肩关节后方，止于肱骨大结节。其作用是使肩关节外旋。

（4）小圆肌　起于肩胛骨腋缘上2/3的背面，止于肱骨大结节的后面。其作用是使肩关节外旋。

（5）大圆肌　在小圆肌之下，起自肩胛骨腋缘的下1/3和肩胛下角的背面，肌束向上外，绕至肱骨之前，止于肱骨小结节下方的骨嵴。其作用是使肩关节内收、内旋、后伸。

（6）肩胛下肌　起自肩胛骨前面的骨面，肌束斜向外上，过肩关节之前，止于肱骨小结节。该肌肌腱与肩关节囊前面之间，有肩胛下滑囊，常与肩关节腔相通。其作用是使肩关节内旋及内收。

（7）肱二头肌　位于上臂之前。长头起于肩胛骨关节盂的盂上结节，短头起自肩胛骨的喙突，两头相会，肌腹向下延续为肌腱，经肘关节前方，止于桡骨粗隆。主要起屈肘的作用。

（8）肱三头肌　位于上臂之后。长头起自肩胛骨关节盂下方的粗隆，向下行于大圆肌、小圆肌之间；外侧头在外侧桡神经沟的外上；内侧头被外侧头覆盖，起自桡神经沟的内下，三头合为一个肌腹，以扁腱止于尺骨鹰嘴。其作用是使肘关节伸直。

【病因病理】

1. 继发于肩部外伤或肩部其他疾病，如肱二头肌长头腱鞘炎、肩袖损伤、冈上肌肌腱炎等。也可继发于肩部骨折、脱位。上肢手术后固定肩关节，亦可造成肩关节粘连。本病也可继发于颈椎病、冠心病。

2. 与体质虚弱有关：大病久病以后，体质虚弱，肩关节运动减少，亦可出现肩关节粘连。

【临床表现】

1. 肩部疼痛：肩关节疼痛特点为肩关节广泛疼痛、夜间痛甚、受牵拉受撞击时疼痛加重，疼痛较重者可向上肢和耳放射或感应、疼痛由轻至重。

2. 肩关节运动功能受限：肩关节功能受限特点为肩周广泛受限、主动活动受限、被动活动受限。患者常诉梳头、穿衣、系腰带、插腰困难。

3. 肩关节周围压痛（图8-41）：其特点为广泛压痛。压痛点常位于：喙突、大结节、小结节、结节间沟、三角肌止点、肩峰、冈上肌、冈下肌、小圆肌、肩胛提肌。

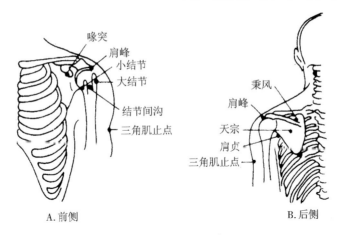

图 8-41　肩周炎压痛点

4. 出现外展扛肩现象。

5. 肌肉萎缩：肩关节粘连日久，功能受限，即可发生肌萎缩，尤以三角肌和冈上肌明显。

【诊断要点】

1. 慢性劳损，外伤筋骨，气血不足复感受风寒湿邪所致。

2. 好发年龄在 50 岁左右，女性发病率高于男性，左肩多于右肩，多见于体力劳动者，多为慢性发病。

3. 肩部疼痛：疼痛特点为肩关节广泛疼痛、夜间痛甚、受牵拉受撞击时疼痛加重；疼痛较重者可向上肢、耳放射或感应。

4. 肩关节运动功能受限：肩关节功能受限特点为肩周广泛受限、主动活动受限、被动活动受限。

5. 肩关节周围广泛压痛。

6. 出现外展扛肩现象。

7. 肩部肌肉萎缩：以三角肌和冈上肌明显。

8. X 线检查多为阴性，病程久者可见骨质疏松。

【手法治疗】

本病以活血、祛瘀、助动、宣散为治疗原则。

1. 手法活血　患者取坐位。医生站于患者侧方，用前臂及身体侧方夹住患肢，另一手在肩前、肩上、肩后做广泛、深透的𬌗法，以达疏通经络、活血止痛的目的。也可配合患侧肩关节的前屈、外展、后伸运动，也可在肩部做揉法、拿法。

2. 点揉痛点　医生用食中指或拇指点揉、弹拨喙突、肩峰、大小结节、结节间沟、三角肌止点、秉风穴、天宗穴、肩贞穴等，力量由小到大，然后点按合谷、后溪、中渚，以达活血祛瘀止痛的目的。

3. 摇法助动　医生站在患者健侧后方，做肩关节的摇法，以恢复肩关节的正常功能。

在做摇法时应逐渐加大摇动范围，使其逐渐接近正常角度。

4. 内收助动（图 8-42）　医生一手按揉患者的肩部，另一手托患侧肘关节，并逐渐加大肩关节内收角度，使患侧肘关节逐渐达到并且超过人体正中线。此法可恢复肩关节内收功能。

5. 外展助动（图 8-43）　医生站在患侧，身体前屈，将患侧上肢置于医生肩上，医生双手置于患肩之上并向下按压，医生逐渐抬起上身，使患侧肩关节外展的角度逐渐加大。此法可恢复肩关节外展功能。

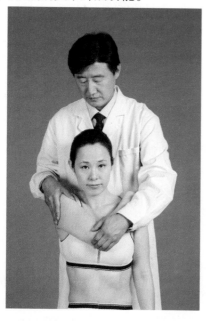
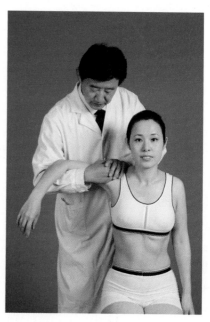

图 8-42　内收肩关节　　　　　　　　　　图 8-43　外展肩关节

6. 提拉助动　医生站于患侧侧前方，双手握住患侧腕关节（患者掌心对着患者的面部），逐渐向上拔伸，用以加大前屈和上举的角度。也可瞬间用力向上拔伸一次，瞬间拔伸后，以手轻揉患肩以缓解疼痛。此法可恢复肩关节上举功能。

7. 外旋助动　在肩关节处于上举位时，将肩关节外旋，用以恢复肩关节的外旋功能。此法可恢复肩关节外旋功能。

8. 后伸内旋助动（图 8-44）　医生站于患侧，一手按揉患肩，另一手握患者腕部向后拔伸，并逐渐接近人体后侧正中线，然后逐渐将腕关节上提。此法可恢复肩关节后伸内旋功能。

9. 抖法松解　医生站于患侧，双手握住患者手指，先使患侧上肢外展，在牵引的情况下，做连续、小幅度、均匀、快速的上下抖动，目的在于放松肌肉，缓解疼痛。在抖动过程中可以瞬间加大抖动的幅度一至数次，目的在于分解粘连，恢复肩关节外展功能。

10. 环揉宣散　医生两手分别置于患肩前后做环旋揉动；也可做搓法，以缓解疼痛，宣散气血，结束治疗。

【其他治疗】

1. 麻醉下手法松解术治疗肩周炎　麻醉下手法松解术适用于冻结期且久治不愈者。施术前，采用颈部肌间沟入路的臂丛神经阻滞术，麻醉充分后施用手法松解。松解后要注意肩部功能锻炼与制动并重。

2. 针灸疗法　常用以下方法治疗肩周炎：毫针刺法、艾灸法、电针疗法、耳针疗法、氦氖激光针治疗法、针挑疗法、拔罐法、水针疗法等。

（1）常用的局部穴位有阿是穴、肩髃、肩髎、肩贞、臑俞、臂臑。远端穴有曲池、合谷、三间、中渚、后溪、阳陵泉、条口等。

（2）毫针刺法，针刺深度在 1~2 寸之间，局部穴位采用强刺激，远端穴位采用中等强度的刺激。留针时间为 20~30 分钟，留针过程中每 5 分钟捻针 1 次。

3. 电针疗法　电针疗法取肩井、肩外俞、天宗、肩三针（即肩髃、位于腋前皱襞尽头上 1 寸的肩前穴、

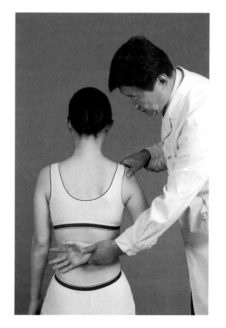

图 8-44　后伸内旋肩关节

腋后皱襞尽头上 1.5 寸的肩后穴）、曲池、外关、颈椎夹脊穴。采用毫针刺法，每次取 2~4 个穴位，进针得气后接通电针治疗仪，采用变频波，电流强度以患者能耐受为度，每天 1 次，10 次为 1 个疗程。

4. 灸法　使用灸法治疗肩周炎时所选用的施灸部位与针刺治疗的局部穴位一致。包括经穴和阿是穴（压痛点）。可选用艾条灸、艾炷灸、温针灸的方法治疗。施灸后局部出现微红、灼热属正常现象，无须处理。但治疗部位应避免受凉、受风。艾灸时应注意：艾火勿烧伤皮肤或衣物；用剩下的艾条和艾炷要妥善处理，避免引起火灾。可将艾条的燃烧端放于水中以熄灭，或放于密闭套管中将艾条熄灭。

5. 耳针疗法　耳针治疗肩周炎常用肩、肩关节、锁骨、神门、肾上腺、肝、脾。肩、肩关节、锁骨为相应部位取穴，有活血通经止痛的作用，神门能消炎止痛；肾上腺有抗风湿、消肿止痛的作用；肝主筋、脾主肌肉，故取肝、脾，起到强筋生肌的作用。

6. 头针疗法　采用毫针平刺，快速捻转，每次 2 分钟，每日 1 次，每 10 次为 1 个疗程。所取反射区及位置如下：

（1）运动区　位于前后正中线的中点向后 0.5cm 向眉枕线与鬓角发际前缘的交点做连线。

（2）感觉区　位于运动区向后移 1.5cm 的平行线。

（3）足感区　位于前后正中线的中点旁开左右各 1cm，向后引 3cm，平行于正中线的两条线。

7. 针挑疗法　针挑疗法主要以阿是穴作为挑治的部位。挑治的方法主要以挑提法、挑摆法为主。急性期可加用挑罐法，慢性期则可加用挑灸法或挑筋法。1~3 天挑治 1 次，10 次为 1 个疗程。针挑疗法对于初期、中期效果好，1~2 个疗程便可显效。对于冻结期患者

经过一段时间治疗后也会有满意的疗效。

8. 激光针疗法　激光针疗法取肩髃、肩髎、肩内陵、臂臑、肩贞。使用氦－氖激光仪照射，每穴 5 分钟，每日 1 次，10 次为 1 疗程。

9. 磁疗法　磁疗法治疗肩周炎主要有以下三种方法：

（1）体穴贴敷法　选取肩髃、肩髎、臑俞 1~2 穴，以 S 极贴敷。并可于肩前、肩后痛点明显处以大磁片南北极对称贴敷。磁强为 0.05~0.2T。磁体可选用大、中、小块。

（2）震动磁疗法加直流恒定磁疗法　患者肩背靠于大型直流恒定磁疗机前面，肩前面用震动磁疗机头对准疼痛部位，并注意直流恒定磁疗机的一极与震动磁疗机头上的一极，成南北极对称，将病变部位夹在两种磁疗机中间。每次治疗 20~30 分钟。

（3）交变磁疗法　患者仰卧，将机头套于患肩之上，每次治疗 20~30 分钟。磁疗法治疗见效后应巩固一个疗程。

10. 拔罐法　治疗部位可选用肩前、肩后、肩外、背部等部位。一般选用中罐或小罐即可。每次拔罐时间根据所拔罐的吸附程度而定，一般在 5~10 分钟。拔罐后可在局部轻轻按揉片刻。拔罐后应避免受凉、受风。

11. 内服中成药　内服中成药以补益肝肾，强筋壮骨为主。如六味地黄丸、小活络丸、跌打丸、七厘散、养血荣筋丸。

12. 外用中成药　可选用按摩乳、红花油、正骨水等。可将上述药物涂于患肩，然后在局部做按揉、拿捏等手法，以达活血祛瘀止痛的作用。除以上膏剂外，还可使用伤湿止痛膏贴于患处。

13. 腾药　腾药具有温经通络、活血化瘀、消肿止痛的功效。腾药药力缓慢、持久，可逐渐由毛窍浸入皮肤达到治疗作用。使用腾药时，用两个药袋轮换使用 10 次，其药力由皮而入肉，再入血入筋，最后入骨。即所谓的"第一个药袋通皮，第二个药袋通肉，第三个药袋通血，第四个药袋通筋，第五个药袋通骨，第六七八九十个药袋直达病处。常用的腾药方剂有：当归、羌活、红花、白芷、防风、制乳香、制没药、骨碎补、续断、宣木瓜、透骨草、川椒、川芎、片姜黄。以上药物每种取 10g，混合，称为 1 付。正确使用腾药：取上述药物 2 付，各加盐 30g，分别放入两个布袋中缝好。放入蒸笼中蒸热，先取出一个药包，在药包上洒少量酒，然后敷于患肩上。以毛巾包裹药包，或者患肩与药包之间放一毛巾以免烫伤皮肤。每日腾 1~2 次，每次 1 小时。用后将药袋挂于阴凉处使其干燥。次日可继续使用。

14. 神经阻滞疗法　肩关节主要受腋神经和肩胛上神经支配，司肩胛肌群的运动。另外在肩关节周围满布丰富的自主神经纤维，因此容易引起反射性的血运障碍，形成所谓的"疼痛－肌肉缺血－疼痛"的恶性循环。神经阻滞可以切断疼痛的恶性循环，解除疼痛，改善局部血液循环，消除炎症反应，阻断病理改变，达到治疗的目的。治疗肩周炎时常用的阻滞术：

（1）肩胛上神经阻滞术　适用于肩关节周围广泛疼痛的患者。注射用药物为：0.25%~0.5% 利多卡因 5~10mL 和维生素 B_{12} 500μg；急性期患者可加入氟美松 5mg；也可在麻醉剂中加入当归液或 654－2 液。当注射针头刺入后，取得向同侧肩部及上肢放射/异感扩散的感觉时，则证明部位正确。于局部注入药物。有效的患者在注药数分钟后，肩部、上臂出现温暖感，僵硬、疼痛消失，肩关节活动范围增大。每周治疗2~3次，5次为1个疗程。一般连续治疗4~5个疗程。

（2）腋神经阻滞术　适用于肩关节后下部、三角肌肌腹有深在、弥漫性压痛的患者。注射用药物为：0.25%~0.5%利多卡因10~15mL和维生素B_{12}500μg。穿刺正确时可引出腋窝后外侧、三角肌深部明显胀感，当注入药时这肿胀感加剧并向四周扩散。每周治疗2~3次，5次为1个疗程。

（3）肩关节痛点阻滞术　选择压痛最为明显的几个点或全部痛点，用7号针头穿刺，得气后每点注入混合液1~2mL，注药时患者针感越明显则效果越好。每周治疗2~3次。

（4）星状神经节阻滞术　对病情顽固者或因外伤性颈部症候群而引起的一侧肩关节周围炎的患者施行星状神经节阻滞术效果明显。早期采用星状神经节阻滞术还可避免病情的发展。

（5）颈4神经根阻滞术　可采用颈4神经根阻滞术进行治疗。

15. 水针疗法　在压痛点处注射10%葡萄糖注射液5mL，隔日1次，10次为1个疗程。每次可选用3~5个压痛点。注射用药物也可以选用当归注射液0.5mL，隔日1次，10次为1疗程。

16. 枝川注射疗法　枝川注射疗法为日本学者枝川直义所创。枝川注射疗法是通过对患者的望诊、问诊及切诊，检查患者体表（体壁）的肌硬结，然后用低浓度的皮质类固醇类药物加生理盐水溶液注射到患者的体表（体壁）肌硬结（肌肉群）及相应的穴位上，解除或减轻患者各种症状。其注射用药称为枝川注射液。配制方法为：10mL生理盐水加入0.3mg氟美松。注射方法为：常规消毒，将枝川液充分浸润在肌硬结周围，同一处进针部位要向三个方向注射约1mL药液。如有两处进针，其进针部位应间隔1~2cm，注射后穿刺部位用无菌纱布敷盖24小时，每周1~2次。注射进针时，针头要和肌纤维平行，与皮肤表面小于45°角斜行刺入。要注意勿伤及血管、神经。要使药液充分浸润到肌硬结，因此注射后最好给予局部按摩，促使药液扩散。本法适用于慢性久治不愈迁延性疾病，不适用于急性期症状。氟美松剂量一日为2.0mg以下，每周1次无副作用。如须1个月以上的长期治疗时，氟美松1日剂量应控制在0.6mg以下。对于糖尿病的患者，氟美松日用量应在0.6mg以下，或用生理盐水。

17. 西药治疗　西药治疗本病一般可采用止痛剂、镇静剂：如芬必得、安可春及止痛片；肌肉松弛剂：如强筋松、安定、舒乐安定。

【注意事项】

1. 慎用强力牵拉、摇动等手法，以免造成肩部软组织撕裂或发生撕脱骨折。
2. 嘱患者注意肩部保暖。
3. 嘱患者坚持做功能锻炼。

十三、肱二头肌长头腱鞘炎

【概述】

肱二头肌长头腱鞘炎（tenosynovitis of long head of bices brachil）是肱二头肌长头与腱鞘

长期摩擦或肩关节过度活动，引起腱鞘充血、水肿、增厚，导致粘连和肌腱退变，从而产生的病症。本病多见于从事投掷、吊环、单杠、举重、排球等运动的运动员。中年人患本病时，若治疗不及时常可引起肩周炎。

【解剖】

肱二头肌长头（图8－45）起于肩胛骨盂上结节，肌腱经结节间沟下行，至上臂中段与短头汇合，形成肌腹。肱二头肌长头肌的作用为屈肘和使前臂旋后。肱二头肌长头腱鞘是由结节间沟和肱横韧带构成的骨纤维通道，长约5cm。结节间滑囊为关节的滑膜层于结节间沟处向下膨出的部分。

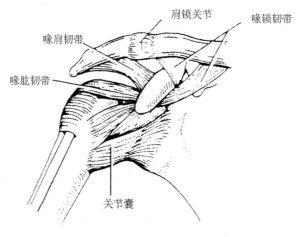

图8－45 肱二头肌长头

【病因病理】

1. 慢性损伤 肩关节大幅度运动，肱二头肌长头在结节间沟内滑动、摩擦，导致腱鞘水肿、增厚等创伤性炎症。

2. 外伤 肩关节的直接外伤造成腱鞘损伤，陈旧损伤如肩关节脱位、肱骨外科颈骨折也可导致腱鞘内水肿、增厚、粘连而发生本病。

肱二头肌长头腱鞘炎的发病部位可在关节内的肌腱部分，有的则是在结节间沟或沟下部分。

【临床表现】

1. 肩前疼痛：急性期疼痛剧烈，疼痛以夜间为明显，疼痛可向三角肌下放射，慢性期肩部酸痛。

2. 压痛：结节间沟处压痛，结节间沟下方有时也有压痛。

3. 肩关节前屈、外展活动轻度受限。

4. Yergason's 征阳性

【诊断要点】

1. 肩部有训练过度、劳损或受风寒湿邪侵袭病史。

2. 运动员及中年人较多见，大多数呈慢性发病过程。

3. 肩痛剧烈，疼痛以夜间为明显，疼痛可向三角肌下放射。

4. 肱骨结节间沟处有明显压痛。

5. Yergason's 征阳性。

【手法治疗】

本病急性期以祛瘀、消肿为治疗原则，慢性期以活血、消肿、助动、温通为治疗原则。

1. 急性期 患者取坐位。医生站于患侧，一手托住患肢，使患肢外展，另一手在患肩前做揉法。揉法的力量宜小，速度宜慢，时间宜长，以达活血祛瘀、消肿止痛的目的。

2. 慢性期

（1）手法活血 患者取坐位。医生站于患侧，一手托住患肢，使患肢外展，另一手在患肩前做㨰法。㨰法的力量宜小，速度宜慢，时间宜长，以达舒筋活血的目的。

（2）弹拨患处 医生用一手拇指着力按压于结节间沟处，并左右拨动，用以分解粘连。

（3）推捋患处 在患部涂少量按摩乳，医生单手拇指着力按压结节间沟处，并做上下的推捋，用以疏通狭窄，消肿止痛。

（4）摇法助动 医生一手扶肩，一手托肘，做肩关节摇法，重点在外展外旋位摇动肩关节，用以滑利关节，分解粘连。

（5）擦法温通 在局部做擦法以透热为度，用以温通经络。

【其他治疗】

封闭治疗：用氢化可的松 12～13mg 与 2% 普鲁卡因 2～3mL 的混合液，在结节间沟处做封闭，1～2 次即可。

【注意事项】

按摩推拿治疗本病疗效很好。治疗时手法要柔和，治疗部位要准确。急性期肩关节应减少活动，运动员应停止训练；中老年患者，每天应保证肩关节在各方向充分运动数次，以防止粘连。

十四、冈上肌肌腱炎、冈上肌钙化性肌腱炎

【概述】

冈上肌肌腱炎（tendinitis of supraspinatus）是指在肩关节外展过程中，冈上肌肌腱在肩峰与肱骨头之间受到喙肩韧带和肩峰摩擦而产生的无菌性炎症。患病后，肌腱组织内有钙盐沉着，形成无菌性炎症即为冈上肌钙化性肌腱炎（calcification of supraspinatus tendon）；本病在白种人发病较多；好发于 40～60 岁的中年人；男性多于女性。

【解剖】

1. 肌腱袖（图 8-46） 也称肩袖，是肩关节的重要解剖结构，由起自肩胛骨，止于

肱骨头的冈上肌、冈下肌、小圆肌、肩胛下肌的肌腱组成。

（1）冈上肌　冈上肌被斜方肌和三角肌覆盖，起于肩胛骨的冈上窝，向外行经喙肩弓之下，肌腱在喙突肩峰韧带及肩峰下滑囊下面、肩关节囊上面通过，以扁阔肌腱止于大结节的最上部，与肩关节囊紧密结合，是肩袖的上袖；也是肩峰下滑囊的底。冈上肌是使肩关节做开始外展15°的肌肉，受肩胛上神经（C_5、C_6）支配。

（2）冈下肌　起自冈下窝及肩部筋膜，形似三角形，纤维向上外，形成扁腱，至肩关节后方，止于大结节中部骨面；构成肩袖的后袖；有外旋肩关节的作用；来自臂丛的肩胛上神经（C_5、C_6）经肩胛上切迹至冈下窝，在冈下窝的深面分支支配冈下肌。

（3）小圆肌　起自肩胛骨腋缘背面上2/3，斜行向上外，位于冈下肌腱之下，止于大结节下部，形成肩袖的后袖；有外旋肩关节的作用，受腋神经（C_5、C_6）支配。

（4）肩胛下肌　起于肩胛下窝，纤维向外，形成扁腱，止于肱骨头的前方；构成肩袖的前袖；有内旋、内收肩关节的作用；受肩胛下神经（C_5）支配。

2. 疼痛弧（图8-47）　在肩关节外展60°～120°时，肩峰与肱骨头之间的距离最小。患有冈上肌肌腱炎时，疼痛出现在肩关节外展60°～120°时，不足或超过这个角度时无疼痛，此角度称为疼痛弧。

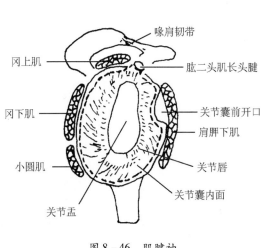

图8-46　肌腱袖

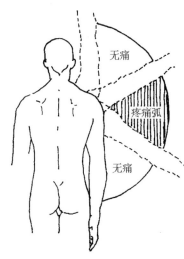

图8-47　疼痛弧

【病因病理】

1. 慢性损伤　肩关节外展时冈上肌腱与肩峰相互摩擦、挤压，使局部遭受反复创伤而引起症状。

2. 肌腱退行性变　随着年龄的增长，肌腱本身发生退行性变，随之可发生钙化。中年以上肩部的扭挫伤，可加重冈上肌腱的退变，转变为冈上肌肌腱炎。

因退变而致细胞活力降低，二氧化碳结合力降低，pH值升高，促使钙盐沉积，产生钙化。

【临床表现】

1. 肩痛：肩外侧疼痛，有疼痛弧存在。

2. 肩关节活动受限者少见。

3. 大结节外上方压痛。

4. X 光片：冈上肌腱钙化时，肩关节正位片于肱骨头外上方处有钙化影。

【诊断要点】

1. 多由肩部外伤、劳损或感受风寒湿邪所致。

2. 好发于中老年人，多数呈缓慢发病。

3. 存在"疼痛弧"，肩部外侧渐进性疼痛，肱骨大结节处或肩峰下有明显压痛。

4. X 光片可明确诊断是否有冈上肌肌腱钙化。

【手法治疗】

本病以舒筋、祛瘀、温通为治疗原则。

1. 揉揉松筋　医生用一侧上肢和身体侧面夹住患肢，并使肩关节外展，另一手在肩关节周围做揉法、揉法以舒筋通络，并可配合肩关节小幅度的摇动。

2. 点揉局部　医生用拇指点揉、弹拨肱骨大结节处以活血祛瘀。

3. 擦法温通　在肩部做擦法以透热为度，用以温通经络。

【其他治疗】

1. 中药外敷　可用消瘀止痛膏（羌活、干姜、栀子、乳香、没药）或三色敷药，也可使用熏洗药或腾药。

2. 理疗　各种导热疗法均有一定疗效。

3. 封闭治疗　可用醋酸氢化泼尼松 0.5mL 加当归注射液 2mL，局部注射。

【注意事项】

急性期患者应减少肩关节活动，避免做肩外展、旋转活动及提重物。功能锻炼不宜过早，待疼痛消失后再逐步进行功能锻炼。

十五、肩峰下滑囊炎

【概述】

肩峰下滑囊炎（subacromial bursitis）属无菌性炎症，大多是肩部组织病变而出现的继发病。

【解剖】

1. 滑液囊　简称滑囊，又称滑膜囊或黏液囊，为结缔组织扁囊，有的与关节相通，有的则独立存在。滑囊壁分为两层，外层为薄而致密的纤维结缔组织，内层为滑膜；其腔为裂隙状，含少量滑液。滑囊有分泌滑液的作用，可促进润滑，减少摩擦，增加运动的灵活性。

（1）滑囊可分为腱下滑囊、肌下滑囊、皮下滑囊及关节滑囊。

（2）有些滑囊人人皆有，称恒定滑囊；更多的一些是在出生后为了适应运动的需要而产生的，称附加滑囊、继发滑囊。

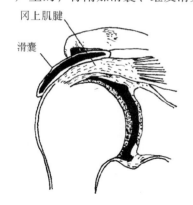

图 8 - 48　三角肌下滑囊

2. 三角肌下滑囊（图 8 - 48）　位于三角肌筋膜深层与肱骨大结节之间；此囊有许多突起，以突入肩峰下的最明显；附着于冈上肌底部的部分较小、游离缘大，很适合肩关节的活动。

3. 肩峰下滑囊　是其位于肩峰与冈上肌腱之间的部分。

【病因病理】

1. 继发于肩部其他疾病　常继发于冈上肌的损伤、退行性病变、钙盐沉积和肌腱袖破裂。

2. 直接或间接外伤　当肩部遭受较重的直接撞击，或肩部外展时扭伤，均可导致肩峰下滑囊炎。

【临床表现】

1. 肩关节疼痛　疼痛为逐渐加重，夜间较重，肩关节外展和外旋时疼痛加重，故患者常使肩处于内收内旋位。疼痛位于肩关节深处并涉及三角肌止点，也可向肩胛部、颈部、手等处放散。

2. 压痛　压痛出现在三角肌、肩峰下、大结节等处，常可随肱骨的旋转而移位。当滑囊肿胀和积液时，肩关节周围及三角肌范围内都有压痛。

3. 肩关节功能受限　早期可因疼痛导致主动活动受限，但被动活动不受限；随着滑囊壁的增厚和粘连，肩关节的运动范围逐渐减小；后期可合并肩周炎，出现主动活动和被动活动都受限。

4. 肌肉萎缩　日久可出现肌肉萎缩。

【诊断要点】

1. 多有肩部外伤或劳损病史。

2. 常多继发于肩关节邻近组织的退化和慢性炎症。

3. 肩峰下疼痛，活动受限，肩峰外端有局限性压痛及肿块。

【手法治疗】

本病以活血、消肿、助动为治疗原则。

具体手法如下：对于慢性患者，医生在肩关节外侧做㨰法以活血松筋；用拇指点揉、弹拨以活血止痛；配合肩关节摇法以滑利关节；最后在肩外、肩上以及冈上肌部位做五指拿法，以改善局部血液循环，防止肌肉萎缩。

【其他治疗】

1. 中药外敷　对于急性患者，可用消瘀止痛膏（羌活，干姜，栀子，乳香，没药）热敷患处。

2. 封闭治疗　用醋酸氢化泼尼松 0.5mL 混合当归注射液 2mL、普鲁卡因 1mL 局部注射。每周 1 次，可做 3 ~ 5 次。

【注意事项】

急性期应嘱患者减少患肩活动，以使损伤组织得以修复。应鼓励患者在疼痛、肿胀减轻后，进行功能锻炼。

十六、肱骨外上髁炎

【概述】

肱骨外上髁炎（tennis elbow；external humeral epicondylitis）是指肘关节外侧、肱骨外上髁部局限性疼痛，并影响到伸腕和前臂旋转功能的急慢性、劳损性疾病。该病又称网球肘、红案肘、铁匠肘等。本病好发于前臂劳动强度较大的人，如理发员、木匠、铁匠、厨师、折纸工；运动员中以网球、羽毛球、乒乓球运动员较多见。中年人多见，男性多于女性（3∶1），右侧多于左侧。本病中医称为"肘劳"，属伤筋范畴。

【解剖】

1. 前臂伸肌　前臂的浅层伸肌从桡侧向尺侧依次为：桡侧腕长伸肌、桡侧腕短伸肌、指总伸肌、小指固有伸肌和尺侧腕伸肌。它们均起自肱骨外上髁，其作用是：伸腕、伸指。

2. 肱桡肌　肱桡肌起于肱骨外上髁，止于桡骨茎突。其作用为：屈前臂并使前臂旋前。

【病因病理】

1. 慢性损伤　前臂反复旋转或腕部屈伸运动过多，伸腕肌起点处受到过度牵拉造成慢性损伤。

2. 急性损伤　运动损伤中常见于网球运动员、乒乓球运动员"反拍击球"（前臂极度旋转，腕关节极度背伸）时用力过猛或训练过度，造成肌肉起点处的牵拉伤。

其病理变化有：①伸腕肌腱纤维在肱骨外上髁的部分撕脱，特别是桡侧腕短伸肌。②肱桡关节处局限性滑膜炎、滑膜嵌入。③支配伸肌神经的分支神经炎引起症状。④环状韧带变性。⑤Ian Goldie 认为成年人在肱骨外上髁远端腱膜下有一间隙，含有疏松组织，当发生肱骨外上髁炎时，腱下间隙即被肉芽组织代替，并有血管增生、水肿及小圆细胞浸润。这些变化累及腱膜。其过程是由于肌肉的过度活动，在早期引起腱下间隙内组织水肿，随之是纤维性渗出，并开始血管增生及粘连形成。伸肌用力收缩时，粘连撕裂引起肉芽组织的反应增生，逐渐充满腱下间隙。间隙的容积减少更容易因机械刺激而出现肱骨外上髁炎的症状。因此他认为肉芽组织的增生是主要的病因，切除肉芽组织可解除症状。⑥田得祥认为本病有典型肌腱末端病的改变（图 8－49）。其腱止点部可因掠伤出现纤维断裂（甚至形成类似囊肿的改变）、镜

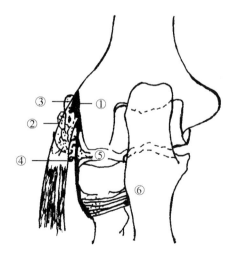

图 8－49　肱骨外上髁炎的病理表现

下骨折、肌腱变性、血管增生，继发止点骨质增生或肌腱的钙化、骨化。在腱的周围和髌腱末端病一样，也有表面的筋膜粘连、血管增生，腱下的疏松组织也有损伤性炎症与粘连（如 Ian Goldie 的观察），恰好和髌腱的周围炎改变相似。至于关节内滑膜等的改变应属反应性或同时损伤的炎症，类似髌腱周围炎时腱前后出现的滑囊炎。

【临床表现】

1. 肘关节外侧疼痛：疼痛呈持续性、渐进性；疼痛性质为酸痛或刺痛；部分患者疼痛可向前臂及腕部或上臂放射；在提、拉、端重物或旋转用力（如拧毛巾）时疼痛加重；常因疼痛而致前臂无力，握力减弱，休息时疼痛明显减轻或消失。患者常诉不能拧毛巾，扫地，握物无力等。

2. 肘外侧压痛（图 8-50）：肱骨外上髁处压痛，环状韧带、肱桡关节间隙处也可以有压痛。

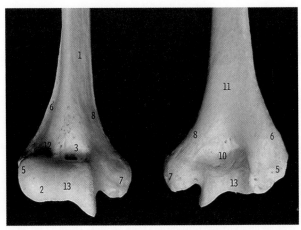

图 8-50　肱骨外上髁炎压痛点

1. 正面　2. 肱肌小头　3. 冠突窝　4. 肱骨小头外侧　5. 外上髁　6. 外上髁上嵴
7. 内上髁　8. 内侧髁上嵴　9. 滑车内侧面　10. 鹰嘴窝　11. 后面　12. 桡窝　13. 滑车

3. Mill's 征阳性。

4. 前臂伸肌紧张试验阳性。

5. X 光片检查：多为阴性。有时可见肱骨外上髁处骨质密度增高，或在其附近有浅淡的钙化斑。

【诊断要点】

1. 好发于前臂劳动强度较大的人及运动员。

2. 肱骨外上髁处疼痛。

3. 肱骨外上髁处压痛。

4. Mill's 征阳性和/或前臂伸肌紧张试验阳性。

【手法治疗】

本病以舒筋、祛瘀、展筋为治疗原则。

1. 点揉局部 医生一手托肘，另一手拇指在肘外侧做一指禅推法或指揉法。力量应柔和，重点是肱骨外上髁及其上下，目的在于舒筋。

2. 弹拨痛点 医生用拇指指端左右弹拨痛点 5～10 次，力量可稍大，目的在于祛瘀。

3. 前臂摇法 医生用一手拇指点于痛点并做揉法，另一手握住患者腕部做前臂旋前摇法和旋后摇法，目的在于活血祛瘀。

4. 牵拉肘外侧 医生一手托肘内侧，另一手握腕关节桡侧，两手相对用力，用以牵拉肘关节外侧，目的在于展筋。

5. 局部推捋 涂少量按摩乳或红花油，医生用拇指罗纹面着力，上下推捋肘关节外侧，目的在于活血消肿。

【其他治疗】

1. 针灸治疗 治宜舒筋通络、止痛。以阿是穴、局部穴、手阳明大肠经经穴为主。取穴：压痛点、曲池、肘髎、手三里、合谷。刺灸方法：针用泻法，并加灸。亦可配合刺络拔罐法，压痛点可采用多向刺法。方义：本病以局部取穴为主，配合大肠经经穴，用以舒筋通络、止痛。本病亦可在疼痛的局部进行围刺，或取阿是穴并针上加灸。每天 1 次，每次 20 分钟。

2. 中药外敷 治宜养血荣筋、舒筋活络止痛，外敷定痛膏或用海桐皮汤熏洗。

3. 封闭治疗 强的松龙 25mg 加普鲁卡因 2mL，痛点注射，每周 1 次，3～5 次为 1 个疗程，绝大部分可治愈。

4. 手术治疗 适用于保守治疗无效者。有下列手术方式：伸肌总腱附着点松解术、环状韧带部分切除术、桡侧腕短伸肌延长术、皮下神经血管束切除术、桡神经关节支切除术、旋后肌浅层筋膜弓切开、桡神经深支松解术。

【注意事项】

1. 手法治疗本病时力量不可太大，以免加重损伤。

2. 治疗期间应注意前臂及腕部休息，运动员应暂停训练。

3. 患肢应避免接触凉水，避免受凉。

十七、肱骨内上髁炎

【概述】

肱骨内上髁炎（internal humeral epicondylitis）是由于肘关节、腕关节长期、反复用力屈伸及前臂旋转，使前臂屈腕肌群牵拉肱骨内上髁，引起肱骨内上髁肌腱附着处的慢性炎症。本病中医亦称为"肘劳"。

【解剖】

前臂浅层屈肌有 6 块，从桡侧向尺侧依次为肱桡肌、旋前圆肌、桡侧腕屈肌、掌长肌、尺侧腕屈肌和位于深层的指浅屈肌。除肱桡肌起于肱骨外上髁外，其余均以一总腱起于肱骨内上髁。肱桡肌止于桡骨茎突。旋前圆肌止于桡骨体中部外面。桡侧腕屈肌止于第 2 掌骨底掌侧面。掌长肌止于掌腱膜。尺侧腕屈肌止于豌豆骨。指浅屈肌向下分为 4 个腱，经腕管达手掌，止于第 2~5 指的第 2 节指骨。

肱桡肌和旋前圆肌的作用是屈前臂并使前臂旋前；桡侧腕屈肌的作用为屈前臂、屈腕并使手外展；掌长肌的作用为屈腕；尺侧腕屈肌的作用为屈前臂、屈腕并使手内收；指浅屈肌的作用为屈近侧指间关节、掌指关节和腕关节。

【病因病理】

1. 慢性损伤　长期用力屈伸肘关节及腕关节，使前臂屈肌起点肱骨内上髁附着处损伤，产生无菌性炎症。

2. 急性损伤　不慎跌倒，腕关节背伸，前臂呈外展旋前位时，引起肱骨内上髁肌肉起点撕裂伤，产生血肿，继之形成纤维瘢痕，产生炎症。

3. 神经损伤　由于肱骨内上髁穿出前臂屈肌总腱的血管神经束受到挤压，以及尺神经皮支受挤压，亦是发生本病不可忽视的原因。

【临床表现】

1. 肘关节内侧疼痛：患者屈伸腕关节时，肘内侧疼痛，前臂酸痛无力，疼痛可放射到前臂掌侧。

2. 肱骨内上髁压痛：肱骨内上髁、肘关节内侧、尺侧屈腕肌、指浅屈肌处有明显压痛。

3. 屈腕抗阻力试验阳性。

【诊断要点】

1. 有急性或慢性损伤史。

2. 肘关节内侧疼痛：患者屈伸腕关节时，肘内侧疼痛，前臂酸痛无力，疼痛可放射到前臂掌侧。

3. 肱骨内上髁压痛：肱骨内上髁、肘关节内侧、尺侧屈腕肌、指浅屈肌处有明显压痛。

4. 屈腕抗阻力试验阳性。

5. X 光片：有急性损伤时肘关节正侧位 X 光片有助于除外骨折。

【手法治疗】

本病以舒筋、活血为治疗原则。

1. 局部按摩　医生一手握住前臂，用另一手在痛点处做指揉法。力量应柔和，重点是肱骨内上髁及其上下，目的在于舒筋。

2. 弹拨痛点　医生一手握住前臂，用另一手拇指左右弹拨痛点 5~10 次，力量可稍大，目的在于祛瘀。

3. 前臂摇法　医生用一手食中指点于痛点并做揉法，另一手握住患者腕部做前臂旋前摇法和旋后摇法，目的在于活血祛瘀。

4. 局部推挰 涂少量按摩乳或红花油,医生用拇指罗纹面着力,上下推挰肘关节内侧,目的在于活血消肿。

【其他治疗】

1. 针灸治疗 治法:舒筋通络、止痛。以局部穴、手太阳小肠经经穴为主。处方:压痛点、后溪、小海、少海。刺灸方法:针用泻法,并加灸。亦可配合刺络拔罐法,压痛点可采用多向刺法。方义:本病以局部取穴为主,配合小肠经的输穴(输主体重节痛)及局部穴,用以疏通经络、舒筋止痛。本病亦可在疼痛的局部进行围刺,或取阿是穴并针上加灸。每天 1 次,每次 20 分钟。

2. 封闭治疗 强的松龙 25mg,加普鲁卡因 2mL,痛点注射,每周 1 次,每 3~5 次为 1个疗程。

【注意事项】

治疗期间应注意休息。

十八、桡侧腕伸肌腱周围炎

【概述】

桡侧腕伸肌腱周围炎(parateninitis of extensor carpi radialis)是指桡侧腕长伸肌、桡侧腕短伸肌与拇长展肌、拇短伸肌在前臂桡背侧中下 1/3 交界处因长期摩擦导致的慢性炎症。患本病时在腕关节屈伸时,患处发出捻发音,故又称捻发音性肌腱周围炎。本病好发于中年以上男性;右侧多见;本病与手及腕部过度劳累有关。

【解剖】

1. 拇长展肌和拇短伸肌均起于桡骨、尺骨背面及骨间膜,分别止于第 1 掌骨底和拇指第 1 节指骨底;其作用为外展拇指和伸第 1 掌指关节。

2. 桡侧腕长伸肌和桡侧腕短伸肌均起于肱骨外上髁,分别止于第 2、3 掌骨底背面;其作用是使腕关节背伸。

3. 这两组肌肉有以下几个解剖特点(图 8-51)。

(1) 拇长展肌和拇短伸肌位于浅层,桡侧腕长伸肌和桡侧腕短伸肌位于深层。这两组肌腱在此交叉。

(2) 在交叉处,这两组肌腱无腱鞘保护。

(3) 这两组肌肉运动的方向不一致。

以上这些解剖特点是引起本病的重要内因。

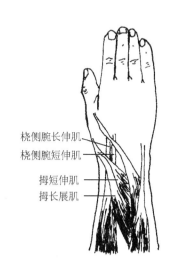

桡侧腕长伸肌
桡侧腕短伸肌
拇短伸肌
拇长展肌

图 8-51 前臂桡背侧中
下 1/3 处解剖特点

【病因病理】

急性扭伤、拉伤或长期反复摩擦劳损是引起本病的重要原因。其病理变化为局部组织水肿、浆液性渗出,继之可有纤维变性而致粘连。

【临床表现】

1. 腕关节屈伸时，在前臂桡背侧中下 1/3 交界处可扪及摩擦感或有捻发音。

2. 患者腕关节酸痛、无力。

3. 沿肌腱通路上有弥漫性肿胀，局部皮肤可轻度发红。

4. 前臂桡背侧中下 1/3 处可有压痛、发热。

【诊断要点】

1. 有劳损病史。

2. 多发于中青年男性，腕及前臂长期用力者多发。

3. 患者腕关节酸痛、无力。

4. 沿肌腱通路上有弥漫性肿胀，局部皮肤可轻度发红。

5. 腕关节屈伸时，在前臂桡背侧中下 1/3 交界处可扪及摩擦感或有捻发音。

6. 前臂桡背侧中下 1/3 处可有压痛、发热。

【手法治疗】

本病以舒筋、消肿、温通为治疗原则。

1. 揉揉舒筋 患者取坐位，患肢放于桌上。医生在患肢前臂背侧中下段做揉法和鱼际揉法，以达舒筋、活血的目的。

2. 推捋消肿 医生以拇指着力，沿桡侧腕长、桡侧腕短伸肌走行方向推捋桡背侧中下段，以达消肿的目的。推捋时可在局部涂少量按摩乳以减少摩擦。推捋时按压的力量要小，时间要长。

3. 擦法温通 最后在局部做擦法以透热为度，以达温通经脉的作用。

【其他治疗】

1. 中药外敷 可将下列药捣碎后酒调外敷：归尾、乳香、没药、香附、牛膝、续断、远志、骨碎补、川乌、草乌。

2. 封闭治疗 可用醋酸氢化可的松 0.5mL 痛点处封闭，每周 1 次，3~5 次为 1 个疗程。2~3 个疗程即可收到满意的效果。

【注意事项】

对于急性期患者，应固定腕关节于中立位 3~5 天，待症状消失后解除固定。功能锻炼应循序渐进，不宜过早、过多。局部可进行热敷以提高疗效。

十九、三角软骨盘损伤

【概述】

三角软骨盘损伤是指连接下尺桡关节的软骨盘因暴力造成的损伤。本病常出现在腕关节扭伤或跌伤中，因此常被称为"腕关节扭伤"。

【解剖】

三角软骨盘（图8-52）起于桡骨尺侧缘，止于尺骨茎突基底部，有连接下尺桡关节和限制前臂过度旋转的作用。三角软骨盘的中央薄，与桡骨连接处较与尺骨连接处薄弱。

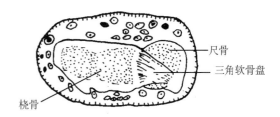

图8-52 三角软骨盘

【病因病理】

1. 旋转暴力致伤 当腕关节受到旋转暴力时（即平时所说的扭伤），即可造成三角软骨盘的损伤。

2. 挤压暴力致伤 当不慎跌倒，手掌撑地，腕骨撞击下尺桡关节和三角软骨盘，造成三角软骨盘损伤。

其病理变化为：三角软骨盘断裂，腕关节与下尺桡关节相通，下尺桡关节分离，尺骨小头向背侧移位。

【临床表现】

1. 下尺桡关节处疼痛 损伤后即出现下尺桡关节疼痛，轻者可为胀痛，重者可为撕裂样疼痛；当前臂旋转和/或腕关节背伸时疼痛加重；患者常主诉不能拧毛巾、不能按压物体。慢性期多为隐痛，偶有弹响音。可因前臂过度旋转用力造成急性发作。

2. 压痛 压痛点位于下尺桡关节间隙或尺骨茎突。

3. 关节无力 损伤后即可出现腕关节无力，前臂不能用力旋转，慢性期患者腕关节无力更为明显。

4. 下尺桡关节有异常活动 医生以两手拇指置于尺骨、桡骨远端背侧，两手食指中节的桡侧分别置于尺骨、桡骨远端掌侧，两手上下相对运动，若下尺桡关节有异常活动者或较健侧活动度大的，可结合临床症状考虑下尺桡关节分离、三角软骨盘损伤。

5. 尺骨头向背侧移位 与健侧相比，患侧尺骨小头明显高于健侧，即尺骨小头向背侧移位。

6. 三角软骨盘挤压试验 阳性。

7. X光片检查 应拍下尺桡关节正侧位片。正位片可见下尺桡关节间隙加大，成年人下尺桡关节间隙应为2mm左右，若大于3mm则有诊断意义（图8-53）。侧位片可见尺骨小头向背侧移位；正常时，尺骨小头超出桡骨背侧缘的部分，不应大于它自身前后径的1/3。X光片有助于除外尺骨茎突骨折、腕骨骨折。

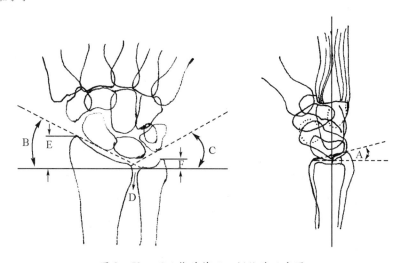

图 8 – 53　下尺桡关节正、侧位片示意图

A. 掌倾角　B. 尺倾角　C. 尺腕角　D. 下尺桡关节间隙　E. 桡骨茎突长度　F. 尺骨茎突长度

【诊断要点】

1. 腕部有外伤史。

2. 腕关节疼痛，下尺桡关节压痛，尺骨小头向背侧移位，下尺桡关节有异常活动，偶有弹响音，前臂旋转及腕关节背伸时疼痛或活动受限。

3. 三角软骨盘挤压试验阳性。

4. X 光片显示下尺桡关节间隙增宽，尺骨小头向背侧移位。碘剂造影显示：腕三角软骨盘破裂，下尺桡关节与腕关节相通。

【手法治疗】

本病急性期应包扎固定，不宜手法治疗。慢性期以活血、祛瘀为治疗原则。

1. 急性期　应用绷带包扎固定：用拇指置于尺骨头背侧，向掌侧指按压尺骨小头使其复位。然后在尺骨小头背侧放置一块有一定厚度的软棉垫，绷带按尺骨背侧→尺骨掌侧→桡骨掌侧→桡骨背侧→尺骨背侧方向包扎固定 8 ～ 12 圈。包扎松紧要适度；太紧影响血液循环，太松起不到固定作用。固定 2 ～ 4 周。下尺桡关节疼痛、异常活动消失后方可解除固定。急性期的固定对于本病预后有重要意义。

2. 慢性期　慢性期患者或急性期失治、误治时，可在下尺桡关节处做点揉、推捋等手法，以达活血、祛瘀的目的。但慎用摇法、拔伸和屈伸法，以免损伤加重。

【其他治疗】

1. 中药治疗　初期治宜祛瘀、消肿，内服七厘散，外敷三色敷药或消瘀止痛膏。后期以温经止痛为主，内服养血荣筋丸，外用海桐皮汤熏洗（药物有海桐皮、透骨草、乳香、没药、当归、川椒、川芎、红花、威灵仙、甘草、防风、白芷）。

2. 封闭治疗　用当归注射液 2mL 混合醋酸氢化泼尼松 0.5mL、普鲁卡因 2mL，在尺骨茎突内侧做痛点封闭，每周 1 次，连续 3 ～ 4 次。

【注意事项】

本病急性期禁用手法治疗；慢性期慎用摇法、拔伸、屈伸法，在疼痛彻底消失后，再逐步进行功能锻炼。本病应注意与腕部骨折相鉴别。

二十、桡骨茎突部狭窄性腱鞘炎

【概述】

桡骨茎突部狭窄性腱鞘炎（tenosynovitis stenosans）是指：桡骨茎突部拇长展肌与拇短伸肌腱鞘发生的狭窄性病变，也称芬克斯坦（Finkelstein's）病。好发于手工劳动者；男女发病比例大约为1:6。

【解剖】

桡骨茎突部的腱鞘（图8-54）有以下几个特点：

1. 该腱鞘为一骨性纤维通道，其深层为凹凸不平的桡骨茎突，上面为坚韧的腕背侧韧带。

2. 拇长展肌腱和拇短伸肌腱共用一个腱鞘，占39%。两腱完全隔开者有8%，在远侧隔开者占52.6%。

（1）拇长展肌：起于尺骨背侧面及骨间膜，开始位于指总伸肌、尺侧腕伸肌的深面，下行以桡侧腕长伸肌和桡侧腕短伸肌浅面，在腕背形成"鼻烟窝"的壁，止于第一掌骨底。其作用为使拇指、腕关节外展。

（2）拇短伸肌：位于拇长展肌的内

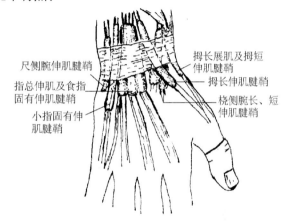

尺侧腕伸肌腱鞘
指总伸肌及食指固有伸肌腱鞘
小指固有伸肌腱鞘
拇长展肌及拇短伸肌腱鞘
拇长伸肌腱鞘
桡侧腕长、短伸肌腱鞘

图8-54 桡骨茎突部腱鞘

侧。起自桡骨体背面拇长展肌之下，与拇长展肌腱同行，参与"鼻烟窝"壁的构成，止于拇指第1节指骨底之背面。其作用为伸拇指并协助伸腕及手外展。

3. 这两条肌腱通过桡骨茎突后折成一定的角度，止于拇指及第1掌骨。女性折成的角度（平均119°）比男性（平均112°）大，因此女性患此病的几率高于男性。

4. 拇指的运动是5个手指运动中最多的一个。

这些解剖特点是本病解剖学方面的原因。

拇长展肌的副腱出现率高达88.11%，副腱可达1~4条，1条者占76.9%。其上端可与拇长展肌组合在一起；其止点差异较大，可止于腕舟骨、大多角骨、腕横韧带或大鱼际筋膜。当拇指及腕关节屈伸运动时，由于副腱与拇长展肌腱的滑动范围不同，肌肉收缩程度也各异。异常的副腱不协调运动，终将影响拇长展肌腱，日久产生症状。

【病因病理】

1. 因长期摩擦、桡骨茎突部腱鞘解剖上的弱点、拇指运动较多较重，可造成肌腱变粗，腱鞘的内壁变厚，使得腱鞘发生狭窄、腱鞘与肌腱之间发生粘连。

2. 有时腱鞘内有迷走肌腱存在，这种解剖变异也是产生本病的重要原因。

其病理变化为：肌腱与腱鞘产生炎症、水肿、腱鞘内外层逐渐增厚，使腱鞘变得狭窄，肌腱与腱鞘之间轻度粘连。当肌腱肿胀，鞘内张力增高时，即出现疼痛及功能受限。

【临床表现】

1. 桡骨茎突部疼痛：疼痛呈慢性进行性加重；晨起重，稍活动后可以减轻；疼痛可向上放散至肘，向下放散至指；拇指运动时疼痛加重。

2. 桡骨茎突部压痛。

3. 桡骨茎突部可有轻度肿胀。

4. Finkelstein's 征阳性。

【诊断要点】

1. 有劳损史，好发于女性及腕部长期用力者。

2. 桡骨茎突部疼痛、肿胀、压痛，腕部劳累后或寒冷刺激后疼痛加剧，握物无力，活动受限。

3. Finkelstein's 征阳性。

【手法治疗】

本病以活血、疏通、助动为治疗原则。

1. 点揉活血 患者取坐位。医生一手托住患者腕部，以另一手的拇指、鱼际在桡骨茎突部施以揉法。力量宜小不宜大，以起舒筋、活血的作用。

2. 推捋消肿 在腕关节桡侧涂少量按摩乳，上下推捋拇长展肌与拇短伸肌两个肌腱，以消除腱鞘内肿胀。

3. 拔伸助动 医生一手拇指点揉痛点，另一手握住患侧拇指拔伸，并使腕关节及拇指尺偏、桡偏以疏通狭窄，帮助拇指运动。

4. 擦以温通 沿腱鞘走行方向做擦法，以透热为度，以达温通经络的目的。

【其他治疗】

1. 封闭治疗 用醋酸氢化可的松 0.5mL，腱鞘内注射，每周 1 次，3～5 次为 1 个疗程，常可取得很好疗效。

2. 手术治疗 对于非手术疗法无效者，可考虑手术治疗。手术治疗：行腕背桡侧切口，横切口或纵切口均可，术中探查两肌腱是否包裹在同一鞘内。若是分别在两个腱鞘中，必须把两个腱鞘都切开。如有迷走肌腱，需切除。腱鞘切除后将肌腱轻挑起，检查腱鞘底部及桡骨茎突处有无异常，如有骨刺则需切除。术后 24 小时即可练习拇指各方向运动。

【注意事项】

本病应嘱患者治疗期间充分休息，避免接触凉水。

附：腕管综合征

腕管（图 8-55）是指腕关节掌侧腕横韧带与腕骨沟之间形成的骨性纤维通道，其中有正中神经，拇长屈肌腱，食指、中指、无名指、小指指浅屈肌腱（共4条）及指深屈肌腱（4条）通过。腕管综合征是指腕管中正中神经受压所产生的一系列症状。

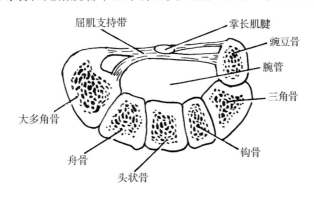

图8－55　腕管

其症状主要是桡侧三个半手指疼痛或麻木；大鱼际萎缩；手部正中神经支配区感觉减退；主要体征是Tinel's征阳性、屈腕试验阳性。

二十一、腱鞘囊肿

【概述】

腱鞘囊肿（canglion）是指关节附近某些组织的黏液变性所形成的囊肿。多发生于青年及中年；女性多于男性；好发于腕背、腕掌面的桡侧、手的掌指关节附近、腘窝、足背动脉附近、肘。

【解剖】

腱滑液鞘简称为腱鞘，为滑液囊的变形产物，是包绕肌腱的双层套筒结构，两端封闭，多见于运动范围大的长肌腱，手部和足部最多。腱鞘分内外两层。

外层（壁层）为纤维膜，附着于骨或其他组织上，起固定和保护肌腱的作用，并防止其脱位。内层（脏层）贴于肌腱表面，由滑膜细胞构成。滑膜细胞分泌的滑液，有减少肌腱运动时的摩擦和滋养肌腱的功能。

内外层之间有隙状腔，内有少量滑液。内外两层在肌腱的活动度较少的一面以滑膜纵襞相连，较宽的称腱系膜，窄条状的部分叫腱纽；分布到肌腱的神经、血管即由此系膜或腱纽进入肌腱内。

在手指、足趾的腱滑液鞘外面尚包有致密结缔组织构成的腱纤维鞘。

【病因病理】

腱鞘囊肿的发病机理，至今尚不明确，一般认为下列因素与发病有关：关节囊或腱鞘中多余的结缔组织发生黏液样变性；关节囊或腱鞘向外突出，形成疝状物；与外伤、劳损有一定关系。

【临床表现】

囊肿小如黄豆，大如乒乓球；半球形；光滑（图 8 - 56），压之有胀或痛感，与皮肤无粘连，但与深处组织附着，无活动性；囊肿张力较大，少数柔软，压之有囊性感。

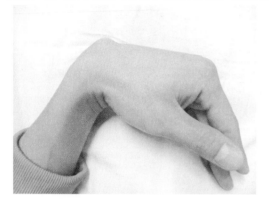
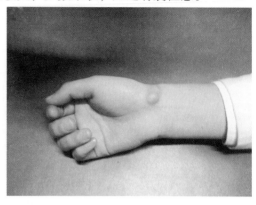

A   B

图 8 - 56　腱鞘囊肿

发生在腱鞘内者可呈不规则的球形；发生在手掌远端的屈指肌腱腱鞘上者，如米粒大，硬如软骨，握物或按压时有疼痛感。

【诊断要点】

1. 有外伤史或慢性劳损史。

2. 以青年、中年多见，女性多于男性。

3. 好发于腕背、腕掌面的桡侧、掌指关节的掌侧面、踝关节前下方。

4. 主要症状为局部肿块，缓慢发生或偶然发现，局部酸胀不适，握物或按压时可有痛感。

5. 体征：肿块小至米粒，大至乒乓球；呈半球形，光滑；与皮肤无粘连，但附着于深处的组织；活动性较小；有囊性感。

【手法治疗】

本病以消肿为治疗原则。

手法治疗常采用压破法。若囊肿在腕背，治疗方法为：使患者腕关节略屈曲，医生双手握住腕关节远侧，两拇指重叠按压于囊肿部位的远侧，再使腕关节突然背伸的同时，两拇指向近端瞬间加大按压力量，将囊肿挤破。治疗后加压包扎 2～3 天。

若囊肿在腕掌侧则使患者腕关节略背伸，医生双手握住腕关节远侧，两拇指重叠按压于囊肿部位的远侧，再使腕关节突然屈曲的同时，两拇指向近端瞬间加大按压力量，将囊肿挤破。

【其他治疗】

1. 击破法　以腕背侧囊肿为例。医生一手握住患者手指并使腕关节屈曲，另一手持硬且平坦的击打物（如弯盘），准确而迅速地用力敲击囊肿，将囊肿一次击破。

2. 穿刺法　局部皮肤常规消毒，然后以三棱针、火针快速刺入囊肿 3～5 次，然后将囊肿内液体挤出，最后置一无菌敷料加压包扎 2～3 天即可。

【注意事项】

1. 无论采用什么方法治疗，均应加压包扎 2～3 天，并限制腕关节活动以防复发。
2. 有极少数病例囊肿可自行吸收；但大多数病例需治疗囊肿才能消退。
3. 部分病例有复发的可能。

二十二、屈指肌腱狭窄性腱鞘炎

【概述】

屈指肌腱狭窄性腱鞘炎（tenosynovitis stenosans of flexor muscle of finger，snap – finger）是指发生于掌骨头相对应的屈指肌腱腱鞘部位的狭窄或屈指肌腱本身增厚引起的病症。患者在屈伸患指时，常有弹跳感，故又叫弹响指、扳机指。本病有以下发病特点：起病缓慢；手工劳动者多见；拇、中、无名指发病较多；女性多于男性。

【解剖】

1. 屈指肌腱腱鞘（图 8 – 57）　是指包裹屈指肌腱前面和两侧的深筋膜增厚部，附着于指骨两侧，与掌腱膜的指歧相连，近侧止于掌指关节近侧 2cm 处，远侧止于第 3 节指骨，是骨性纤维通道。作用：当屈指时保持肌腱处于原位，同时因其内面衬以指腱滑液鞘，起润滑作用，便于活动。

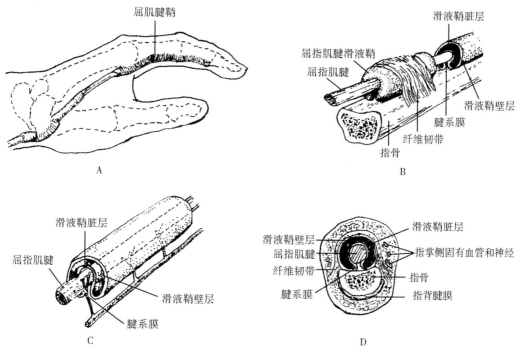

图 8 – 57　屈指肌腱腱鞘

2. 拇指屈肌腱解剖要点

（1）在第 1 掌指关节近端掌侧通常有两个籽骨（图 8 – 58）。

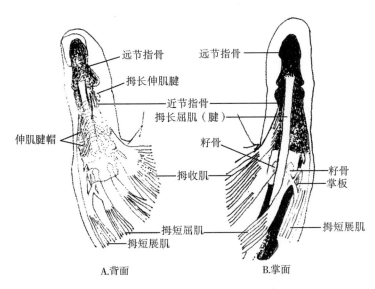

远节指骨
拇长伸肌腱
近节指骨
拇长屈肌（腱）
伸肌腱帽
籽骨
拇收肌
籽骨
掌板
拇短屈肌
拇短展肌
拇短展肌

A.背面　　　　　　　　　　　　　　B.掌面

图 8 – 58　第 1 掌指关节处的籽骨

（2）掌指关节两侧有桡侧、尺侧副韧带加强。侧副韧带就其附着部位可分为两部分：其中一部分稍厚，自掌骨头的背侧斜向掌侧，止于第 1 节指骨底；另一部分稍宽、稍薄位于前者近侧，止于籽骨及掌侧纤维软骨或称掌板。

（3）掌板是纤维软骨板，其近端与掌骨颈相连，较薄；其远端和近节指骨基底相连，较坚固。

（4）掌板、籽骨、关节囊形成一整体，在掌指关节屈伸时，随指骨而活动。拇长屈肌腱也与掌板紧密相连，因此腱鞘也与籽骨及侧副韧带相连在一起。正常情况下拇长屈肌腱能在两个籽骨间自由滑动，但在拇长屈肌腱断裂缝合后，由于肌腱肿胀，易在此处发生粘连。

【病因病理】

1. 慢性损伤　手指长期快速活动或手指长期用力活动，如织毛衣、刻字，肌腱与腱鞘频繁、长时间的摩擦，使得腱鞘发生无菌性炎症、腱鞘逐渐狭窄。

2. 急性损伤　握物时用力过猛，肌腱与腱鞘受到硬物与掌骨头的挤压。

3. 其他原因　产后、病后、风湿或类风湿病、先天性肌腱异常、手工劳动较多、技术不熟练或违反操作规则等，亦是本病常见原因。

病理变化：肌腱和腱鞘均受损伤，可发生水肿、增生、肉芽组织、透明性变和粘连等慢性、损伤性炎性表现。腱鞘的水肿和增生使得腱鞘狭窄，压迫水肿和增生的肌腱，肌腱呈葫芦形肿大，阻碍肌腱的正常滑动。当肿大的肌腱通过狭窄的腱鞘时，即发出响声，故称弹响指。不能通过时，则手指屈伸受限，称闭锁。

【临床表现】

1. 手指屈伸运动异常 在手指屈伸过程中出现弹跳，屈伸受限，甚至闭锁（只能屈到某一角度，不能完全屈曲）。

2. 局限性酸痛 最初于晨起时患指发僵、疼痛，活动后即可消失；以后逐渐加重，患指终日疼痛；受凉（如用凉水洗手）后症状明显，患者常诉疼痛在指间关节。

3. 压痛 掌骨头掌侧可触及结节样肿块，有压痛，在患指屈伸运动时，此结节处有弹跳感。

【诊断要点】

1. 有手部劳损史或损伤史。

2. 多见于妇女及手工劳动者。

3. 好发于拇指、中指、无名指。

4. 手指屈伸运动异常，局限性酸痛，晨起、劳累、接触冷水后症状明显加重。

5. 掌指关节掌侧压痛，可触及结节，在患指屈伸运动时，有弹跳感或闭锁现象。

【手法治疗】

本病以活血、疏通、助动为治疗原则。

1. 指揉活血 医生以拇指指端按揉掌骨头掌侧结节处，力量宜小不宜大，以达活血的作用。

2. 推捋消肿 在患指掌指关节掌侧涂少量按摩乳，以拇指着力，沿屈肌腱走行方向推捋患指的掌指关节。若掌指关节掌侧有结节时，可做重点推捋，并着力按压。

3. 屈伸助动 医生一手握患者手掌，另一手握患指，在牵引的情况下屈伸患指以疏通狭窄，解除闭锁。

4. 擦以温通 沿腱鞘走行方向做擦法，以透热为度，以达温通经络的目的。

【其他治疗】

1. 封闭治疗 可在掌骨头掌侧痛点处，用0.5mL醋酸氢化泼尼松封闭治疗，每周1次，3~5次为1个疗程，可做2~3个疗程。疗程之间休息1周。

2. 小针刀疗法 可用小针刀在掌骨头掌面横纹处做屈指肌腱腱鞘松解术。

3. 中药外敷 可外敷宝珍膏。

4. 手术治疗 保守治疗无效者或反复发作者，可采用手术治疗。在掌骨头掌面横纹做"L"形切口，切开皮肤后，以血管钳行纵行分离，直达腱鞘。注意勿损伤指神经及血管束。将鞘状韧带纵行切开2cm，并切除部分粘连组织，充分松解屈肌腱周围的粘连。术中嘱患者屈伸手指，直至弹跳感消失。术后早期即可练习手指屈伸运动。

【注意事项】

1. 应嘱患者注意患指休息，避免接触凉水。

2. 注意握物时的力度。

二十三、髋关节一过性滑膜炎

【概述】

髋关节一过性滑膜炎（transient synovitisof flexor muscle of finger）是指因跑跳过度或急性损伤致髋关节囊的无菌性炎症。见于儿童。减小运动、限制患儿跑跳后即可自愈。

【解剖】

髋关节由髋臼和股骨头构成。股骨头小而髋臼大，周围有较厚的肌肉包围，关节囊坚韧，前后又有髂股韧带等加强。

【病因病理】

儿童跑跳过度或轻度外伤（如髋关节过度外展）可使髋关节囊及转子囊和髂耻囊充血、渗出，发生无菌性炎症。也与外感疾病有关。

【临床表现】

1. 患侧髋关节疼痛、跛行：若有轻度损伤可在损伤后即出现疼痛、走路跛行；若因跑跳过度，可在次日晨起后发现髋关节疼痛、走路跛行。患儿因疼痛而不愿意伸直患肢（包括髋关节和膝关节），甚至拒绝走路。疼痛可沿大腿前面放射至膝及小腿内侧。

2. 患肢长于健肢：当关节损伤时，关节肿胀，关节间隙变大，致使患侧下肢长于健侧下肢。

3. 压痛：髋关节前方（腹股沟处）可有压痛。

4. "4"字试验阳性。

5. X 光片：如关节积液较多时，髋关节正侧位片可见关节间隙变大。

6. 白细胞总数及血沉均正常，偶见增高，细菌培养阴性。

【诊断要点】

1. 多数有下肢跑跳过度或扭伤史。

2. 好发于 3 ~ 10 岁的儿童。

3. 患侧髋关节疼痛、跛行。

4. 患肢长于健肢。

5. 髋关节前方（腹股沟处）可有压痛。

6. "4"字试验阳性。

7. X 光片：如关节积液较多时，髋关节正侧位片可见关节间隙变大。

8. 白细胞总数及血沉均正常，偶见增高，细菌培养阴性。

【手法治疗】

本病以舒筋、助动、活血、消肿为治疗原则。

1. 揉捻舒筋　患儿取仰卧位或侧卧位。医生在患侧髋关节周围做揉法、揉法，起到松筋、活血、消肿的作用。

2. 摇法助动　做髋关节摇法，起到滑利关节、帮助运动的作用；摇动时速度宜慢，幅度宜大。

3. 擦法温通　用掌擦法作用于髋关节前侧和外侧，以透热为度，起到温通、消肿的作用。

【其他治疗】

1. 中药外敷　可用伤科腾药（当归、羌活、红花、白芷、防风、乳香、没药、骨碎补、续断、宣木瓜、透骨草、川椒、牛膝）热敷患侧髋关节。

2. 其他外用药　可外用红花油。

【注意事项】

1. 应嘱患儿卧床休息，减少跑跳等剧烈运动，至疼痛消失。

2. 本病在 5 ~ 10 天可自愈。

二十四、膝关节韧带损伤

【概述】

膝关节韧带损伤（ligamentous injury of knee joint）主要指膝关节内、外侧副韧带损伤、前后交叉韧带损伤。膝关节是人体的主要负重关节，膝关节的稳定与韧带、肌肉有着密切关系。由于小腿有一个向外的生理弧线和膝部外侧易受暴力影响，因此内侧副韧带的损伤机会较多，严重者可合并内侧半月板或前交叉韧带的损伤。韧带的损伤可使膝关节失稳，影响了膝部的功能，甚至残留后遗症或引起继发病变，因此对于膝部韧带的损伤必须及时、正确地进行治疗。

【解剖】

1. 膝关节韧带

（1）内侧副韧带（图8-59）　由深浅两层组成，深层又称为关节囊韧带，扁宽而坚韧，呈三角形，基底向前，尖端向后分为前纵部，后上斜部和后下斜部。前纵部起自股骨内上髁向下移行，抵止于胫骨上端的内面，韧带的内面与内侧半月板边缘紧密相连。后上斜部自前纵部起点后缘开始斜向后下伸展，止于胫骨内侧关节边缘，并同内侧半月板的内缘连接。后下斜部起于前纵部止点的后缘，斜向后上，止于胫骨内髁后缘和内侧半月板后缘。浅层位于深层之外，纤维较长，为坚强扁平的三角形纤维带，起于股骨内上髁内收肌结节附近，止于胫骨上端内侧。内侧副韧带具有限制膝关节外翻、外旋的作用；它的后部韧带在中部宽阔，该韧带的前部在任何情况下都处于紧张状态，而后部在屈膝时松弛。

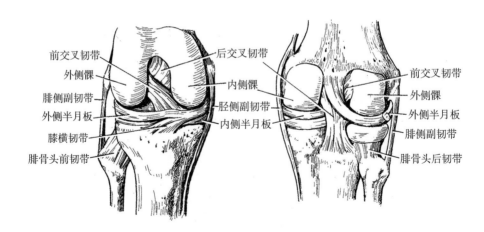

图 8 - 59　膝关节韧带

（2）外侧副韧带（图 8 - 60）　为条索状坚韧的纤维束，起于股骨的外上髁上方，止于腓骨小头下方，外侧副韧带与关节囊间有疏松结缔组织相隔。腘肌腱通过外侧副韧带与外侧半月板之间，两者之间有滑囊相隔。当膝关节伸直时韧带紧张，屈曲时韧带松弛。外侧副韧带和髂胫束一起，限制膝关节的过度内翻活动。这条韧带不易损伤，若损伤时常伴有腓总神经的牵拉伤或断裂。

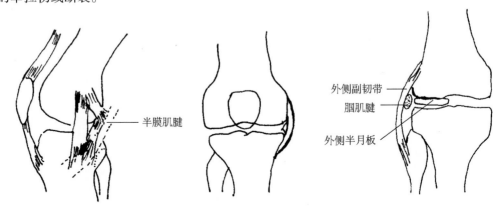

图 8 - 60　膝关节外侧副韧带

（3）前交叉韧带（图 8 - 59）　起于胫骨髁间棘的前部和内外半月板前角，向外上后止于股骨外髁的内侧，有限制膝关节向前移位的作用；当小腿固定时，可防止股骨内旋。前交叉韧带在任何情况下均保持紧张以维持膝关节的稳定。

（4）后交叉韧带　起自胫骨髁间隆起的后部，外侧半月板的后角，向前上内止于股骨内髁的内侧面；当膝关节伸直时后交叉韧带松弛，而屈膝时则紧张，有防止膝关节向后移位的作用。

（5）髌韧带（图 8 - 61）　起于髌骨的下面和尖的后面，止于胫骨粗隆。

（6）髌内外侧支持带（图8-61） 为股四头肌腱扩张部，分浅深两层。其上有膝固有筋膜覆盖。外侧与髂胫束、内侧与缝匠肌的腱性纤维相连，使其力量加强。

（7）腘斜韧带 即半腱肌腱的反折部，起自胫骨内髁后方，斜向外上，止于股骨外髁后上方。它与关节囊后部融合在一起，靠半膜肌牵拉可使后部关节囊紧张而限制膝过伸。关节囊的后部借腘斜韧带而加强。

（8）弓状韧带 起自腓骨小头，其外侧部纤维垂直向上，止于股骨外髁，其余纤维向内上融合于关节囊的后部纤维中。腘肌上端在该韧带之下通过，使韧带在腘肌表面形成弓状缘。腘肌的表层纤维与弓状韧带相融合。

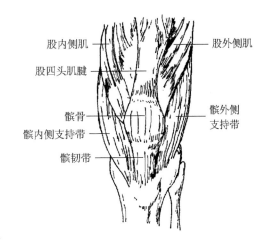

图8-61 髌韧带及内外侧支持带

（9）其他关节内韧带 包括滑膜黏液韧带，横韧带（出现率在55.53%），半月板腓侧韧带（出现率在94.67%），半月板股骨前韧带（出现率在13%），冠状韧带。

2. 膝关节周围的肌肉

（1）膝关节前侧肌肉

①缝匠肌 起自髂前上棘，向内下斜行至膝构成鹅掌，止于胫骨上端内侧面。收缩时能屈髋屈膝，并使已屈的小腿内旋。对膝关节内侧起稳定作用。

②股四头肌 股直肌起于髂前下棘及髋臼上缘，股内侧肌起于转子间线之下半，股外侧肌起于转子间线之上半及大粗隆下缘，股中间肌起自股骨干上2/3。这四部分在下端汇成肌腱，经髌骨、髌韧带而止于胫骨粗隆。其作用是屈髋伸膝。

（2）膝关节内侧肌肉 主要功能是使大腿内收。耻骨肌、内收长肌、内收短肌、内收大肌又能屈髋并使髋外旋。股薄肌能屈膝并使之内旋。

①股薄肌 起于耻骨弓，止于鹅掌。

②内收长肌 起于耻骨体前面，止于股骨嵴内侧唇。

③耻骨肌 在内收肌之上，起自耻骨枝，止于股骨粗隆至股骨嵴一线的上半。

④内收短肌 起于耻骨体及其下支的前面，止于股骨嵴的内侧。

⑤内收大肌 分两部分，内侧部起于耻骨下支及坐骨支，坐骨部主要起于坐骨结节，止于股骨嵴全长及股骨内髁的内收肌结节。

（3）膝关节后侧肌肉

①股二头肌 长头起于坐骨结节，短头起于股骨嵴外侧之下部及外髁上线，二者融合在一起，止于腓骨小头及其前部之筋膜。其作用为伸髋屈膝，并使膝微外旋。

②半腱肌 起点与股二头肌长头在一起，下行与缝匠肌、股薄肌形成鹅掌，止于胫骨上端内侧面。作用为伸髋、屈膝、使已屈的小腿内旋。

③半膜肌 起自坐骨结节，肌腱止于胫骨内髁后部。作用为伸髋、屈膝，并使已屈的小

腿内旋。

④腓肠肌　以内外两头起于股骨髁，内侧头起于股骨内侧髁上方的腘面，外侧头起于股骨外侧髁上方的股骨外侧面。在膝关节以下，两头向中线靠拢，再向下与比目鱼肌相合成为小腿三头肌，下端形成 15cm 左右的跟腱，止于跟骨结节。主要作用是跖屈踝关节，并可屈膝。

⑤跖肌　起于腓肠肌外侧头上方，向内下附于腓肠肌内侧头深面，至下端合并于跟腱内面。

（4）膝关节外侧肌肉

①腘肌　起于股骨外侧髁的前方，向后下越过关节时居关节纤维囊与滑膜之间。在外侧半月板外缘沟中下降，到关节后面形成肌腹，穿越弓状韧带之下，止于胫骨上端内后方的腘线上。收缩时拉小腿内旋，防止内收。

②阔筋膜张肌及髂胫束　起自髂骨翼前部、髂前上棘及其下切迹的外缘。肌腹长约15cm，向下在大腿上中 1/3 交界处止于髂胫束两层间。髂胫束为阔筋膜在大腿外侧的增厚部分。其上端始于大转子处，下行越过膝关节止于胫骨外侧髁。收缩时可拉紧已伸直的膝关节而使之稳定。

3. 膝关节的主要稳定因素　见表 8 – 1。

表 8 – 1　膝关节的主要稳定因素

稳定因素	动力因素	静力因素
前侧结构	股四头肌	髌韧带
内侧结构	缝匠肌、股薄肌、半腱肌、半膜肌	胫侧副韧带、关节囊韧带
外侧结构	股二头肌、腘肌	髂胫束、腓侧副韧带
后侧结构	腓肠肌、腘肌	腘斜韧带、腘弓状韧带

【病因病理】

在膝关节轻度屈曲位时，如果暴力使小腿突然外展，牵拉内侧副韧带，即可造成内侧副韧带损伤。当膝关节处于伸直位时，膝部或腿部的外侧受到暴力打击或重物的压砸，也可使膝关节过度外翻，发生膝关节内侧副韧带的部分或完全断裂，严重的可出现半月板或交叉韧带损伤。

当暴力作用于膝部内侧或小腿内翻位倒地摔伤时，可引起膝关节外侧副韧带损伤。多见于腓骨小头抵止部撕裂。严重者可合并有外侧关节囊、腘肌腱、腓总神经的撕裂，甚至出现腓骨小头撕脱骨折。

【临床表现】

1. 伤后出现膝关节内侧或外侧的疼痛、肿胀，可出现皮下瘀斑，膝关节运动时疼痛加重，跛行。

2. 压痛点位于韧带的起止部或体部，局部并可触及凹陷。

3. 特殊检查：

（1）侧方应力试验阳性，提示内外侧副韧带损伤。

（2）前抽屉试验阳性、Lachman's征阳性，提示前交叉韧带损伤。

（3）后抽屉试验、反向Lachman's征、Godfrey's征阳性，提示后交叉韧带损伤。

4. X光片检查：膝关节外翻或内翻应力下拍摄正位片可见膝关节间隙明显增宽，若合并骨折则可见条状或小片状游离骨块。测量加压应力X线片时：膝关节内侧间隙1.3～2cm为膝关节内侧副韧带部分断裂，膝关节内侧间隙2cm以上为完全断裂。小腿内收位X线正位片：膝外侧间隙明显加宽，为外侧副韧带断裂。

【诊断要点】

1. 膝关节侧副韧带损伤

（1）有外伤史。

（2）膝关节肿胀疼痛，功能受限，膝关节呈半屈曲位，或皮下瘀斑。

（3）膝关节内侧或外侧压痛，侧方应力试验阳性。

（4）X光片：上述试验应力下摄片，可见伤侧关节间隙增宽或轻度错位，或见撕脱性骨折。测量加压应力X线片时：膝关节内侧间隙1.3～2cm为膝关节内侧副韧带部分断裂，膝关节内侧间隙2cm以上为膝关节内侧副韧带完全断裂。小腿内收位X线正位片：膝外侧间隙明显加宽，为外侧副韧带断裂。

（5）有合并腓总神经损伤时可出现足下垂，足背及小腿外侧麻木。

2. 交叉韧带损伤

（1）有外伤史。

（2）膝关节肿胀、疼痛，被动伸屈时疼痛加剧，关节松弛而不稳定，活动受限，抽屉试验阳性。

（3）X光片摄片检查可发现撕脱骨折。

（4）膝关节造影及关节镜检查可协助诊断。

【手法治疗】

本病以活血、通经、止痛、消肿、助动为治疗原则。

医生以拇指、鱼际或掌，在伤处做按揉、点穴、推捋、推擦等手法以活血、通经、止痛、消肿。损伤后期可做膝关节拔伸法、膝关节摇法、膝关节屈伸法，以达分解粘连、滑利关节的目的。

【其他治疗】

1. 膝关节制动 伤后应采用石膏托将膝关节固定于屈曲20°～30°位，固定3～4周。如合并有滑膜炎可施行关节穿刺。术后加压包扎，固定膝关节于屈曲20°位。

2. 药物治疗 内服活血止痛散，外用消肿化瘀散。

3. 其他治疗 可酌情选用针灸、理疗及局部封闭等方法治疗。

4. 功能锻炼 固定后即可做股四头肌收缩练习，1周后练习直腿抬高动作，解除固定后做膝关节屈伸活动。

【注意事项】

本病急性期应充分固定以防再次损伤，注意局部保暖，加强功能锻炼。

二十五、膝关节骨性关节炎

【概述】

骨性关节炎（osteoarthritis，OA）是指关节周围骨质增生，刺激周围组织产生的症状。因膝关节骨性关节炎多由增生引起，故又称增生性骨关节炎；因好发于中老年人，故也称老年骨关节病；因患病后关节变形故称之为变形性关节炎；因本病属退行性疾病故又称为退行性关节炎。膝关节骨性关节炎在全身骨性关节炎中发病率最高。膝关节骨性关节炎与年龄、职业、创伤、肥胖、膝关节畸形、寒冷和潮湿等因素有密切关系；男女均可发病，但以女性多见，尤其是闭经后的妇女。

【解剖】

膝关节（图8-62）由股骨的髁与胫骨平台构成，是人体关节中负重多且运动量大的关节。在股骨与胫骨之间有半月板，起到了增加关节面、稳定关节、缓冲振荡的作用。膝关节也是人体最大的滑膜关节，关节面积与关节腔容积均居首位，关节腔内为负压，正常时有少量的滑液，起到润滑关节的作用。

髌骨与股骨的髁间窝构成髌股关节。髌骨对于股四头肌的伸膝作用有重要的意义。

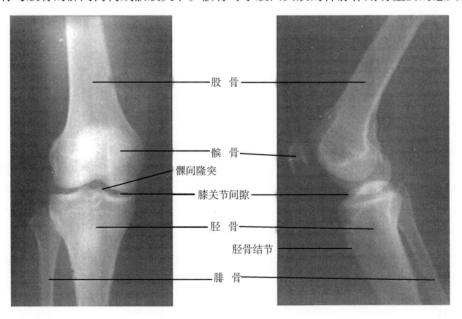

股 骨

髌 骨

髁间隆突

膝关节间隙

胫 骨

胫骨结节

腓 骨

图8-62 膝关节

【病因病理】

膝关节骨性关节炎与年龄、职业、创伤、关节畸形、肥胖、寒冷、潮湿和遗传等因素有密切关系。

1. 年龄 随着年龄的增长，关节内软骨及关节面的退变不断加重，关节稳定性下降。在这种情况下，增生的骨质起着代偿作用。

2. 职业 容易使膝关节遭受创伤的职业如工人、运动员发病率高且发病早。创伤可使原有退变和症状提前或加重。

3. 畸形 膝关节的内翻、外翻畸形（图 8-63）、足部畸形、髋关节畸形、脊柱畸形均可导致膝关节骨性关节炎过早出现且较重。

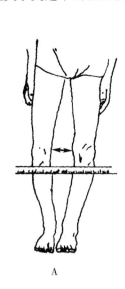 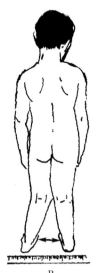

图 8-63 膝关节内外翻畸形

4. 体重 肥胖患者较体形偏瘦的人发病率高。

5. 生活环境 久居寒冷潮湿之地的人较处于温暖干燥之地的人发病率高。

【临床表现】

1. 膝关节疼痛 疼痛轻重不等，轻时可无痛或轻度疼痛，重时可剧烈疼痛。疼痛的特点：①始动痛：膝关节处于某一位置较长时间后，开始运动时疼痛，活动片刻后疼痛缓解，活动过久再次出现疼痛。②负重痛：膝关节在负重时疼痛，如上下楼、上下坡时出现疼痛。③主动活动痛：主动活动时因肌肉收缩较被动活动（检查）时疼痛。④休息痛：膝关节在某一位置长时间不动时出现疼痛，也称静止痛。与静脉血液回流不畅，造成髓腔及关节内压力增高有关，需要变换体位才可以缓解。⑤与天气变化有关。

2. 膝关节功能受限 功能受限程度轻重不一，负重功能及运动功能均可受限。

3. 膝关节畸形 畸形可有可无，轻重不一。畸形可导致骨性关节炎；骨性关节炎又可使畸形加重。临床常见有"O"型腿、"X"型腿、"K"型腿。有时还可见膝关节屈曲挛缩、过伸畸形。

4. 压痛（图 8-64） 常见的压痛点有股骨内髁、股骨外髁、胫骨内侧髁、胫骨外侧髁、髌骨上下极、膝眼处。

5. 关节摩擦音 膝关节运动时，关节内可发出摩擦音。摩擦音的有无、大小可因患者病程的长短、增生的轻重而不同。柔和的摩擦音常提示退变和增生较轻；粗糙的摩擦音常提示退变和增生较重。

6. 肿胀 部分患者可有轻度肿胀。当增生的骨质刺激了滑膜时也可使肿胀加重。

7. X 光片检查 膝关节正位片（图 8 – 65A）可见：胫骨髁间棘变尖；关节间隙变窄或不等宽；股骨内外髁和胫骨内

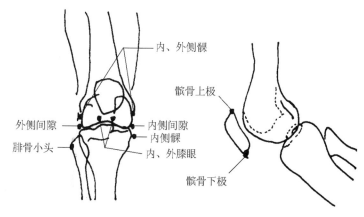

图 8 – 64 膝关节骨性关节炎压痛点

外侧髁增生；骨刺可分为压力性骨刺、牵拉性骨刺；关节面模糊。侧位片（图 8 – 65B）可见：髌骨上下缘骨质增生，髌韧带钙化。髌骨轴位片（图 8 – 65C）可见：髌股关节面变窄，关节面不光滑，髌骨边缘骨质增生。

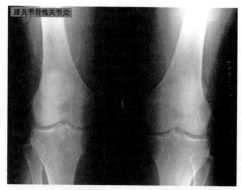

A.膝关节骨性关节炎（正位）

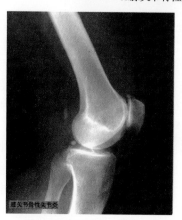

B.膝关节骨性关节炎（侧位）

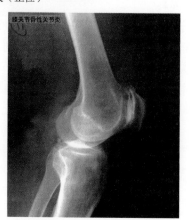

C.膝关节骨性关节炎（右位）

图 8 – 65 膝关节骨性关节炎

【诊断要点】

1. 主要见于中老年患者。

2. 膝关节疼痛。

3. 膝关节功能受限：负重功能及运动功能均可受限。

4. 膝关节畸形。

5. 压痛：肌肉、韧带附着处有压痛。

6. 关节摩擦音。

7. 肿胀：或轻或重。

8. X 光片检查：膝关节正位片、侧位片骨质增生。

【手法治疗】

本病以舒筋、祛瘀、通经、助动为治疗原则。

1. 点揉痛处　患者取仰卧位，两下肢伸直。医生用拇指或其余四指点揉膝关节内侧、外侧及髌骨周围，重点点揉痛点，以达舒筋活血的作用。点揉力量不要太大，以不痛为度。

2. 点穴止痛　可分别点按血海、梁丘、膝阳关、犊鼻、阳陵泉、足三里、阴陵泉等穴，以达疏通经络、活血止痛的作用。

3. 膝关节后侧手法　患者改为俯卧位。医生用擦法作用于膝关节的后方及大腿后侧，以达舒筋活血的作用。

4. 点穴止痛　可分别点按委中、委阳、浮郄、阴谷、合阳等穴，以达疏通经络、活血止痛的作用。

5. 膝关节摇法　可采用仰卧位膝关节摇法、俯卧位膝关节摇法，目的在于恢复关节屈曲角度。摇动幅度由小到大。

6. 膝关节拔伸法　可采用膝关节拔伸法，目的在于恢复膝关节伸直功能。拔伸的力量应以患者能够忍受为度。

【其他治疗】

1. 针灸治疗　以局部穴为主，针上可加灸。每次留针 20 分钟，隔日 1 次。可交替使用下面两组穴：①血海、犊鼻、内膝眼、委中、委阳。②梁丘、阴陵泉、阳陵泉、阴谷、合阳。

2. 中药外用　可采用中药熏洗或腾熨患侧膝关节。具体药物可选用当归、羌活、独活、乳香、没药、红花、白芷、防风、骨碎补、续断、木瓜、透骨草、川椒、牛膝。每日 2 次，每次 40～60 分钟。

【注意事项】

1. 对于膝关节疼痛、肿胀较重者，应嘱患者卧床休息。

2. 加强膝关节功能锻炼：做屈伸和摇摆以恢复膝关节运动功能；股四头肌静力收缩练习有助于消肿，恢复股四头肌肌力，预防并治疗股四头肌萎缩。

3. 应嘱肥胖患者适当加强体育锻炼，节制饮食，控制体重以减轻膝关节的负担。

二十六、半月板损伤

【概述】

半月板损伤（meniscus injury）是膝部常见损伤之一，多见于青年人、运动员，特别是从事有身体接触的对抗性体育运动，如足球、篮球；也有无明显外伤者。半月板损伤急性期膝关节功能严重受限。

【解剖】

半月板（图 8-66）是位于股骨髁与胫骨平台之间的纤维软骨盘，分为内侧半月板和外侧半月板。半月板周边厚，中央薄，内缘游离而锐薄。半月板呈半环形，上凹下平。半月板主要附着于胫骨，可随股骨做一定范围的移动。半月板加大了股骨与胫骨的接触面，其作用在于承重，并使压力分布均匀，起到了稳定膝关节的作用。另外半月板还具有减小摩擦，缓冲震荡的作用。

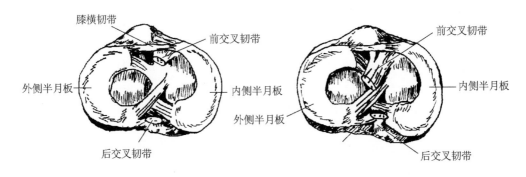

图 8-66　半月板

半月板的血液供应主要来源于膝内外动脉。半月板周围血管呈环形分布，发出放射状分支指向关节中心，血管透达内侧半月板宽度的 10%~30%、外侧半月板宽度的 10%~25%。

内侧半月板呈"C"形或半月形，其两端相距较远。前角薄而尖，附着于髁间前区，位于前交叉韧带及外侧半月板前角的前方。后角附着于髁间后区，位于外侧半月板后角及后交叉韧带附着点之间。内侧半月板与内侧副韧带后部相连，因此限制了内侧半月板的活动度。

外侧半月板呈"O"形，比内侧半月板周径小而面积大。其中部宽而后端略窄，前角、后角相距较近。前角附着于胫骨外侧髁间结节的前方，恰在前交叉韧带之后；后角紧紧附着于胫骨外侧髁间结节的后方，位于内侧半月板后角附着点之前。外侧副韧带与外侧半月板不相连。

【病因病理】

当膝关节完全伸直和完全屈曲时，内外侧副韧带紧张，膝关节处于稳定状态。当膝关节处于半屈曲位时，内外侧副韧带松弛，关节处于不稳定状态，此时若暴力使膝关节过度旋转，可造成半月板损伤。也就是说膝关节在半屈曲位时的扭伤，是常见的半月板的损伤形式。

导致内侧半月板损伤的暴力为撕裂性暴力，系因膝关节在半屈曲位时旋转，内侧副韧带受到牵拉，内侧副韧带牵动内侧半月板边缘部而导致内侧半月板撕裂。导致外侧半月板损伤的暴力为研磨性暴力，因膝关节有 3°～5°外翻，外侧半月板负重较大，股骨突然旋转并伸膝而使外侧半月板受到挤压牵拉造成撕裂。

【临床表现】

1. 急性期 在损伤时有撕裂样疼痛，膝关节肿胀，功能受限，走路跛行，关节边缘可有压痛。由于疼痛，查体时很难配合。

2. 慢性期 可有膝关节隐痛，乏力，打软腿，有时出现弹响，交锁（桶柄撕裂与外周附着处撕裂，有一块大的断片，或整个半月板向中央移位，因此出现交锁症状。后角撕裂与中央游离边缘的撕裂，只有一块小的带蒂断片变位，关节无交锁症状），关节有松动感，尤其在走高低不平路时，上述症状明显。

（1）检查

①压痛：自膝眼处向后沿半月板之前角、体部、后角部按压。伸膝时膝眼处压痛而屈曲时不痛，提示半月板前角损伤。内侧压痛代表内侧半月板损伤，外侧压痛代表外侧半月板损伤。

②股四头肌内侧头出现萎缩：应测量两腿髌骨上缘 10～15cm 处的大腿周径，进行比较。股四头肌肌力减低。

③Mc. Murray's 征阳性。检查时膝关节内侧疼痛、弹响为内侧半月板损伤，外侧疼痛弹响时为外侧半月板损伤。

④Apley's 征、Jones's 征、屈膝试验、重力试验阳性。

（2）其他 X 光片、MRI（图 8 - 67）有助于排除骨性病变或其他病变。膝关节腔空气造影可作诊断参考，空气加碘剂造影、膝关节镜检查较为可靠。

【诊断要点】

1. 有外伤史。

2. 伤后关节疼痛，肿胀，有弹响和交锁现象。

3. 膝内或外侧间隙有压痛。

（1）内侧半月板损伤 压痛局限于内侧关节间隙。以纵形撕裂多见。

（2）外侧半月板损伤 压痛局限于外侧关节间隙，以不完全横裂及水平撕裂多见。

4. 慢性期股四头肌萎缩，以股四头肌内侧头尤为明显。

5. Mc. Murray's 征、Apley's 征阳性。

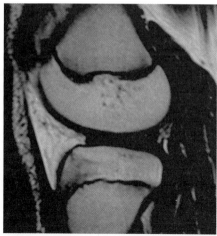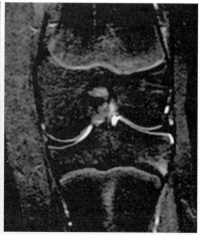

A.正常半月板

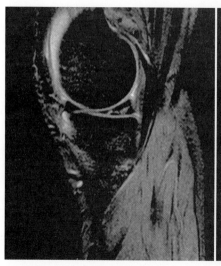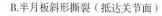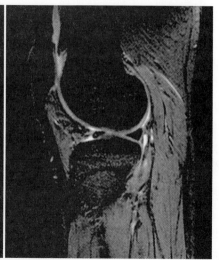

B.半月板斜形撕裂（抵达关节面）　　　　　　　C.半月板缺如

图 8-67　半月板损伤 MRI 表现

【手法治疗】

内侧半月板损伤若发生在边缘、前角、后角时，有自行修复的可能。若为横形断裂、纵形、水平劈裂或边缘松弛型需行半月板全部切除。若为纵行破裂或瓣状破裂，或为桶柄状破裂、内缘破裂，可行半月板部分切除术。内侧半月板损伤若无频繁交锁，不宜手术切除。切除内侧半月板时应尽量保留其边缘附着处，以减少手术中的出血、以使膝关节日后稳定、功能尽快恢复。

外侧半月板损伤治疗原则同内侧半月板。但若年龄超过 45 岁，膝关节退行性改变较重者应慎重手术。

针对交锁以解除交锁为治疗原则。对于不适合手术且有症状者，可以活血祛瘀为治疗原则。

手法还可用于半月板边缘撕裂、45 岁以上者，以及有明显关节炎者、对膝关节功能要求不高者。具体手法如下：

1. 解除交锁 解除交锁的方法是反 Mc. Murray's 征操作：患者仰卧，先使膝关节屈曲，由外展位变为内收外旋位或由内收位变为外展内旋位随即缓慢伸直，即可解除交锁。交锁较重时需反复操作。

2. 对于不适合手术者 患者仰卧。医生用拇指点揉痛点，然后在膝关节周围施以推、揉、拿、捏等手法，配合点穴，如点按梁丘、血海、犊鼻、阳陵泉、阴陵泉、委中等，以促进局部气血流通，减轻疼痛。

【其他治疗】

1. 中药治疗 早期可内服桃红四物汤、七厘散；外敷跌打丸、活血止痛散以消肿止痛；后期可内服健步虎潜丸，外用伤科洗药以达温经通络止痛的目的。

2. 手术治疗 凡青壮年者，症状明显，体征可靠，诊断明确，应及早切除损伤的半月板。术后包扎固定 3 周。应及时进行股四头肌静力收缩。去除包扎后，开始练习膝关节屈伸活动，并逐渐负重行走。

【注意事项】

局部应注意保暖，注意股四头肌的功能锻炼。非手术治疗无效者应及早手术治疗。

二十七、髌骨软化症

【概述】

髌骨软化症（chondromalacia of patella）也称髌骨软骨软化症或髌骨软骨病，是由于膝关节外伤或劳损导致的髌骨下软骨的损伤。好发于 15 ~ 40 岁，女性较男性多；多双侧发病或两侧先后发病；尤以长期站立、反复屈伸膝关节者及运动员最多见。

【解剖】

1. 髌骨（图 8 - 68） 是人体中最大的一块籽骨。籽骨的特点是靠近关节，有关节面，有骨小梁，被肌腱包绕。

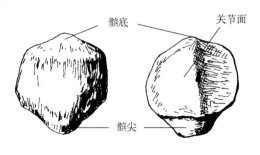

图 8 - 68 髌骨

2. 髌骨下软骨 髌骨下软骨厚约7mm。其功能类似于其他关节软骨。因髌骨下软骨厚，承受力大，创伤及劳损重，因而髌骨软化症的发病率远远高于其他关节。

3. 髌股关节

（1）髌股关节的构成 髌骨的后面呈 V 形，与股骨髁间窝（图 8－69）构成关节，称髌股关节。髌骨的后方有一纵行的骨嵴。髌骨的关节面分为内、中、外；外、中关节面又分为上、中、下 3 部分，因此髌骨的关节面共有 7 个小关节面。

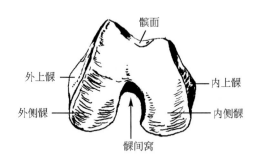

图 8－69　股骨髁间窝

（2）髌股关节受力特点 股四头肌与髌韧带相对于髌骨产生的合力指向股骨的髁间窝。Hungerford 通过实验测试指出：站立位屈膝 30°时，髌股关节所受压力大约为 1 倍体重；屈膝 60°时，相当于 4 倍体重；屈膝 90°时，则相当于 6 倍体重；在行走时相当于 1.5 倍的体重，上楼时相当于 3.3 倍的体重；下蹲时则相当于 8 倍的体重。

【病因病理】

本病病因分为两类：首先是关节生物力学的异常，不论是急性或慢性发病，均可导致髌骨软骨软化，许多情况可以用支具和手术来矫正。第二类因素涉及疾病过程、年龄和医源性，不是单纯手术所能解决的，这些因素称为生物化学因素（表 8－2）。

表 8－2　髌骨软化症的病因病理分类

生物力学因素	生物化学因素
急性损伤	疾病
脱位	类风湿性关节炎
直接暴力	复发性出血性关节病
骨折	关节血肿
慢性损伤	尿黑酸病
复发性半脱位	结晶性滑膜炎
Q 角增加	化脓或粘连
股四头肌力量不平衡	医源性
半月板术后	重复关节内多次注射可的松类药
高位髌骨	长期固定
创伤致使下肢力线改变	退行性变

续表

生物力学因素	生物化学因素
髌股外侧压力过高综合征	原发性骨性关节炎
半月板损伤	
交感神经反射性营养不良	
股骨内髁嵴增大	

髌骨软化症的病理变化分为以下 4 期：

Ⅰ期：病灶直径为 0.5～1cm，表面失去光泽，呈黄白色，弹性减弱，局部轻度纤维化或软骨面有肿胀及软化。

Ⅱ期：在软化区域出现裂纹及碎片。

Ⅲ期：裂纹扩展，出现关节面碎裂现象，纤维化程度更重。

Ⅳ期：软骨面被继续侵蚀，甚至剥脱，暴露出软骨下骨。

【临床表现】

1. 膝关节疼痛：本病起病缓慢，最初常感到膝部隐痛、下楼时疼痛，逐渐变为上下楼梯都痛，下蹲后站起时疼痛、无力；常两侧先后发病。

2. 可以有"软腿""假交锁"现象。

3. 压痛：髌骨关节面、髌骨周围压痛，尤以髌骨内缘多见，有时膝眼处也可有压痛。

4. 髌骨研磨试验、单腿半蹲试验阳性。

5. Zohlen's 征阴性有助于除外髌骨软化。

6. 髌骨移动度：对比两侧髌骨的移动范围。患侧较正常侧移动范围减少，提示膝关节骨性关节炎、股四头肌紧张、膝关节僵硬、关节内外粘连等。移动范围增加则见于髌骨不稳，关节韧带松弛。

7. 股四头肌可有轻度萎缩，关节活动多不受限。

8. X 光片：髌骨轴位片，早期多属正常，后期髌骨与股骨关节间隙变窄，可见髌骨关节面软骨下骨质致密、不光滑，有时可见囊性变，边缘出现骨质增生。

9. 关节镜检查可明确诊断。

【诊断要点】

1. 外伤史或劳损病史。

2. 多见于中青年人。

3. 膝关节疼痛：上下楼梯疼痛，半蹲位膝部疼痛加重，膝关节无力，可以有"软腿"、"假交锁征"现象。

4. 髌骨关节面、髌周压痛。

5. 股四头肌可有轻度萎缩。

6. 髌骨研磨试验阳性、单腿半蹲试验阳性，Zohlen's 征阳性。

7. X 光片：髌骨轴位片，早期多无异常改变，后期髌骨与股骨关节间隙变窄，可见髌骨关节面软骨下骨质致密、不光滑，有时可见囊性变，边缘出现骨质增生。

8. 关节镜检查可明确诊断。

【手法治疗】

本病以舒筋、祛瘀、通经、助动为治疗原则。

1. 按揉髌骨　患者仰卧，患肢伸直，股四头肌放松。医生用手掌轻轻按压髌骨做研磨动作，以不痛、微痛为度，以达舒筋的目的。

2. 点揉痛点　医生以拇指或食中指点揉髌骨周围及内外膝眼，以达活血、通经的目的。

3. 推捋髌骨　以拇食两指，扣住髌骨内外缘，做上下推捋动作，以达舒筋的目的。

4. 点揉穴位　点揉膝关节周围的穴位，如血海、梁丘、犊鼻、阴陵泉、阳陵泉、委中、委阳等，以达通经止痛的目的。

除上述手法外，还可在膝关节周围施以滚法、揉法，并配合膝关节的屈伸、膝关节摇法，以达舒筋活血、滑利关节、帮助膝关节运动的作用。

【其他治疗】

1. 针灸治疗　针灸治疗以局部穴为主，如梁丘、血海、鹤顶、犊鼻、内庭、内膝眼、足三里、委中、阳陵泉、阴陵泉等穴。可以针上加灸，每日或隔日 1 次，10 次为 1 个疗程。

2. 中药外用　可以用活血止痛、强筋壮骨、温通经脉的中药。外用腾洗药，以下药供参考：归尾、川芎、乳香、没药、川乌、草乌、红花、伸筋草、透骨草；每日 2～3 次，每次 60 分钟左右。

3. 封闭治疗　合并脂肪垫损伤，可用醋酸强的松龙 0.25mg，加 2% 普鲁卡因 2mL 做痛点封闭治疗，每周 1 次，3 次为 1 个疗程。

4. 手术治疗　症状较重，非手术治疗无效者，可行手术治疗。病变局限者，可行局部软骨切除；病变广泛者可将全部软骨切除；对个别严重的患者，可行髌骨切除术。

【注意事项】

1. 嘱患者治疗期间应注意休息、保暖，避免剧烈运动和长期屈膝工作。
2. 嘱患者练习股四头肌静力收缩、练习仰卧抬腿。

二十八、胫骨结节骨骺炎

【概述】

胫骨结节骨骺炎（osgood – schlatter），又称胫骨粗隆软骨炎，是指胫骨结节骨骺因髌韧带过度牵拉导致的损伤性炎症。本病好发于运动量较大的男性，尤以足球、体操运动员多见，常为双侧受累，发病年龄多在 13～15 岁，一般不超过 20 岁。

【解剖】

胫骨上端有两个骨骺（图 8 – 70）。在胫骨结节部的骨骺形状像舌，故称舌状骨骺；有时与胫骨平台的骨骺连在一起。胫骨结节骨骺炎即发生在舌状骨骺部。舌状骨骺位于膝关节下方、关节囊之外，为髌韧带下端的附着处。胫骨结节骨骺于出生时即存在，男 15 岁、女 16 岁闭合，最晚 20 岁骨骺完全闭合。

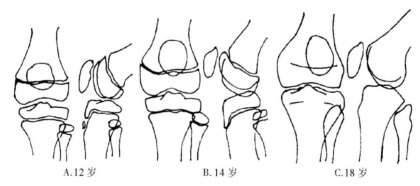

A.12 岁　　　　　　　B.14 岁　　　　　　　C.18 岁

图 8 – 70　胫骨结节骨骺

【病因病理】

青少年骨骺尚未闭合时，由于突然牵拉或反复的牵拉，如跳跃、奔跑、踢球均可造成胫骨结节骨骺的损伤。

无论是突然牵拉撕裂，还是反复牵拉造成劳损，均可引起局部慢性无菌性炎症，影响局部血液供应。供血不足，代偿增生，则导致胫骨结节肿胀、肥厚或骨骺向前翘起以致碎裂，或造成胫骨上端骨骺前缘提前融合而产生膝反张畸形。髌韧带因外伤可引起镜下撕脱骨软骨骨折、髌腱因损伤缺血产生软骨岛，逐渐出现髌韧带的异位钙化或骨化，其上下滑液囊同时出现炎症，有时有较多的积液。

【临床表现】

1. 胫骨结节部位疼痛：膝关节运动（伸膝、上下楼）时疼痛加重，休息后减轻；疼痛较重时可有跛行；局部肿胀。

2. 胫骨结节处压痛。

3. 病程较长者，胫骨结节处可见肥大隆起。

4. X 光片：日久可见胫骨结节骨骺致密、骨骺外形不规则、轻度分离或有破裂现象。

【诊断要点】

1. 发生于胫骨结节骨骺未融合又喜爱运动的青少年。

2. 常为双侧受累，发病缓慢，绝大部分患者发病前有剧烈运动或外伤史。

3. 膝关节前下方（即胫骨结节处）疼痛，膝关节运动时疼痛加重。

4. 胫骨结节肿胀，压痛明显，抗阻力伸直小腿可使疼痛加剧。

5. X 光片：胫骨结节之舌状骨骺致密，骨骺外形不规则，甚至裂成数块。

【手法治疗】

本病以祛瘀、消肿、止痛为治疗原则。

患者取仰卧位，患肢伸直。医生在局部施以轻柔、缓和的揉捻、推捋等手法，以祛瘀、消肿、止痛。

【其他治疗】

1. 膝关节制动　急性期患者应减少运动，注意患肢休息。症状较重者，可用夹板或石膏托将膝关节固定于屈曲20°位。待疼痛减轻后，解除固定，逐渐恢复膝关节屈伸运动。

2. 中药外敷 可用活血、止痛、消肿的中药外敷，或中成药碾碎后酒调外敷，以促使炎症消退。

3. 封闭治疗 可用12.5mg强的松龙加2%普鲁卡因2mL局部封闭治疗以止痛、消炎。

【注意事项】

嘱患者在治疗期间减少运动，特别是跑跳；注意膝关节保暖。

附：膝关节滑膜炎

当膝关节扭伤时可出现膝关节创伤性滑膜炎。老年人出现膝关节骨质增生后，因膝关节运动较多、较大，亦可出现膝关节滑膜炎。若膝关节滑膜炎反复发作，或急性期未彻底治愈，则称为膝关节慢性滑膜炎。

其主要症状为膝关节胀痛、肿胀、运动及负重功能均有受限。浮髌试验阳性，提示膝关节内有积液。

对于较轻或慢性膝关节滑膜炎的患者，可以采用中药熏洗、功能锻炼（仰卧抬腿、股四头肌静力性收缩）、适当休息等方法促使其逐渐恢复；对于较重的患者应采取膝关节穿刺、加压包扎、嘱其卧床休息等方法进行治疗。

治疗的同时应向患者讲明功能锻炼的重要性，要向患者强调锻炼的方法为不负重的功能锻炼；同时还应嘱患者注意整个下肢的保暖。

二十九、踝关节软组织损伤

【概述】

踝关节软组织损伤（ligament injury of ankle joint）是指由于踝关节扭伤，导致踝关节周围韧带、关节囊的损伤，常被称为踝关节扭伤。本病可发生于任何年龄的人。踝关节通常在跖屈内翻位损伤。

【解剖】

1. 踝关节韧带（图8-71） 外侧副韧带由距腓前韧带、跟腓韧带、距腓后韧带组成，其作用是防止足内翻。内侧副韧带为跟胫韧带，呈三角形，故亦称三角韧带，呈扇形，其作用是防止足外翻。

2. 踝关节周围的肌肉

（1）前群 在胫骨、腓骨、骨间膜的前面，由内向外分别是胫骨前肌、姆长伸肌和趾长伸肌，起于胫骨、小腿骨间膜和腓骨的前面，向下经伸肌支持带深面至足。胫骨前肌止于第1楔骨内面及第1跖骨底；姆长伸肌止于姆趾和第2节趾骨底；趾长伸肌止于第2~5趾的2、3节趾骨底背面。其作用为使足背伸、伸姆、伸趾，胫骨前肌还可使足内翻。

（2）外侧群 有腓骨长肌和腓骨短肌，均起于腓骨，腓骨长肌腱经外踝后方入足底，止于第1跖骨底，腓骨短肌止于第5跖骨底。

（3）后群

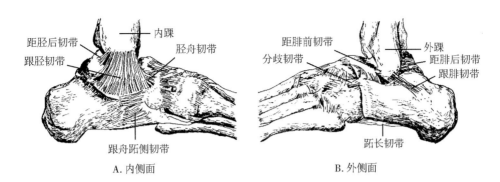

图 8-71 踝关节韧带

①后群浅层　腓肠肌和其深层的比目鱼肌，总称小腿三头肌。腓肠肌以内侧头和外侧头分别起于股骨的内外上髁；比目鱼肌起自胫腓骨上端的后面。三个头会合，在小腿后方形成膨隆的肌腹，向下续为跟腱，止于跟骨结节。其作用为上提足跟使足跖屈。

②后群深层　自外向内依次为姆长屈肌、胫骨后肌及趾长屈肌；分别起于腓骨、骨间膜、胫骨的后面，向下绕内踝的后方达足底，姆长屈肌止于姆趾第2节趾骨底，胫骨后肌止于舟骨和第1~3楔骨，趾长屈肌止于第2~5趾末节趾骨底。其作用为使足跖屈、屈趾，胫骨后肌还可使足内翻。

3. 踝关节的解剖特点

（1）距骨滑车有前宽后窄的特点。当踝关节位于中立位及背伸位时，距骨滑车前方较宽的部分位于踝穴内；当踝关节跖屈时，距骨滑车后方较窄的部分进入踝穴。两者相比，前者较后者稳定，也就是说踝关节容易在跖屈位时损伤，即下楼、下台阶、下山时易造成损伤。

（2）构成踝关节的外踝长，内踝短，易造成内翻损伤。

（3）踝关节的外侧副韧带较内侧的副韧带弱，易造成内翻损伤。

（4）使足内翻的肌肉力量较使足外翻肌肉的力量强，易造成内翻损伤。

综上所述，踝关节易在跖屈内翻位损伤。

【病因病理】

踝关节软组织损伤多为间接暴力致伤。多出现在走高低不平的路时，或失足滑倒时。从解剖特点可知，踝关节在跖屈内翻位时损伤的机会最多。但这并不意味着踝关节没有外翻损伤、内旋损伤、外旋损伤。

【临床表现】

1. 疼痛　损伤后即感踝关节处疼痛，疼痛的程度依损伤的轻重不同而不同。内侧韧带损伤时，内侧疼痛；外侧副韧带损伤时，外侧疼痛。因踝关节多在跖屈内翻位时损伤，多损伤距腓前韧带和跟腓韧带，故多见踝关节前外侧、外侧疼痛。在外侧副韧带受到牵拉的同时，内踝可因距骨的挤压而产生疼痛。

2. 功能受限　损伤后踝关节各方向的主动活动受限，行走困难。

3. 肿胀、瘀斑　损伤后即可出现不同程度的肿胀和瘀斑。肿胀和瘀斑多在损伤3~4小时以后出现并逐渐加重。内侧肿胀提示内侧损伤，外侧肿胀提示外侧损伤。瘀斑常出现在损伤部位的下方、远侧，瘀斑常为青色。如果在损伤后即刻出现较重的肿胀、瘀斑，应注意是否有骨折。

4. 压痛 压痛明显，压痛的部位即为损伤的部位。距腓前韧带损伤时压痛常在外踝前下方。应注意检查内踝、外踝、内踝尖、外踝尖、第 5 跖骨基底部是否有压痛，以除外骨折。

5. X 光片 有助于除外骨折。通常拍踝关节的正侧位片。若考虑有韧带完全断裂，应拍踝关节的内翻应力片或外翻应力片。若损伤一侧关节间隙明显增宽或距骨脱位，提示韧带完全断裂。

【诊断要点】

1. 有踝部外伤史。

2. 损伤后踝关节即出现疼痛，局部肿胀，皮下瘀斑，行走困难。

3. 局部压痛明显。若内翻扭伤，将足做内翻时，外踝前下方剧痛；若外翻扭伤，将足做外翻时，内踝前下方剧痛。

4. X 光片应拍踝关节的正位片和侧位片。若压痛点位于第 5 跖骨基底部，应拍跖骨的正位片和斜位片。

【手法治疗】

手法治疗踝关节软组织损伤的适应证为无骨折且非Ⅲ度损伤（Ⅰ度损伤为韧带轻度断裂，Ⅱ度损伤为韧带断裂较重、但无完全断裂，Ⅲ度损伤为完全断裂）。

本病以祛瘀、消肿、止痛、助动为治疗原则。

急性期不宜手法治疗，若有距跗关节错位时，可采用牵拉足趾使其复位的治疗方法。然后根据具体情况进行包扎固定或限制活动。损伤 72 小时后再做手法治疗。

恢复期具体治疗手法如下：

1. 揉散瘀血 患者坐于床上，患肢伸直。医生以拇指及大鱼际按揉伤足。按揉的力量宜小不宜大，按揉的顺序为从远端至近端，从损伤的周围至损伤的局部，用以活血祛瘀。

2. 消肿止痛 在患者损伤的局部涂少量按摩乳，做指摩法，然后从远端向近端做推法，以促使肿胀消除。

3. 滑利关节 医生一手托足跟，另一手握足背，进行环旋摇动，以不痛为度。本法不宜使用得太早，一般用于损伤 2～3 周以后仍有疼痛且功能受限者。在摇动时，不可强力摇动，特别是在患者感到最痛的角度，以免刚修复的韧带再度损伤。

【其他治疗】

1. 固定 对于急性损伤，可根据损伤情况，进行"8"字绷带固定。如患者为跖屈内翻位损伤，可做踝关节背伸外翻位固定。

2. 中药外用 对于急性期的患者，疼痛、肿胀较重者，可采用中药外敷用以促使肿胀消退，功能恢复。常选用活血、止痛、接骨续筋的中草药。中药外用包括外洗、外敷。以下中药供参考使用：归尾、赤芍、乳香、没药、桃仁、红花、桂枝、地龙、川乌、草乌、木瓜、伸筋草、透骨草、络石藤、海风藤、海桐皮、土鳖虫、自然铜等。

3. 手术疗法　对于韧带Ⅲ度损伤（即完全断裂）者，应当手术修补。

【注意事项】

1. 急性期患者，若损伤较轻，可用轻柔的手法治疗，治疗后包扎固定或限制患足活动，使损伤组织彻底修复，以防日后反复损伤；嘱患肢抬高以促使肿胀消退。若损伤较重，应慎用手法治疗，特别是运动关节类手法，以免加重损伤。

2. 急性期应嘱患者在局部做冷敷，待肿胀不再加重时，改用热敷以活血祛瘀。急性期一般为72小时。

3. 在恢复期应嘱患者进行功能锻炼，以利于肿胀的消除。

三十、跟痛症

【概述】

跟痛症（calcaneodynia）是指足跟部跖侧的疼痛。依据病因的不同，还称为跟骨骨膜炎、跟骨骨刺、跖筋膜附丽区末端病。以40～60岁中老年人多见；在运动损伤中，以中长跑、跳跃、体操、篮球运动员多见。

【解剖】

跟骨（图8-72）为最大的跗骨，形状不规则，近似长方形；其前部窄小，后部宽大。跟骨体后面呈卵圆形隆起，分上中下三部分。上部光滑；中部为跟腱附着部，跟腱止点上方有小滑囊；下部移行于跟骨结节，有踇展肌、趾短屈肌、小趾展肌及跖腱膜附着，起维持足弓的作用。跟骨结节的下方有滑囊存在。足跟部皮肤较厚，皮下组织由弹力纤维和脂肪组织构成，又称脂肪纤维垫。

胚胎5～7周时，跟骨处有软骨形成；胚胎3月时在软骨中心出现骨化中心，以后在跟骨远侧部分出现次级骨化中心。

5～8岁时跟骨结节骨骺开始出现2～3个粟粒大小、形状不规则、边缘整齐的致密骨化点，互相聚集或分离，骨松质与周围致密边缘界限不清。

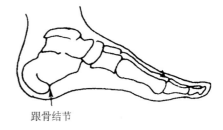

跟骨结节

图8-72　跟骨

7～13岁骨骺逐渐长大，呈片状或半月形，能分清骨松质及周围致密边缘，骨骺的外缘光滑，内缘呈锯齿状，骨骺可分成2～3块，密度较高，跟骨后缘不整，跟骨结节骨骺多呈不规则，以后则较其他部分致密，属于发育中的正常现象。

13～15岁骨骺仍呈半月形，渐向两端伸展，围绕跟骨结节的大部。跟骨与跟骨结节骨骺之间有一弧形线相隔，边缘呈锯齿状或波浪形，骨骺内缘密度与跟骨相同。此时骨骺接近愈合，不再分块，密度亦接近跟骨密度。

跟骨结节骨骺（图8-73）从出现到闭合相距7～8年。

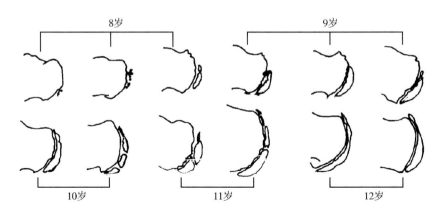

图 8 - 73 跟骨骨骺

【病因病理】

1. 慢性损伤 由于跟骨结节附着部受到跖腱膜和趾短肌等长期反复牵拉，可发生无菌性炎症。如炎症长期存在，可逐渐发生纤维化、钙化，形成与跖腱膜方向一致的骨刺。

2. 急性损伤 见于运动员超生理运动量的训练，导致急性损伤；也可见于硌伤。

本病炎症亦可浸及滑囊、脂肪垫，形成跟部滑囊炎、跟下脂肪垫炎。

跟骨骨刺多位于跟骨结节跖侧前部的内、外侧突处，其基底与跟骨体跖面形成一横沟，尖端则埋于跖腱膜和趾短屈肌的起点内。在内踝尖端下方，由足底外侧神经发出小趾展肌神经，紧贴跟骨表面的横沟，其细小分支分布于跟骨跖面骨膜和跖侧韧带。目前推测认为，跟骨骨刺引起的跟痛与刺激此神经有关。

【临床表现】

1. 跟骨结节骨刺及炎症

（1）疼痛 起病缓慢；足跟跖侧疼痛；晨起痛；休息以后开始行走时疼痛较重（初动痛），行走片刻后疼痛减轻，行走过久疼痛又可加重；开始休息时疼痛（休息痛），片刻后消失。

（2）压痛 跟骨结节处压痛，有时可触及骨性隆起。

（3）X 光片 跟骨侧位片可见跟骨结节前方骨刺。在诊断时应注意：骨刺的大小与疼痛不成正比。

2. 跟骨滑囊炎

（1）疼痛：跟骨的跖侧疼痛，行走、站立过久或剧烈运动后疼痛加重。

（2）局部轻度肿胀。

（3）压痛：压痛较深，有时可触及捻发音。

3. 跟下脂肪垫炎 常因跟部被硬物硌伤或长期受压引起，跟下疼痛、肿胀，压痛较浅。

【诊断要点】

1. 慢性起病者以中老年人发病为主。运动损伤与年龄无关，但有损伤史。

2. 足跟跖侧疼痛。

3. X 光片：中老年人可在跟骨侧位片上看到跟骨骨刺。急性损伤，拍 X 光片有助于除外骨折。

【手法治疗】

手法治疗适用于跟骨骨刺、跟骨滑囊炎、跟下脂肪垫炎。因跟骨骨髓炎、跟骨结核引起的跟痛者，禁用手法治疗。

本病以祛瘀、通经为治疗原则。采用点揉法以活血祛瘀。患者俯卧，两腿伸直，足垂于床缘。医生以一手掌按压患侧跟腱处，拇指与另一手拇指重叠点按于痛处，着力按压（图 8 - 74），并左右拨动 3 ~ 5 分钟，2 ~ 3 次即可取得满意效果。

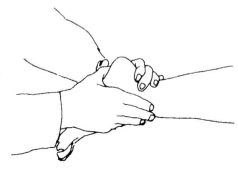

图 8 - 74　点揉跟骨

【其他治疗】

1. 封闭治疗　用醋酸强的松龙 0.25mL 加 2% 普鲁卡因 2mL 痛点封闭，能起消炎止痛的作用。

2. 针灸治疗　取昆仑、三阴交、太溪、仆参、水泉等穴，隔日 1 次。亦可在局部做灸法。

3. 药物治疗　治宜舒筋活血，散风通络，祛寒除湿。内服药有骨刺丸、骨仙片、骨刺消痛液、天麻丸；外用骨友灵擦剂。

【注意事项】

1. 急性期患者应注意休息，运动员停止训练。

2. 足跟下垫以软垫以减少对局部的刺激。

第二节　内科病证

一、头痛

【概述】

头痛（headache）是临床上最为常见的症状之一，可单独出现，亦可出现在多种急慢性疾病之中。

【诊断要点】

1. 头痛部位多在头部一侧额颞、前额、巅顶，或左右辗转发作，或呈全头痛。头痛的性质多为跳痛、刺痛、胀痛、昏痛、隐痛，或头痛如裂等。头痛每次发作可持续数分钟、数小时、数天，也有持续数周者。

2. 隐袭起病，逐渐加重或反复发作。

3. 应查血常规，测血压，必要时做腰穿、骨穿和脑电图。有条件时做经颅多普勒、CT、磁共振等检查，以明确头痛的病因，排除器质性疾病。

【治疗】

本病以松筋、通经、调神、宣散为治疗原则。

1. 揉拿颈部　患者取坐位。医生站在患者的侧后方，一手扶住患者的头部，另一手在颈部做广泛且深透的拿法。拿时自上而下，重点放松颈部两侧肌肉，此时患者局部应有酸胀感。本法适用于各种头痛。

2. 轻抹前额　患者取仰卧位。医生两手拇指自印堂至神庭做抹法，其余四指置于头的两侧相对固定。在做抹法时，力量不宜太大，速度宜快，此时患者可有轻松舒适的感觉。本法可用于各种头痛，尤以治疗前额头痛为好。

3. 分推前额　医生两手拇指桡侧缘，自前额中线向两侧分推至太阳穴并做点揉，然后两手拇指滑向头维点揉，最后滑至角孙穴点揉，如此反复操作数次。

4. 点按头顶　医生两手拇指自前发际向后交替点按头部前后正中线即督脉，然后两手同时点按距督脉1、3、5、7、9cm处的侧线。每条线点按3~5遍。对于巅顶痛的患者应在百会、四神聪、前顶、囟会、承光等穴位处着力点揉。对于偏头痛的患者应重点点按距正中线6~9cm的区域。在做此法时患者局部有酸胀舒适之感。

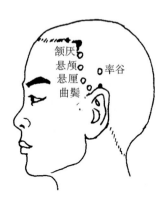

5. 点揉少阳五穴（图8-75）　用拇指点揉法分别点揉颔厌、悬颅、悬厘、曲鬓、率谷5个穴。点揉此5个穴对于偏头痛有特殊的疗效。在点揉每一个穴位时，均应使局部产生酸胀感，时间大约半分钟，点揉的力量应由轻至重。

6. 梳头栉发　医生双手十指微屈，从前至后做梳头动作，名曰梳头栉发。

7. 点揉枕后穴位　医生以食中两指分别点揉枕后风府、玉枕、天柱、风池等穴大约半分钟，点揉时力量应稍大，使患者局部有酸胀的感觉。本法可用于各型头痛，尤以后枕部疼痛效果为好。

图8-75　少阳五穴

8. 远端配穴　无论哪型头痛，也无论哪个部位头痛，均应配1~2个远端穴位，如外关、合谷、涌泉、绝骨，并给予强刺激，使得穴位局部产生较强的酸胀感。配远端穴的目的在于引气下行，防止气聚于上，出现头晕等症。这种配穴对于治疗头痛有特殊的意义。

二、失眠

【概述】

失眠（sleepless, insomnia）是指脏腑机能紊乱，气血亏虚，阴阳失调，导致不能获得正常睡眠。

【诊断要点】

1. 轻者入睡困难或易醒，醒后不能再次入睡；重者彻夜难眠。

2. 常伴有头痛头昏、心悸、健忘、多梦等症。

3. 经各系统检查和实验室检查未发现异常。

【治疗】

本病以调和、通经、安神为治疗原则，辅以疏肝、健脾、养心、滋阴。

1. 点穴催眠　点揉内关、神门、三阴交。三穴相配共奏交通心肾、安神定志之功。本法适用于各种原因引起的失眠。

2. 梳理少阳　医生两手五指微屈，从前至后梳理头侧足少阳胆经以平肝潜阳，引火归元。

3. 摩掌熨目　两掌摩擦至热，轻放于眼上，使眼部有温热舒适感。

4. 辨证治疗

（1）肝郁化火者宜擦涌泉，以引火下行、平肝潜阳。

（2）心脾两虚者宜摩腹助运，以健脾和胃、补气养血。

（3）阴虚火旺者宜揉拿太溪，以补肾气、养肾阴，使肾水上济于心，心肾相交。

（4）痰热内扰者宜摩腹助运，健脾祛湿化痰。

5. 其他　本病也可参考头痛的治疗手法进行治疗。

三、胃脘痛

【概述】

胃脘痛（stomach-ache, gastralgia）系因胃气郁滞，气血不畅所致，临床以上腹部近心窝处发生疼痛为主症，多见于胃、十二指肠炎症、溃疡、痉挛等疾病。

【诊断要点】

1. 胃脘部疼痛，常伴痞闷或胀痛、嗳气、泛酸、嘈杂、恶心呕吐等症。

2. 发病常与情志不畅、饮食不节、劳累、受寒等因素有关。

3. 上消化道钡餐 X 线检查、纤维胃镜及组织病理活检等，可见胃及十二指肠黏膜炎症、溃疡等病变。

4. 大便或呕吐物隐血试验强阳性者，提示并发消化道出血。

5. B 超、肝功能、胆道 X 线造影有助于鉴别诊断。

【治疗】

本病以通经止痛为治疗原则，辅以温通、健脾、疏肝。

1. 点穴止痛　首先点足三里，使局部产生酸胀感，待疼痛缓解后再点中脘。在点中脘时应向下点至腹主动脉，使指端有动脉搏动感，并随患者的呼吸而上下起伏。

2. 辨证治疗

（1）寒邪犯胃者宜在背部用掌擦法，以透热为度，重点擦脊柱左侧。

（2）食滞伤胃者宜配合摩腹助运，荡涤胃肠积滞；并可点揉天枢，弹拨大横等穴。

（3）肝气犯胃者宜摩擦胸胁两侧，使局部轻松舒适。

（4）脾胃虚寒者宜在梁门、气海、关元、足三里等穴处施用一指禅推法，然后在脊柱左侧重点推擦，以透热为度。

四、便秘

【概述】

便秘（constipation，oppilation）是指排便间隔时间延长，或大便干结难解为主要临床表现的病证。

【诊断要点】

1. 排便时间延长，3 天以上一次，粪便干燥坚硬。

2. 重者排便艰难，干燥如栗，可伴有少腹胀急，神倦乏力，胃纳减退等症。

3. 排除肠道器质性疾病。

【治疗】

本病以助运、通腹为治疗原则，辅以清热、理气、补益。

1. 摩腹助运，荡涤胃肠　顺时针摩腹，即自左上腹→脐→小腹→右下腹→右上腹→左上腹→左下腹。

2. 点穴通便　以拇指或食中两指点揉天枢、水道、大横。

3. 推按降结肠　若在左下腹部摸到有粪块，可向下方用力推按，若能听到肠鸣音为最佳。

4. 直擦腰骶　在腰骶部做上下的快速擦动以温阳助运，促进粪块排出。

5. 辨证治疗

（1）胃肠燥热者　可横擦八髎、大肠俞以透热为度，按揉足三里以酸胀为度。

（2）气机郁滞者　可斜擦两胁以透热为度。

（3）气血两亏者　可按揉支沟、足三里、上巨虚等穴。

（4）阴寒凝结者　直擦背部督脉及横擦腰骶，以透热为度。

五、泄泻

【概述】

泄泻（diarrhea）系因感受外邪，或饮食内伤，致脾失健运，传导失司，以大便次数增多，质稀溏或如水样为主要表现的病证。相当于急慢性肠炎或肠功能紊乱等疾病。

【诊断要点】

1. 大便稀薄或如水样，次数增多，可伴腹胀腹痛等症。

2. 急性暴泻起病突然，病程短，可伴有恶寒、发热等症。

3. 慢性久泻起病缓慢，病程较长，反复发作，时轻时重。

4. 饮食不当、受寒凉或情绪变化可诱发。

5. 大便常规可见少许红、白细胞，大便培养致病菌阳性或阴性。

6. 必要时做 X 线钡剂灌肠或纤维肠镜检查。

【治疗】

本病以止泻为治疗原则，辅以祛湿、消食、健脾、疏肝。

1. 点穴止泻 以拇指或食、中指点揉腹部中脘、天枢和足三里、上巨虚、下巨虚。以上五穴共奏调理胃肠功能，止痛止泻的作用。

2. 辨证治疗

（1）湿邪侵袭者 按揉神阙、气海、关元等穴，并点按两侧阴陵泉。

（2）伤食泻者 配合顺时针摩腹，通行腹气，化食止泻。

（3）脾胃虚弱者 配合逆时针摩腹，并可在背部脾俞、胃俞、大肠俞处点揉，以健脾和胃。

（4）脾肾阳虚者 加重点揉足三里、太溪等穴的力量。直擦背部督脉，横擦腰骶，以透热为度。

（5）肝气乘脾者 斜擦两胁，并配合点揉两侧章门、期门。

六、半身不遂

【概述】

半身不遂（hemiparalysis）是指患者出现一侧肢体瘫痪、口眼歪斜、舌强语涩等症状，大多为脑血管病的后遗症，也可由于脑部疾病或外伤而引起。发病年龄多在中年以上。中医将本病称为"中风"。

人到中年，气血渐衰。或因劳累过度，肾阴不足，肝阳偏亢；或因体质肥胖，恣食甘腻，湿盛生痰，痰郁生热，这是致病的基本因素。若因思虑过度、肝郁化火、嗜烟嗜酒等诱因，也可导致脏腑功能失常，阴阳偏盛，气血逆乱，发生中风。

西医学认为本病是脑血管意外的后遗症。脑血管意外可分为出血性和缺血性两大类。前者包括脑出血和蛛网膜下腔出血；后者包括脑血栓形成和脑栓塞。

【诊断要点】

现将脑血管意外常见病因、发病情况、伴随症状、后遗症的有无列表（表 8 - 3）如下：

表 8 - 3 常见脑血管意外的比较

	缺血性中风		出血性中风	
	脑血栓形成	脑栓塞	脑出血	蛛网膜下腔出血
年龄	60 岁以上	青壮年	50～60 岁	青年、中年、老年
常见病因	动脉粥样硬化	风湿性心脏病	高血压	动脉瘤、血管动脉粥样硬化
发病时情况	安静时	不定	活动时，个别在安静时	活动时

	缺血性中风		出血性中风	
	脑血栓形成	脑栓塞	脑出血	蛛网膜下腔出血
发病形式	较慢，数小时到数日症状全部表现出来	急骤，数秒到数分钟症状全部表现出来	急，数分钟到数小时症状全部表现出来	急骤，数分钟症状就可全部表现出来
头痛、呕吐	多无	多无	有	剧烈
意识障碍	多无	轻或无	有	有、无、轻重不一
偏瘫	有	有	有	无，偶尔有

【治疗】

本病以通经、舒筋、助动、健脾为治疗原则。

1. 点穴通经 对以下穴位施用点法，以通经活络。

（1）头部穴 百会、四神聪、风池、哑门、水沟、承浆、地仓、颊车。

（2）上肢穴 极泉、曲泽、尺泽、曲池、手三里、内关、外关、合谷、后溪、劳宫。

（3）下肢穴 秩边、环跳、承扶、殷门、委中、承山、太溪、昆仑、涌泉、风市、髀关、梁丘、血海、阳陵泉、足三里、丰隆、绝骨、解溪。

2. 拿法舒筋 在上肢、下肢的内侧、前侧、后侧、外侧分别施用拿法，以理筋舒筋，用于防止肌肉萎缩。

3. 揉捻肢端 用捻法作用于肢端部位，上肢重点揉捻手指，下肢重点揉捻足趾，用以改善肢端血液循环，消除肢端肿胀。

4. 运动关节 施用各种手法使患者各关节充分运动，如用摇法、屈伸法，以防止关节粘连。在运动关节时应注意尽量加大关节运动的幅度，以使患肢充分伸展。

5. 摩腹助运 在腹部施用掌摩法，以健脾和胃，利湿祛痰，防止肌肉萎缩。

【注意事项】

1. 手法治疗本病，应在病情稳定后进行，急性期慎用手法单独治疗。

2. 应嘱患者在病情稳定后，积极进行功能锻炼，以促进肢体功能的早日恢复。

3. 在饮食方面应注意忌食肥甘厚味、高脂肪食物；应忌烟、酒；在生活方面应注意生活要有规律。

七、面神经炎

【概述】

面神经炎（peripheral facial paralysis）是指原因不明、急性发病的周围性面神经麻痹。因一侧面部肌肉麻痹，故又称面瘫。本病任何年龄均可发病，但以青壮年多；男性略多；常为单侧。

本病病因尚不十分明确。但本病多在受凉或头面受冷风吹袭后发病，因此认为本病可能系风寒引起局部血管痉挛、缺血水肿所致。

【诊断要点】

发病前或发病的初期可有下颌角或耳后疼痛。多在晨起洗脸、漱口时发现口角歪斜。症状于数小时到 3 天内达到高峰，表现为一侧表情肌瘫痪，额纹消失，不能皱额蹙眉，眼裂扩大，眼睑不能闭合或闭合不全。病侧鼻唇沟变浅，口角下垂，露齿时口角歪向健侧，吹口哨时因患侧口唇不能闭合而漏气，由于面瘫食物常留于病侧齿颊之间。

【治疗】

本病以通经、活血为治疗原则。

1. 点穴通经　常用穴位有阳白、攒竹、鱼腰、丝竹空、承泣、四白、迎香、水沟、承浆、地仓、颊车、上关、下关、听宫、翳风、双侧的合谷、外关。每穴均给予强刺激。

2. 摩法浴面　以指摩法作用于颜面，状似洗脸。

八、高血压

【概述】

高血压（hypertension）是以体循环动脉压增高为主要表现的临床综合征。长期高血压可影响重要脏器心、脑、肾的功能，最终导致脏器功能衰竭。高血压指收缩压或舒张压高于正常或两者均高。正常人在安静状态下，血压应在 17.6/12kPa 以下（140/90mmHg）。若血压经常超过此值则应视为高血压。本病发病率较高。

高血压可分为原发性和继发性两类。原发性高血压一般称为高血压病，病因尚未十分明确，约占高血压中的 90%。继发性高血压也称为症状性高血压，其血压升高是某些疾病的一部分表现，如肾性高血压、内分泌疾病引起的高血压、妊娠性高血压等，约占高血压患者中的 10%。

【诊断要点】

1. 确诊高血压（即是否血压确实高于正常）。

2. 除外症状性高血压。

3. 高血压分期、分级。

4. 重要脏器心、脑、肾功能估计。

5. 有无合并可影响高血压病病情发展和治疗的情况，如冠心病、糖尿病、高脂血症、高尿酸血症、慢性呼吸系统疾病等。由于血压的波动性，应至少 2 次在非同日静息状态下测得血压升高时方可诊断。

【治疗】

本病以安神、降压、通腹、调气为治疗原则。

1. 轻抹前额　患者取仰卧位。医生两手拇指自印堂至神庭做抹法，其余手指置于头部两侧。

2. 分推前额　医生两手拇指桡侧缘，自前额中线向两侧推至太阳并在太阳穴处点揉。

3. 梳头栉发　两手十指屈曲，从前至后做梳头动作。

4. 推桥弓　桥弓穴是指翳风至缺盆的连线。推桥弓时，应以拇指着力，压力适中，两侧交替，大约 1 分钟。

5. 摩腹　以掌摩法作用于腹部，摩动的方向以顺时针为宜。本法主要是通过增加腹部血管床的血容量，降低外周血循环的压力，从而达到降血压的目的。

6. 推擦涌泉　以大鱼际着力，擦两侧涌泉穴，时间为 2 分钟。本法目的在于引气下行。

第三节　男科病证

一、阳痿

【概述】

阳痿（sexual impotence）指阴茎不能勃起，或勃而不坚，影响正常性生活的男子性功能减退症。

【诊断要点】

1. 青壮年男性，在性生活时阴茎不能勃起，或勃而不坚，不能进行正常性生活。

2. 多有房事太过，或青少年期多犯手淫史。常伴有神倦乏力，腰酸膝软，畏寒肢冷，或小便不畅。

3. 排除性器官发育不全或药物引起的阳痿。

【治疗】

本病以通经、调和、活血为治疗原则。

以食中指点揉会阴、中极、次髎、太溪等穴，以达通经络、调脏腑的目的。每穴均采用强刺激，刺激量应大，时间应长。除点揉以外还可弹拨、推擦腰骶部、摩腹，以达调和脏腑、通经活血目的。

二、前列腺炎

【概述】

前列腺炎（prostatitis）分急性细菌性前列腺炎、慢性细菌性前列腺炎、慢性非细菌性前列腺炎。急性细菌性前列腺炎多见于尿道上行感染，或慢性前列腺炎按摩间隔过短或用力不当引起。慢性细菌性前列腺炎主要为经尿道的逆行感染。慢性非细菌性前列腺炎发病率高，其发病率比细菌性高 8 倍。慢性非细菌性前列腺炎致病原因尚未有一致意见。夫妇分居、盆腔充血、中断性交，长途骑车和经常坐位工作常为发病因素。滴虫、沙眼衣原体、分解尿素支原体、芽生菌、球孢子菌和隐球菌都被认为与本病有关。以下重点介绍慢性非细菌性前列腺炎。

【诊断要点】

1. 可有排尿刺激征。会阴部不适或疼痛，腰痛，神经官能症，尿道口滴白，性功能障碍，会阴部及睾丸放射痛，尿痛、尿频、尿急、排尿困难，有时可表现为变态反应如虹膜炎、关节炎等。

2. 没有反复的尿路感染发作和常有前列腺液自尿道溢出。

3. 直肠指诊前列腺较饱满，质稍软，有轻度压痛。

4. 前列腺液可有炎性表现，但细菌涂片及细菌培养都为阴性。

【治疗】

本病以利尿、调和脏腑为治疗原则。

1. 点穴利尿　以食、中二指点任脉的关元或气海穴。点时应缓慢向下用力至患者有尿意为止。

2. 少腹推法　自脐向耻骨用掌根推法，用力应深沉，速度宜慢。如此推 30 ~ 50 次。

3. 经肛前列腺按摩　戴好消毒手套，食、中指沾少量润滑剂后伸入肛管按摩前列腺，将前列腺液压入尿道，并由尿道外口滴出。本法每周一次，按摩的力量不宜太重。本法对于急性细菌性前列腺炎禁用。

第四节　妇科病证

一、痛经

【概述】

痛经（dysmenorrhea）系由情志所伤，六淫为害，导致冲任受阻；或因素体虚弱，胞宫失于濡养，致经期或经行前后呈周期性腹痛、腰痛、下腹坠胀或其他不适，影响生活和工作者。痛经分为原发性和继发性两者。前者是指生殖器官无器质性病变的痛经，后者是指由于生殖器官发生器质性病变而引起的痛经。

【诊断要点】

1. 经期或经行前后小腹疼痛，痛及腰骶，甚则昏厥。呈周期性发作。

2. 好发于青年未婚女子。

3. 排除盆腔器质性病变所致腹痛。

【治疗】

本病以活血、通经、止痛、复位、祛瘀为治疗原则。

1. 腹部操作　患者取仰卧位。医生坐在患者的侧方，用掌摩法作用于患者的小腹部。操作时，应稍用力，带动腹腔深层组织环旋运动，摩至小腹部有温热感为度。然后用一指禅推法作用于气海、关元、归来等穴。

2. 背部操作 患者取俯卧位。医生站在患者侧方，在腰骶部广泛地按揉，使局部温热舒适。然后点揉命门、肾俞、关元俞、次髎等穴，以酸胀为度。最后在腰骶部做擦法，可上下擦，也可左右横擦以达温暖下元的作用，擦时用力要均匀，以透热为度。

3. 点穴止痛 可配合点按足三里、阴陵泉、三阴交、太溪等穴，以达通经活络止痛的目的。

4. 扳法复位 部分痛经患者在 L_4 或骶髂关节的部位有压痛，个别患者可有 L_4 棘突偏歪，对于这种情况可采用腰部侧扳法调整腰椎及骶髂关节。

5. 拍法祛瘀 对于经血色暗有瘀块者，可在其腰骶部轻拍 20～30 次以活血祛瘀止痛。

二、乳痈（急性乳房炎）

【概述】

乳痈（acute mastitis）多因乳头破碎，风邪外袭，或乳汁淤积，乳络阻滞，郁久化热而成。以乳房部结块肿胀疼痛，溃后脓出稠厚为特征。西医学称为急性乳房炎。本病是乳房的急性化脓性感染，几乎所有患者都是产后哺乳的产妇，尤其是初产妇更为多见。发病多在产后 3～4 周。

【诊断要点】

1. 初起乳房内有疼痛性肿块，皮肤不红或微红，排乳不畅，可有乳头破裂糜烂。化脓时乳房肿痛加重，肿块变软，有应指感，破溃或切开引流后，肿痛减轻。如脓液流出不畅，肿痛不消，可有"传囊"之变。溃后不收口，渗流乳汁或脓液，可形成乳漏。

2. 多有恶寒发热，头痛，周身不适等症。

3. 患侧腋下淋巴结可有肿大疼痛。

4. 患者多数为哺乳妇女，尤以产后 1 个月内的初产妇多见。

5. 血白细胞总数及中性粒细胞增高。

【治疗】

本病以活血、通经、祛瘀、消肿为治疗原则。

1. 揉摩乳房 患者取仰卧位。医生坐于侧方，以指摩法作用于乳房及乳房的周围，用食指、中指、无名指、小指指面置于肿块部位，轻轻按揉。揉摩时可用湿热毛巾敷于乳房上，目的在于改善局部血液循环，消除局部炎症。

2. 推法促进排乳 用手指从乳房的周围向乳头方向推挤，以促使乳汁排出。推时应广泛地推，切忌在局部用力长时间推。推法的目的在于使乳管通畅，促进乳汁排出。

3. 拍打肿块 用食、中、无名指指面有节律地轻拍肿块，用以促进乳汁排出。

4. 点穴通乳 以拇指点按两侧内关、肩井穴以促使乳汁排出。

第九章
儿科按摩推拿治疗

一、疳积

【概述】

疳积（infantile malnutrition，insomnia）是疳症和积滞的总称。疳症是指由于喂养不当，脾胃受损，影响生长发育的病症，相当于营养障碍的慢性疾病。积滞是由乳食内积，脾胃运化失常而引起的肠胃疾病，临床以腹泻或便秘、呕吐、腹胀为主要症状。古人有"无积不成疳""积为疳之母"的说法。

对于疳证的"疳"有两种解释：其一，"疳"就是"甘"，这是因为本病起先多是由于过食甘味而致。这是从某个侧面，对本病的起始原因加以概括。其二，"疳"有"干"的含义，这是因为本病会出现消瘦、干瘪、气血津液不足等临床表现。

【病因】

1. 乳食不节，伤及脾胃　乳食不节，过食肥甘生冷，伤及脾胃，脾胃失司，受纳运化失职，升降不调，水谷积久不消乃成积滞。积滞日久，脾胃更伤，转化为疳。

2. 脾胃虚寒薄弱　脾胃虚寒薄弱，则乳食难于腐熟，而使乳食停积，壅聚中州，阻碍气机，时日渐久，致使营养失调，患儿羸瘦，气液虚衰，发育障碍。

乳食不节与脾胃虚弱互为因果，积滞可伤及脾胃，脾胃虚弱又能产生积滞，临床上多互相兼杂为病。

3. 其他　某些慢性疾病和感染虫证也常为本病的原因。

【症状】

1. 积滞伤脾　形体消瘦，体重不增，腹部胀满，纳食不香，精神不振，夜眠不安，大便不调，常有恶臭，舌苔厚腻。

2. 气血两亏　面色萎黄或苍白，毛发枯黄稀疏，骨瘦如柴，精神萎靡或烦躁，睡卧不宁，啼声低小，四肢不温，发育障碍，腹部凹陷，大便溏泄，舌淡苔薄，指纹色淡。

【诊断要点】

1. 疳证

（1）饮食异常，大便干稀不调，或脘腹膨胀等明显脾胃功能失调者。

（2）形体消瘦，体重低于正常平均值的15%~40%，面色不华，毛发稀疏枯黄，严重者干枯羸瘦。

（3）兼有精神不振，或好发脾气，烦躁易怒，或喜揉眉擦眼，或吮指磨牙等症。

（4）有喂养不当或病后饮食失调及长期消瘦史。

（5）因蛔虫引起者谓之"蛔疳"，大便镜检可查见蛔虫卵。

（6）贫血者，血红蛋白及红细胞减少。

（7）出现肢体浮肿，属于营养性水肿者，血清总蛋白量大多在 45g/L 以下，血清白蛋白约在 20g/L 以下。

2. 积滞

（1）以不思饮食，食而不化，腹部胀满，大便溏泄或便秘为特征。

（2）可伴有烦躁不安、夜间哭闹或呕吐等症。

（3）有伤乳食史。

（4）大便化验检查可见不消化食物残渣及脂肪滴。

【证候分类】

1. 疳证

（1）疳气　形体略见消瘦，面色稍萎黄，食欲不振，或食多便多，大便干稀不调，精神不振，好发脾气。舌苔腻，脉细滑。多见于本病之初期。

（2）疳积　形体消瘦明显，脘腹胀大，甚则青筋暴露，面色萎黄，毛发稀疏易落，烦躁。或见揉眉挖鼻，吮指磨牙，食欲减退。或善食易饥、大便下虫。或嗜食生米、泥土等异物。舌质偏淡，苔淡黄而腻，脉濡细而滑。多见于本病之中期。

（3）干疳　极度消瘦，皮包骨头，呈老人貌，皮肤干枯有皱纹，精神萎靡，啼哭无力，无泪。或可见肢体浮肿。或见紫癜、鼻衄、齿衄等。舌淡或光红少津，脉弱。多见于本病之晚期。

2. 积滞

（1）乳食内积　面黄少华，烦躁多啼，夜卧不安，食欲不振，腹部胀满，大便溏泄酸臭或便秘，小便短黄或如米泔，伴有低热。舌红，苔腻，脉滑数，指纹紫滞。

（2）脾虚夹积　面色萎黄，形体较瘦，困倦无力，夜寐不安，不思乳食，腹满喜伏卧，大便稀糊。唇舌淡红，苔白腻，脉细而滑，指纹淡滞。

【治疗】

1. 积滞伤脾

（1）治则　消积导滞，调理脾胃。

（2）处方　揉板门，推四横纹，运内八卦，补脾经，分推腹阴阳，揉中脘，揉天枢，按揉足三里。

（3）方义　揉板门、揉中脘、分推腹阴阳、揉天枢消食导滞，疏调肠胃积滞；推四横纹、运内八卦加强以上作用，并能理气调中；补脾经、按揉足三里以健脾开胃，消食和中。

2. 气血两亏

（1）治则　温中健脾，补益气血。

（2）处方　补脾经，运内八卦，掐揉四横纹，揉外劳宫，推三关，揉中脘，按揉足三里，捏脊。

（3）方义　补脾经、推三关、揉中脘、捏脊温中健脾，补益气血，增进饮食；运内八卦、揉外劳温阳助运，理气和血，并加强前四法的作用；掐揉四横纹主治疳积，配按揉足三里调和气血，消导积滞。

3. 对症治疗

（1）五心烦热、盗汗、舌红光剥，属阴液不足者，宜去推三关、揉外劳，加清肝经、补肾经、运内劳宫、掐揉小天心。

（2）烦燥不安、目赤多泪者，加清肝经。

（3）咳嗽痰喘者加推肺经，推揉膻中、肺俞。

（4）便溏者，加补大肠。

（5）便秘者，加清大肠，推下七节骨。

（6）另外，可单用捏脊配合针刺四横纹治疗。板门割治的效果也十分明显。

【注意事项】

1. 注意调养。在喂养方面应定时、定质、定量。在增加辅食时应注意遵循先稀后干，先素后荤，先少后多，先软后硬的原则。

2. 注意营养搭配。

3. 必要时应中西医结合治疗，特别是对原发病、消耗性疾病的治疗。

4. 半岁以内应尽量采用母乳喂养，不要过早断乳，断乳后给予易消化、有营养的食物。

5. 经常带儿童到户外呼吸新鲜空气，多晒太阳，增加体质。

二、发热

【概述】

发热（fever）即体温升高超过 37.5℃，是常见病症。临床上可分为外感发热、肺胃实热、阴虚内热三种。

【病因病机】

1. 外感发热　由于儿童体质偏弱，抗邪能力不足，加之冷热不知调节，家长护理不周，易为风寒外邪所侵，邪气侵袭体表，卫外之阳被郁而致发热。

2. 阴虚内热　儿童体质素弱，先天不足或后天营养失调，或久病伤阴而致肺阴不足，阴液亏损引起发热。

3. 肺胃实热　多由于外感误治或乳食内伤，造成肺胃壅实，郁而化热。

【临床表现】

1. 外感发热　发热，头痛，怕冷，无汗，鼻塞，流涕，苔薄白，指纹鲜红，为风寒；发热，微汗出，口干，咽痛，鼻流黄涕，苔薄黄，指纹红紫，为风热。

2. 阴虚发热　午后发热，手足心热，形瘦，盗汗，食欲减退，舌红苔剥，指纹淡紫。

3. 肺胃实热　高热，面红，气促，不思饮食，便秘烦躁，渴而引饮，舌红苔燥，指纹深紫。

【治疗】

1. 外感发热

（1）治则　解表清热，发散外邪。

（2）处方　推攒竹，推坎宫，揉太阳，清肺经，清天河水。风寒者加掐揉二扇门、推三关、拿风池以发汗解表；风热者加推脊，多清天河水。

（3）方义　清肺经、清天河水宣肺清热；推攒竹、推坎宫、揉太阳疏风解表、发散外邪；推三关、掐揉二扇门、拿风池发汗解表、祛散风寒；推脊、多清天河水以清热解表。

（4）对症治疗　咳嗽痰多者加运内八卦，推膻中，揉肺俞，揉丰隆；脘腹胀满或不思饮食者加推揉板门，分推腹阴阳，揉中脘，推天柱骨；烦躁不安，睡卧不宁，惊惕不安者加清肝经。

2. 阴虚发热

（1）治则　滋阴清热。

（2）处方　补脾经，补肺经，补肾经，运内八卦，清天河水，按揉足三里，推搓涌泉。

（3）方义　补肺经、补肾经可滋肾养肺，增补阴液，配合清天河水以清虚热。推涌泉可引热下行退虚热。补脾经、按揉足三里可健脾和胃，促进食欲。运内八卦可调和脏腑气血。

3. 肺胃实热

（1）治则　清泻里热，理气消食。

（2）处方　清肺经，清胃经，清大肠，揉板门，运内八卦，退六腑，摩腹，揉天枢。

（3）方义　清肺经、清胃经可泻脏腑实热，配合清大肠、揉天枢、摩腹以调肠泻火。揉板门、运内八卦则理气消食。退六腑则泻热除烦。

三、泄泻

【概述】

泄泻（diarrhea）是由外感时邪，或内伤乳食而致大便次数增多的疾病，如久病不愈，常可导致疳症。泄者粪便稀薄，排便势缓；泻则排便势急，有倾泻之意。

新生儿在出生后最初的三天内，其排出的粪便较黏稠，呈深绿色，一般无臭味，被称之为"胎便"。母乳喂养的婴儿粪便多为黄色，状如软性黄油；有的婴儿粪便稀薄而微带绿色，有酸性气味。其正常者，每日大便为 1~4 次。母乳喂养的婴儿如果一日内粪便超过 4 次，而一般情况好，体重也在增加，则不视为病态。牛乳喂养的婴儿粪便为淡黄色，有时为土灰色，大便比较坚硬，略有腐臭味，其正常者每日大便 1~2 次。

婴儿摄入的食物中，若碳水化合物的比例很高时，则婴儿的大便次数会增多，且大便可能较稀。

【病因病机】

1. 感受外邪　本病与气候有密切关系。寒湿暑热之邪皆能引起本病而尤以湿邪引起的为多。

2. 内伤乳食　因喂养不当，饥饱无度，或突然改变食物性质，或恣食油腻、生冷，或饮食不洁，导致脾胃损伤，运化失职，不能腐熟水谷，而致腹泻。

3. 脾胃虚弱 儿童脏腑娇嫩，形气未充，易感受外邪而损伤脾胃。

【症状】

1. 寒湿泻 大便清稀多沫，色淡不臭，肠鸣腹痛，面色淡白，口不渴，小便清长，苔白腻，脉濡，指纹色红。

2. 湿热泻 腹痛即泻，急迫暴注，色黄褐热臭，身热，口渴，尿少色黄，苔黄腻，脉滑数，指纹色红。

3. 伤食泻 腹痛胀满，泻前哭闹，泻后痛减，大便量多酸臭，口臭纳呆，或伴呕吐酸馊，苔厚或垢腻，脉滑，指纹色滞。

4. 脾虚泻 久泻不愈，或经常反复发作，面色苍白，食欲不振，便稀夹有奶块及食物残渣，或每于食后即泻，舌淡苔薄，脉濡，指纹色淡。

【诊断要点】

1. 大便次数增多，每日 3~5 次，多达 10 次以上，呈淡黄色，如蛋花汤样，或色褐而臭，可有少量黏液，或伴有恶心、呕吐、腹痛、发热、口渴等症。

2. 有乳食不节、饮食不洁或感受时邪的病史。

3. 重者腹泻及呕吐较严重者，可见小便短少、体温升高、烦渴神萎、皮肤干瘪、囟门凹陷、目珠下陷、啼哭无泪、口唇樱红、呼吸深长、腹胀等症。

4. 大便镜检可有脂肪细胞，少量红白细胞。

5. 大便病原体检查可有致病性大肠杆菌等生长，或可分离出轮状病毒等。

6. 重症腹泻有脱水、酸碱平衡失调及电解质紊乱。酸中毒时表现为呼吸深长，呈叹息状，嗜睡，拒食，严重时呼吸快速，昏迷。低血钾时出现肌张力低，肢体麻木。

【证候分类】

1. 伤食泻 大便酸臭，或如败卵，腹部胀满，口臭纳呆，泻前腹痛哭闹，多伴恶心呕吐。舌苔厚腻，脉滑有力。

2. 风寒泻 大便色淡，带有泡沫，无明显臭气，腹痛肠鸣。或伴鼻塞，流涕，身热。舌苔白腻，脉滑有力。

3. 湿热泻 泻如水样，每日数次或数十次，色褐而臭，可有黏液，肛门灼热，小便短赤，发热口渴。舌质红，苔黄腻，脉数。

4. 寒湿泻 大便每日数次或十数次，色较淡，可伴有少量黏液，无臭气，精神不振，不渴或渴不欲饮，腹满。舌苔白腻，脉濡。

5. 脾虚泻 久泻不止，或反复发作，大便稀薄，或呈水样，带有奶瓣或不消化食物残渣，神疲纳呆，面色少华。舌质偏淡，苔薄腻，脉弱无力。

6. 脾肾阳虚泻 大便稀溏，完谷不化，形体消瘦，或面目虚浮，四肢欠温。舌淡苔白，脉细无力。

【治疗】

1. 寒湿泻

（1）治则　温中散寒，化湿止泻。

（2）处方　补脾经，补大肠，揉外劳宫，推三关，揉脐，推上七节骨，揉龟尾，按揉足三里。

（3）方义　推三关、揉外劳宫温阳散寒，配补脾经、揉脐与按揉足三里能健脾化湿，温中散寒；补大肠、推上七节骨、揉龟尾温中止泻。

2. 湿热泻

（1）治则　清热利湿，调中止泻。

（2）处方　清脾经，清胃经，清大肠，清小肠，退六腑，揉天枢，揉龟尾。

（3）方义　清脾经、清胃经以清中焦湿热，清大肠、揉天枢清利肠腑湿热积滞；退六腑、清小肠清热利尿除湿；配揉龟尾以理肠止泻。

3. 伤食泻

（1）治则　消食导滞，和中助运。

（2）处方　补脾经，运内八卦，揉板门，清大肠，摩腹，揉中脘，揉天枢，揉龟尾。

（3）方义　补脾经、揉中脘、运内八卦、揉板门、摩腹健脾和胃，行滞消食；清大肠、揉天枢疏调肠腑积滞；配揉龟尾以理肠止泻。

4. 脾虚泻

（1）治则　健脾益气，温阳止泻。

（2）处方　补脾经，补大肠，推三关，摩腹，揉脐，推上七节骨，揉龟尾，捏脊。

（3）方义　补脾经、补大肠健脾益气，固肠实便；推三关、摩腹、揉脐、捏脊温阳补中；配推上七节骨、揉龟尾以温阳止泻。

【注意事项】

1. 注意饮食调养。

2. 本病应及早发现、及早治疗，迁延日久可影响儿童的营养、生长、发育，严重时可脱水，发生酸中毒，甚至危及生命。

3. 注意饮食卫生，食品应新鲜、清洁；定时、定量，不暴饮暴食。

4. 不宜过食肥甘厚味之品。

5. 加强户外活动。

四、遗尿

【概述】

遗尿（enuresis）是指3岁以上的儿童在睡眠中不知不觉地将小便尿在床上。新生儿的排尿受植物神经系统的交感神经和副交感神经调节，而大脑皮层对其有效的控制尚未建立。随着膀胱感觉神经的成熟，儿童逐渐能意识到膀胱的充盈，在此之后，大脑皮层对排尿的控制作用在白天逐渐有效；再过一段时间当儿童在夜间卧床睡觉的过程中，也能有效地控制排尿。3 岁以上，膀胱的排尿功能开始受大脑皮层的有效控制，当膀胱胀满时，产生冲动，向上传至大脑皮层，如果大脑皮层解除对脊髓排尿中枢的抑制，膀胱逼尿肌即收缩而产生排尿。

【病因】

1. 先天肾气不足，下元虚冷所致。

2. 下列情况也可引起遗尿

（1）器质性疾病，例如先天性尿道畸形。

（2）功能性遗尿，也可称为"原发性遗尿"，大多数患儿属于这一类。

（3）心理性原因、精神性原因或缺乏训练也可造成经久不愈的遗尿。

【症状】

睡眠中不自主地排尿。

【诊断要点】

1. 睡眠较深，不易唤醒，每夜或隔几天发生尿床，甚则一夜尿床数次。

2. 发病年龄在 3 岁以上。

3. 小便常规及尿培养多无异常发现。

4.X 线摄片检查，部分患儿可发现有隐性脊柱裂，泌尿系 X 线造影可见其结构异常。

【证候分类】

1. 肾气不足　睡中遗尿，尿量多，尿色清，熟睡，不易叫醒，面色淡白，精神不振，形寒肢冷。舌质淡，苔白，脉沉迟无力。

2. 脾肺气虚　睡中遗尿，尿频而量多，面色无华，神疲乏力，食欲不振，大便溏薄。舌质偏淡，脉缓细。

3. 肝经湿热　睡中遗尿，尿频量少，性情急躁，手足心热，唇红而干。舌质红，苔黄，脉弦滑。

【治疗】

1. 治则　温补脾肾，固涩下元。

2. 处方　揉百会，补脾经，补肺经，补肾经，推三关，揉丹田，推气海，揉关元，摩腹，推擦命门、肾俞，揉三阴交。

3. 方义　揉丹田、补肾经、按揉肾俞、擦腰骶部以温补肾气，壮命门之火，固涩下元；补脾经、补肺经、推三关、健脾益气，补肺脾气虚；按揉百会、揉外劳宫、摩腹、推气海、揉关元可温阳升提；按揉三阴交以通调水道。

【注意事项】

1. 应帮助患儿养成定时排尿的习惯及安排合理的作息时间，不使其过度疲劳。

2. 应及早治疗。

3. 夜间入睡后应定时叫其起床排尿。

五、儿童肌性斜颈

【概述】

儿童肌性斜颈（myogenic torticollis）是指因胸锁乳突肌挛缩所造成的斜颈。本病多发现于出生后两周左右。发病率0.3%～0.5%。1/4发生在右侧，1/5伴有先天性髋关节脱位。斜颈可分为先天性斜颈与后天性斜颈；也可根据病位，将斜颈分为骨性斜颈、肌性斜颈、眼性斜颈、神经性斜颈、精神性斜颈。本病在早期无骨性改变，病久可出现颈椎发育异常，甚至累及胸椎。因此本病应及早治疗。儿科推拿对于6个月以内的患儿有较好的疗效。

【解剖】

胸锁乳突肌：起于胸骨柄和锁骨胸骨端，肌纤维自前下向后上走行，止于乳突。其作用是：两侧收缩使头后伸；单侧收缩，使头向同侧侧屈，面向对侧旋转。

【病因】

本病病因目前尚不完全清楚。目前有三种学说：产伤学说、宫内发育障碍学说、缺血性肌挛缩。但这三方面也不能完全解释本病。如主张产伤致病的认为，由于肌肉撕裂，造成血肿，最后发生纤维性挛缩而导致本病；但剖腹产的婴儿亦有患肌性斜颈者。因此产伤学说不能很好地解释本病的发生。主张缺血性肌挛缩的认为，因动脉供血不好，导致肌肉缺血，而引起本病。但是骨科上所见的缺血性肌挛缩（如volkmann缺血挛缩）见不到肌肉上的肿块。

【症状】

1. 颈部歪斜。出生后两周左右出现颈部歪斜。颈部歪向患侧，面部向对侧旋转。

2. 胸锁乳突肌挛缩。患侧胸锁乳突肌上有一椭圆形的肿物或有条索，大小不等，小的1cm×2cm以下，稍大一些的2cm×2cm，大的3cm×3cm；位于肌肉层，质软，边界清，有一定的活动度。

3. 随着时间的推移，可出现面部发育的不对称；颈椎发育的不对称；甚至发现智力发育障碍。

【治疗】

1. 揉捻胸锁乳突肌　患儿仰卧。医生以拇食两指揉捻胸锁乳突肌，力量适中即可。

2. 推捋胸锁乳突肌　医生在患儿局部涂少量滑石粉，用拇指沿胸锁乳突肌的走行方向推捋。

3. 纠正斜颈　医生一手托住患儿后枕部，另一手扶住患儿下颌，稍用力牵引患儿颈部使其颈部逐渐向健侧侧屈，面部向患侧旋转，以纠正斜颈。

【注意事项】

1. 本病宜早发现、早治疗。

2. 平时要注意纠正患儿头的姿势，使其头向健侧侧屈，面向患侧旋转。

六、小儿桡骨头半脱位

【概述】

小儿桡骨头半脱位（subluxation of the radial head）多见于 4 岁以下的幼儿，多因牵拉引起，故又称"牵拉肘"。男孩多于女孩，左侧多于右侧。本病俗称"肘错环""肘脱环"。

【解剖】

桡骨上端有矮圆柱形的桡骨头，小头的上面有桡骨头凹，与肱骨小头相关节。桡骨头的周缘有环状关节面。桡骨头下方较细的部分称桡骨颈。颈的下内侧有一较明显的隆起称为桡骨粗隆。

环状韧带围绕桡骨颈，由坚强的纤维构成，内面衬以一薄层软骨。环状韧带对维持桡骨头的位置有重要作用。韧带的前后两端分别附着于尺骨的桡骨切迹前后缘，形成 3/4 ~ 4/5 环，与尺骨的桡骨切迹合成一个完整的环。实际上环状韧带呈杯状，上大下小，可防止桡骨头脱出。

桡骨头 4 岁以前发育尚不完全，桡骨头与桡骨颈等粗。肘关节周围的肌肉、韧带发育较差、关节囊也较松弛。因此桡骨头半脱位常见于 4 岁以下儿童。

【病因病理】

1. 多因瞬间用力牵拉而引起：当肘关节突然受到牵拉，肘关节的负压将关节囊和环状韧带吸入至肱桡关节间隙，环状韧带向上滑越桡骨头，嵌于桡骨头与肱骨小头之间。

2. 亦有因过度旋转而引发本病的。

【临床表现】

患肘轻度屈曲，前臂处于轻度旋前位；患儿常以健手扶住患侧前臂，拒绝肘关节做各方向运动。

【诊断要点】

1. 患肢有被牵拉的外伤史或极度旋转史。

2. 患儿哭闹，肘关节微屈，前臂轻度旋前，患肢不肯举动，肘关节不敢屈伸，常以健侧的手扶住伤肢。被动屈肘时患儿因疼痛而哭闹，肘关节无明显的肿胀，无畸形。

3. 患儿常拒绝别人触动伤肢及检查。

4. 桡骨头处有明显压痛。

5. 肘关节正侧位 X 光片均正常。

【治疗】

本病确诊后应即刻整复。

牵拉旋转复位法，以右侧为例。医生右手拇指置于患儿桡骨头的内侧（从解剖上讲是桡骨头的前侧），医生左手虎口向上，拇食两指握住患儿前臂下段。在牵拉的情况下，使患儿前臂极度旋前，听到弹响即表明复位。

【注意事项】

1. 在诊断方面，首先应详细询问致伤原因。必要时拍 X 光片以协助诊断。

2. 在治疗时，应注意做到极度旋前至听到弹响，才表明复位。

3. 复位后，患儿经过短暂的哭闹即恢复正常，疼痛消失，患肢运动自如。

4. 患儿能做以下任何一个动作即表明复位成功：患侧的手抓取物品、可以用患侧的手摸患侧的耳；患肢上举。

七、儿童保健推拿

儿童保健推拿简单易行，无痛苦，操作方便，具有健脾和胃、增进食欲、强壮身体、预防疾病，使儿童更趋于健康的作用。具体手法如下：补脾经 200 ~ 500 次；摩腹 2 ~ 5 分钟；揉脐 3 ~ 5 分钟；按揉足三里 50 ~ 100 次；捏脊 3 ~ 5 次。

附篇　练功篇

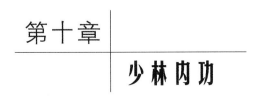

第十章

少林内功

少林内功着重练习腰腿的霸力和上肢运动的贯通力。少林内功运动量大，姿势多。以下介绍三个步势和五个练功姿势。这些姿势可单独练习，也可连接起来相互变换进行套路练习。

第一节　基本步势

练功中的基本步势有站势、马步、弓步、虚步、歇步、仆步等。以下介绍站势、马步、弓步三种步势。

一、站势

站立，两足分开，略比肩宽，足尖向里，使两足略成内"八"字，十趾用力抓地；下肢肌肉用力收紧，两腿向内用力；收腹敛臀；四指在前，拇指在后，两手叉腰，与髂嵴相平，两拇指向脊柱靠拢；沉肩，挺胸，使两肩胛骨向脊柱靠拢；头正，目视正前方，呼吸自然（图10－1）。

二、马步

两足分开，略比肩宽，两足成内八字；屈膝直腰下蹲，膝不可向前超过足尖，下蹲的幅度可根据训练者身体情况而定，但髋不可低于膝；两手叉腰，直腰，挺胸，头正，目视正前方（图10－2）。

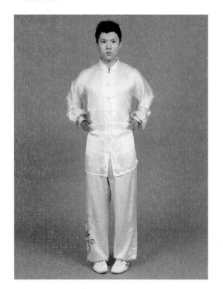

图 10 - 1　站势

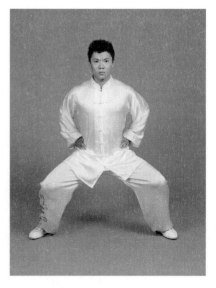

图 10 - 2　马步

三、弓步

两腿一前一后，使两足之距较肩约宽 1 倍；前腿屈膝，足尖内扣，小腿约与地面垂直，大腿与小腿的角度略大于直角；后腿用劲挺直，足尖略外展；挺胸直腰，收腹敛臀；两手叉腰，头正，目视正前方（图 10 - 3）。

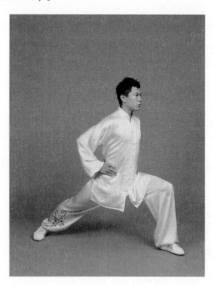

图 10 - 3　弓步

以上三势可分别练习 1~5 分钟，训练时间可逐渐延长。练习时自然呼吸，不可屏气。

<h1 style="text-align:center">第二节 练功姿势</h1>

一、伸臂撑掌

起于站势，然后叉腰的两手下落变掌，掌心向地，四指伸直并拢，拇指伸直，与四指约成直角；两腕背伸，直肘后伸；沉肩，挺胸，使两肩胛骨向脊柱靠拢；自然呼吸（图10-4）。可根据训练者身体情况练习，时间逐渐延长。若上肢疲劳可变换成双手叉腰的站势。

本势是少林内功的基本姿势，练习时要达到"三直四平"，即臂直、腰直、腿直；头平、肩平、掌平、脚平。

伸臂撑掌势可在站势时练习，也可在马步或弓步时进行练习（图10-5A、图10-5B）。

二、前推八匹马

1. 可做站势，也可做马步或弓步。起于站势，叉腰的两手变成直掌，四指并拢向前，拇指向上与四指约成直角，收于两胁，两胁内夹（图10-6A）。

2. 蓄劲于肩臂指端，两臂徐徐用力向前推出，至前臂完全伸直，掌与肩同高，胸微挺，臀略收，头正，目视正前方，自然呼吸（图10-6B）。

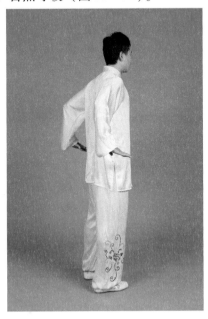

图10-4 伸臂撑掌

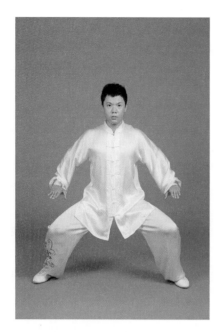

A. 马步　　　　　　　　　　　　B. 弓步

图 10 - 5　伸臂撑掌

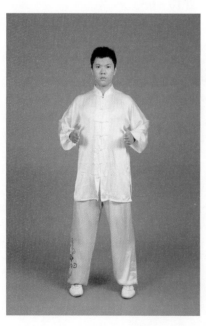
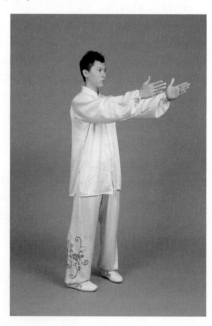

A　　　　　　　　　　　　　　B

图 10 - 6　前推八匹马

3. 然后，放松手臂，缓缓屈肘，收掌于两胁。

4. 锻炼时可按上述动作，反复推收 3～6 次，然后将置于两胁之直掌，化俯掌缓缓用劲向后下方按压，至肘关节伸直而成伸臂撑掌势。

　　5. 在推掌或收掌时，双腿伸直、用力，五趾抓地。

三、倒拉九头牛

　　1. 可做站势，也可做马步或弓步。两手变直掌，收于两胁。

　　2. 两臂缓缓前推，上肢随之慢慢内旋，推至前臂伸直时，拇指正好垂直向地，四指向前，掌心向外（图 10 – 7A）。

　　3. 缓缓屈指，由掌徐徐化拳，劲注于拳，如攥牛尾，拳心向外，拳眼朝地（图 10 – 7B）。

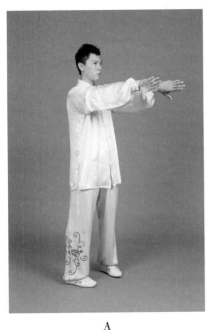
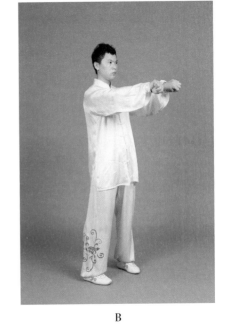

A　　　　　　　　　　　　　　　　　　B

图 10 – 7　倒拉九头牛

　　4. 上肢缓缓用劲外旋，使拳心向内，拳眼向外上方。

　　5. 继续缓缓用劲，如拉九头牛，收拳回撤至两胁。

　　6. 松劲，拳变掌，置掌于两胁，稍做停顿。重复上势动作，如此 3 ~ 6 次。

　　7. 拳变俯掌，缓缓用劲，向后下方按压，成伸臂撑掌势。

四、风摆荷叶

　　1. 可做站势，也可做马步或弓步。两手化仰掌于腰部，掌心向上，四指并拢朝前，拇指与四指约成直角，指均挺直（图 10 – 8A）。

　　2. 缓缓用劲推两掌向前上，使两掌渐渐交叉，左在右上（图 10 – 8B），或右在左上，两仰掌之间距离 5 ~ 6cm，至肘直时，旋即缓缓用劲，使两臂左右外分，需使肩、肘、掌平成直线（图10-8C）；头如顶物，目视正前方，自然呼吸。

3. 两臂仍伸直，慢慢内收至正前方，两掌交叉，左在右上（图10-8D）或右在左上，然后缓缓蓄力用劲，收两掌至腰部。

4. 如此重复3~6次后，转成伸臂撑掌势。

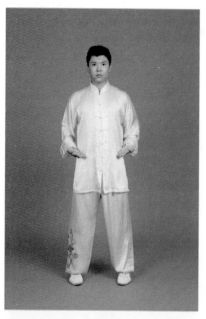

A. 站势

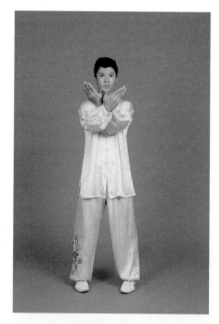

B. 交叉

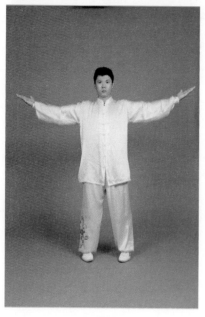

C. 外分

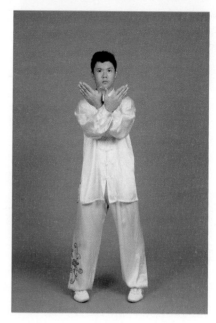

D. 合

图10-8 风摆荷叶

五、霸王举鼎

1. 可做站势，也可做马步或弓步。两手变成仰掌于腰部，下肢挺直。

2. 两掌用劲缓缓上托，过肩部时，徐徐内旋前臂，使掌心朝天，拇指朝前，四指相对，如托重物；蓄力用劲缓缓上举过头，头正，目视正前方，呼吸自然（图10－9A）。

3. 前臂外旋，使掌心朝后，四指朝天，拇指朝外，蓄力，缓缓下落，慢慢收至腰部成仰掌（图10－9B）。

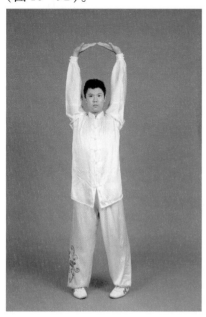　　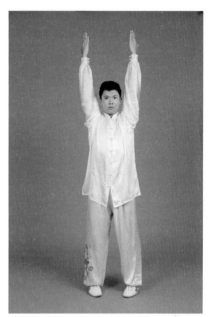

A　　　　　　　　　　　B

图10－9　霸王举鼎

4. 可如此重复3～6次后，转成伸臂撑掌势。

第十一章

易 筋 经

"易筋经"是一种增强人体筋脉功能的锻炼方法；以一定的姿势，借呼吸诱导，逐步加强筋脉和脏腑的功能。

"易"是"改变"的意思。"易筋经"通过动作并配合呼吸，静止性用力。呼吸以舒适自然为度，不可屏气用力。呼吸可采用顺腹式呼吸和逆腹式呼吸两种。吸气时腹部凸出，胸部收缩，呼气时腹部内收，称顺腹式呼吸。吸气时腹部凹下，胸部外展；呼气时腹部凸出，称逆腹式呼吸。练功初期以顺腹式呼吸为宜，经过一段时间的练习后可逐渐过度到逆腹式呼吸。

练习易筋经时，要求松静自然，意守丹田，刚柔相济。所谓松静自然，即不仅肌肉放松，而且意念也要放松。但松和静是相对的，要求在松中有紧，柔中有刚，不用僵力。所谓意守丹田，即微微用意念守护小腹部丹田。微微用意，就是不要用意太强，否则会适得其反。丹田位于脐下1寸小腹内。意守丹田首先有助于形成腹式呼吸，增强脏腑活动，其次有助于使头部和胸部放松，气血下行，使身体下部充实。

以下介绍流传广泛的易筋经十二势。这些姿势原是古代人民仿效春谷、载运、进仓、收囤和珍惜谷物等各种农活，衍化而成的一套形象的锻炼动作，能活动四肢百骸，通畅周身气血，增强肌肉力量。

锻炼时根据每人具体情况，选其中若干动作或全部动作，但必须循序渐进，持之以恒。练功的时间和次数以及动作的强度都要因人、因时、因地而异，一般以练到微微出汗为宜，不可勉强过量。

预备势

站立，目视前方，下颏微收；口微开，舌抵上腭；含胸拔背，收腹敛臀，肩部放松，两臂伸直，自然下垂于身体两侧，五指并拢微屈；两腿伸直，两足相靠，足尖并拢；平心静气，神情安祥（图11-1）。

一、韦驮献杵势第一势

起于预备势，左足向左跨出一步，两足与肩同宽，足掌踏实，两膝微松。双手向前徐徐上提，在胸前成抱球势，松肩，垂肘，两掌心内凹，十指微屈，指端相对，相距4~5寸（图11-2）。

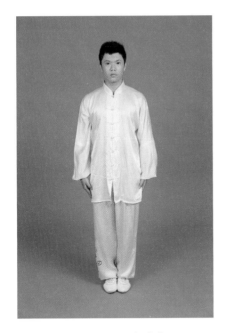

图 11-1 预备姿势

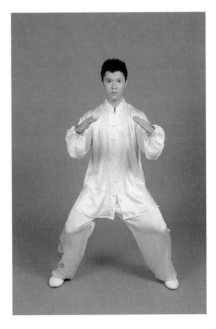

图 11-2 韦驮献杵势第一势

二、韦驮献杵势第二势

两足分开略比肩宽，两膝微松，直腰敛臀，含胸收腹；上肢一字平开，掌心向上，头如顶物，目视前方（图 11-3）。

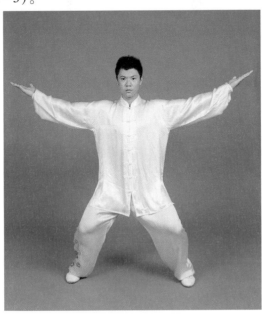

图 11-3 韦驮献杵势第二势

三、韦驮献杵势第三势

两足分开与肩同宽，足尖着地，足跟提起，两腿伸直，蓄腹敛臀，两掌上举过头顶，掌心向上，四指伸直并拢，拇指与其余四指约呈直角，两中指相距一寸；沉肩，肘微屈；仰头，目观掌背；舌抵上腭；自然呼吸（图 11 - 4）。最后还原成预备势。

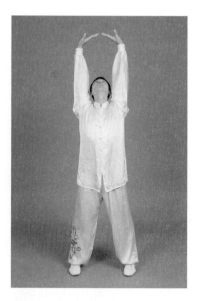

图 11 - 4　韦驮献杵势第三势

四、摘星换斗势

1. 起于预备势，左脚向左前方迈步，呈左弓步，左手向前穿掌，同时右手握空拳置于腰后（图 11 - 5A）。

2. 左手变钩上提，使肘略高于肩，前臂与上臂近乎垂直，钩手置于头之左前方，钩尖向左；同时重心后坐，呈左虚步，两腿前虚后实；前腿虚中带实，后腿实中带虚（图 11 - 5B）。头向左旋，目注左掌心，舌抵上腭，含胸拔背，直腰敛臀，小腹内收；松肩，肘向胸，屈腕；紧吸慢呼，使气下沉。身勿前后左右倾斜。

3. 左右交换，要求相同。最后还原成预备势。

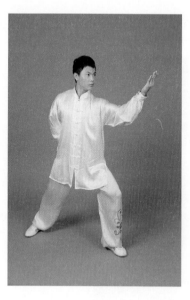

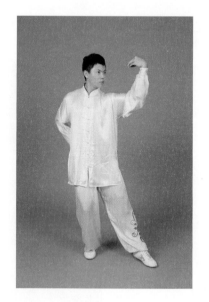

A　　　　　　　　　　　　B

图 11 - 5　摘星换斗势

五、出爪亮翅势

1. 起于预备势，两手握拳上提至腋下，变掌向前伸展，两手心向下，上肢呈前平举（图 11 – 6A）。

2. 提踵，足跟尽量上提，随之两掌背伸，使掌心朝前，指端向上，十指用力分开，两眼向前平视，肩、肘、腕相平，直腰，膝直勿屈（图 11 – 6B）。

3. 足跟落地，同时两掌呈俯掌回收，经两肋至身体两侧（图 11 – 6C）。最后还原成预备势。

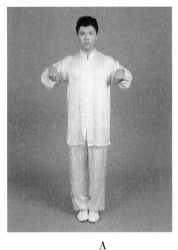 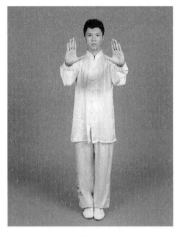 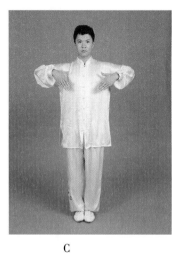

A　　　　　　　　　　B　　　　　　　　　　C

图 11 – 6　出爪亮翅势

六、倒拽九尾势

1. 起于预备势，左腿向左平跨一步，两足尖内扣，屈膝下蹲成马步，两手臂侧平举（图 11 – 7A），两手握拳经头上划弧至裆前，拳背相对，拳面近地，随势上身略前俯，松肩，直肘，头上顶，目视前方（图 11 – 7B）。

2. 两拳上提至胸前，由拳化掌，向两侧推开，顺势直腰，松肩屈肘，肘略低于肩，头要正，目视前方（图 11 – 7C）。

3. 身体向左转成左弓箭步，面向左方。左上肢外旋，屈肘成半圆状；拳心对面，两目观拳，拳略高于肩；肘不过膝，膝不过足尖。同时右上肢内旋向后伸，拳背离臀；肩松，肘微屈（图 11 – 7D）。身体前屈，上肢姿势保持不变（图 11 – 7E）。随之上体抬起后仰，身体尽量背伸（图 11 – 7F），上下肢姿势不变。略停 5 秒，还原成预备势。

4. 还原成预备势。左右交换，动作要求相同。

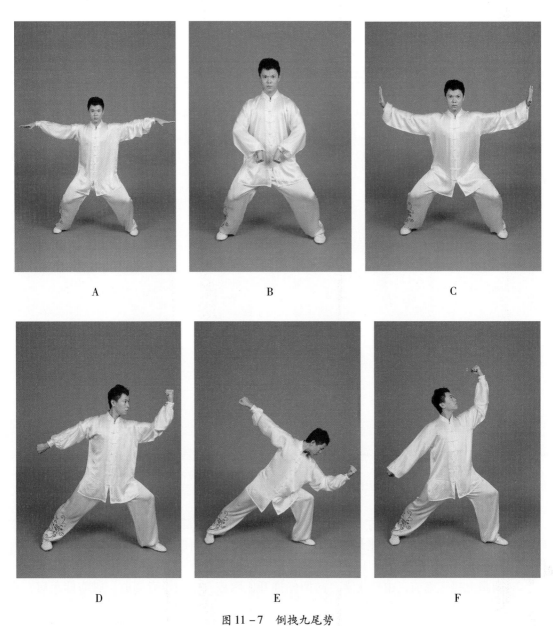

图 11 - 7　倒拽九尾势

七、九鬼拔马刀势

1. 起于预备势，足尖内扣，呈内八字形，腰实腿坚，同时两臂经体前向两侧分开，成立掌（图 11 - 8A）。

2. 左臂向后划弧成钩手置于身后，右臂向前挑起成立掌，掌根着实，蓄劲于指（图 11 - 8B）。

3. 右臂上举过头，由头之右侧屈肘俯掌下按。左钩手化掌，使手背置于后背部，左右手相合；头用力上抬；挺胸直腰，腿坚脚实，使劲由上贯下至踵。自然呼吸，目视前方（图 11 – 8C）。

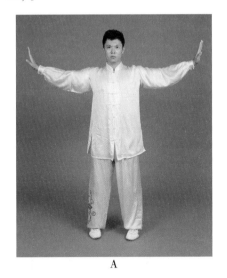
A

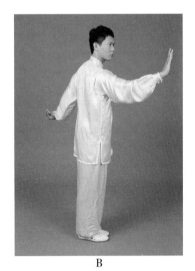
B

C

图 11 – 8　九鬼拔马刀势

4. 上体向左转动，使左肩正对右后方，身体其他部位要求不变。

5. 还原成 1 势。左右交换，要求相同。

八、三盘落地势

1. 起于预备势，左腿向左跨出一步，两足略比肩宽，足尖内扣，两手臂向侧方抬起，掌心向上，头正，伸腰，膝微屈，目视前方（图 11 – 9A）。

2. 两手俯掌下按，同时屈膝下蹲，成马步，两手下按至两膝侧方，身体保持正直（图11－9B）。

3. 两手翻掌向上托起，随之上体抬起，两手臂微内合，高不过肩，目视前方。

4. 翻掌下按，同时屈膝下蹲，两掌按于膝关节侧前方，两掌（虎口朝内）运劲下按，两肩放松，肘微屈，两臂略向内旋，后背如弓，头如顶物，目视前方（图11－9C）。最后还原成预备势。

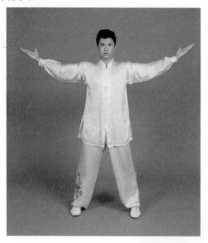

A

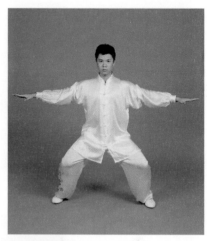

B

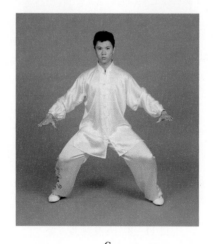

C

图11－9　三盘落地势

九、青龙探爪势

1. 起于预备势，左腿向左平跨一步，两足略比肩宽，两手变拳上提，顶于两侧章门穴。身体挺直，头正，目视前方（图11－10A）。

2. 右拳变掌向上伸探，掌高过顶，左拳仍顶住章门（图11－10B）。

3. 身体左旋俯身，两臂姿势不变，目视左前下方（图11－10C）。

4. 屈膝下蹲，上体抬起，右手回收过膝，收至腰间（图11－10D），还原成预备势。

5. 左右交换，动作要求相同。

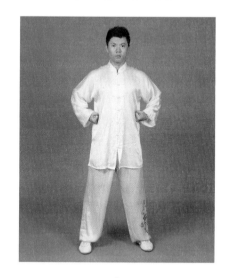

A

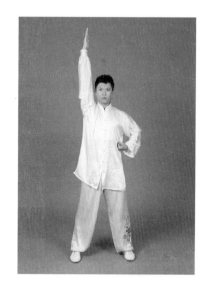

B

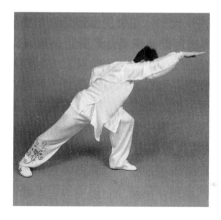

C

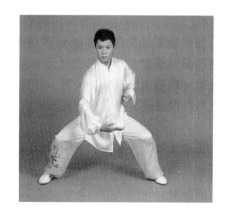

D

图11－10　青龙探爪势

十、卧虎扑食势

1. 起于预备势，重心移至右脚，左脚前伸，虚点地面，同时十指微屈收于腰间，直腰挺胸，两目微向左视（图11－11A）。

2. 左腿向左前方跨出一大步，屈左膝成左弓箭步，随之运劲使两掌前推至肘直。松肩，腕背伸，目视前方（图11－11B）。

3. 俯腰两掌下按，指端着地置于左足前方之两侧成扑食状，掌实，肘直，两足底勿离地，昂首，目视前方（图 11 – 11C）。

4. 重心后坐，成左虚步，两手运劲收于腰间，还原成预备势。

5. 左右交换，动作要求相同。

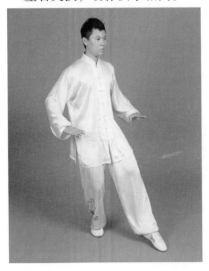

A

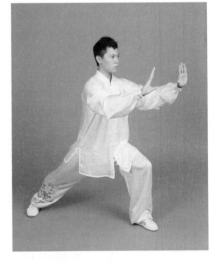

B

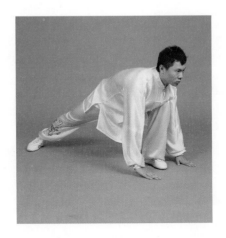

C

图 11 –28　卧虎扑食势

十一、打躬势

1. 起于预备势，左足向左跨出一步，略比肩宽，足尖内扣。两手仰掌徐徐由左右而上，成左右平举势。身体正直，头如顶物，目视前方，松肩直肘，腕勿屈曲，腕、肘、肩相平（图 11 – 12A）。

2. 由上势屈肘，十指交叉相握，以掌心抱持后枕部，屈膝下蹲，收腹敛臀成马步（图 11－12B）。

3. 直膝弯腰身前俯，两手用力使头尽力向下，同时手指叩击后枕部数次（图 11－12C）。注意两膝保持伸直，足跟着地，停留片刻，还原为预备势。

4. 左右交换，动作要求相同。

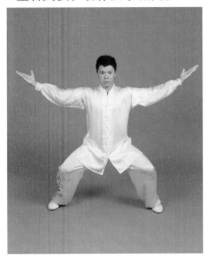 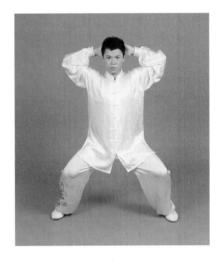

A　　　　　　　　　　　　　　B

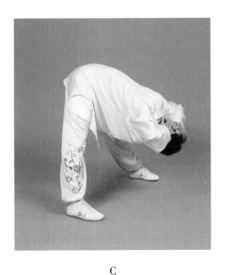

C

图 11－31　打躬势

十二、工尾势

1. 接上势，上体慢慢抬起，两手仰掌，徐徐上举过顶，腰部随掌上举后逐渐抬起；身体正直，目视前方（图 11－13A）。

2. 身体左转，俯身按掌，头顶正对两手之间（图 11 – 13B）。

3. 抬头昂首，目视前方左侧，随后身体抬起，两掌向上撑起。

4. 身体右转，动作与 2、3 相同，唯左右相反。

5. 还原成 1，随势身体后仰（图 11 – 13C），片刻，随即向前俯身，两手扶地，指尖向后停顿片刻（图 11 – 13D），随即身体抬起，抬头昂首，目视前方，两手向上托起，收脚按掌成预备势。

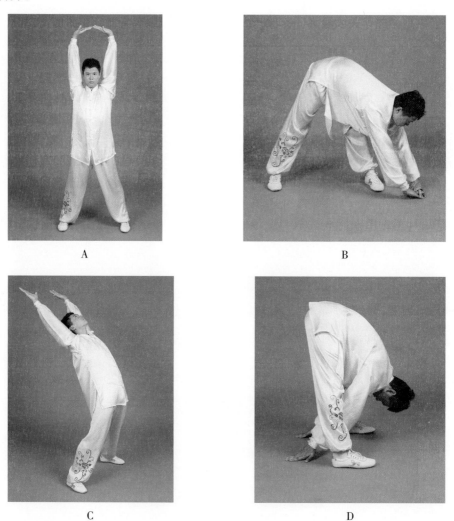

A   B

C   D

图 11 – 35　工尾势

参 考 文 献

1. 金宏柱，王维祥，王中林，等．推拿学临床［M］．上海：上海中医药大学出版社，2001

2. 金宏柱，查炜，顾一煌，等．推拿学基础［M］．上海：上海中医药大学出版社，2001

3. 王之虹，金宏柱，费季翔，等．推拿手法学［M］．北京：人民卫生出版社，2001

4. 于天源，林彩霞，梁军，等．按摩推拿手法彩色图谱［M］．北京：中国中医药出版社，1999

5. 吴金生，金嫣莉．膝痛［M］．北京：人民卫生出版社．1997

6. 曲绵域，高云秋，浦钧宗，等．实用运动医学［M］．北京：北京科学技术出版社，1996

7. 曹锡珍．曹锡珍经穴按摩疗法［M］．北京：人民体育出版社，1995

8. 骆竞洪．骆竞洪推拿治病百法［M］．北京：人民体育出版社，1995

9. 丁季峰，金义成，黄宣能，等．推拿大成［M］．郑州：河南科学技术出版社，1994

10. 杨克勤．脊柱疾患的临床与研究［M］．北京：北京出版社，1993

11. 北京按摩医院．中国按摩全书［M］．北京：华夏出版社，1993

12. 曹仁发．中医推拿学［M］．北京：人民卫生出版社，1992

13. 刘元键，张之生．汉英拉日人体解剖图解辞典［M］．沈阳：辽宁教育出版社，1992

14. 冯传汉．骨科诊查手册［M］．北京：北京医科大学中国协和医科大学联合出版社，1992

15. 金义成，彭坚．中国推拿［M］．长沙：湖南科学技术出版社，1992

16. 崔志潭，严加和．X线解剖学［M］．北京：北京医科大学中国协和医科大学联合出版社，1991

17. 王启华，孙博．临床解剖学丛书［M］．北京：人民卫生出版社，1991

18. 孟和，顾志华．骨伤科生物力学［M］．北京：人民卫生出版社，1991

19. 郭效东．骨科临床检查法［M］．北京：人民卫生出版社，1990

20. 郭世绂．临床骨科解剖学［M］．天津：天津科学技术出版社，1988

21. 俞大方．推拿学［M］．上海：上海科学技术出版社，1985

22. 齐忠政．人体X线解剖图谱［M］．北京：科学出版社，1984

23. 刘润田．脊柱外科学［M］．天津：天津科学技术出版社，1981

24. 江西中医学院．人体解剖组织胚胎学［M］．上海：上海科学技术出版社，1979